シリーズ編集

野村総一郎 日本うつ病センター・副理事長
中村 純 産業医科大学・名誉教授
青木省三 川崎医科大学精神科学・教授
朝田 隆 東京医科歯科大学医学部・特任教授
水野雅文 東邦大学医学部精神神経医学・教授

精神科臨床エキスパート

他科からの依頼患者の診方と対応

編集
中村 純
産業医科大学・名誉教授

医学書院

〈精神科臨床エキスパート〉

他科からの依頼患者の診方と対応

発　行　2015 年 5 月 15 日　第 1 版第 1 刷©

シリーズ編集　野村総一郎・中村　純・青木省三・
　　　　　　　　朝田　隆・水野雅文

編　集　中村　純

発行者　株式会社　医学書院
　　　　　代表取締役　金原　優
　　　　　〒113-8719　東京都文京区本郷 1-28-23
　　　　　電話 03-3817-5600(社内案内)

印刷・製本　三美印刷

本書の複製権・翻訳権・上映権・譲渡権・公衆送信権(送信可能化権を含む)
は(株)医学書院が保有します.

ISBN978-4-260-02113-5

本書を無断で複製する行為(複写, スキャン, デジタルデータ化など)は,「私
的使用のための複製」など著作権法上の限られた例外を除き禁じられています.
大学, 病院, 診療所, 企業などにおいて, 業務上使用する目的(診療, 研究活
動を含む)で上記の行為を行うことは, その使用範囲が内部的であっても, 私的
使用には該当せず, 違法です. また私的使用に該当する場合であっても, 代行
業者等の第三者に依頼して上記の行為を行うことは違法となります.

JCOPY 〈出版者著作権管理機構　委託出版物〉
本書の無断複製は著作権法上での例外を除き禁じられています.
複製される場合は, そのつど事前に, 出版者著作権管理機構
(電話 03-3513-6969, FAX 03-3513-6979, info@jcopy.or.jp)の
許諾を得てください.

■執筆者一覧

中村　純　産業医科大学・名誉教授

八田耕太郎　順天堂大学医学部附属練馬病院メンタルクリニック科・先任准教授

松永　寿人　兵庫医科大学精神科神経科・主任教授

堀　輝　産業医科大学精神医学教室・講師

新開　隆弘　産業医科大学精神医学教室・准教授

長田　賢一　聖マリアンナ医科大学神経精神科・准教授

宮田　正和　シエスタ荒木医院

内山　真　日本大学医学部精神医学系・主任教授

数井　裕光　大阪大学大学院精神医学分野・講師

宮田　久嗣　東京慈恵会医科大学精神医学講座・教授

手錢　宏文　産業医科大学精神医学教室

中野和歌子　博多筑紫口こころクリニック・副院長

吉村　玲児　産業医科大学精神医学教室・教授

山内　常生　大阪市立大学大学院医学研究科神経精神医学・講師

井上　幸紀　大阪市立大学大学院医学研究科神経精神医学・教授

針間　克己　はりまメンタルクリニック・院長

尾関　祐二　獨協医科大学精神神経医学講座・准教授

下田　和孝　獨協医科大学精神神経医学講座・主任教授

西村　勝治　東京女子医科大学精神医学教室・准教授

鈴木　利人　順天堂大学越谷病院メンタルクリニック・教授

杉田　篤子　産業医科大学精神医学教室・講師

高橋　一志　東京女子医科大学精神医学教室・講師

渡邊　崇　獨協医科大学精神神経医学講座・学内講師

（執筆順）

■精神科臨床エキスパートシリーズ
刊行にあたって

　近年，精神科医療に寄せられる市民の期待や要望がかつてないほどの高まりを見せている．2011年7月，厚生労働省は，精神疾患をがん，脳卒中，心臓病，糖尿病と並ぶ「5大疾患」と位置づけ，重点対策を行うことを決めた．患者数や社会的な影響の大きさを考えると当然な措置ではあるが，「5大疾患」治療の一翼を担うことになった精神科医，精神科医療関係者の責務はこれまで以上に重いと言えよう．一方，2005年より日本精神神経学会においても専門医制度が導入されるなど，精神科医の臨床技能には近時ますます高い水準が求められている．臨床の現場では日々新たな課題や困難な状況が生じており，最善の診療を行うためには常に知識や技能を更新し続けることが必要である．しかし，教科書や診療ガイドラインから得られる知識だけではカバーできない，本当に知りたい臨床上のノウハウや情報を得るのはなかなか容易なことではない．

　このような現状を踏まえ，われわれは《精神科臨床エキスパート》という新シリーズを企画・刊行することになった．本シリーズの編集方針は，単純明快である．現在，精神科臨床の現場で最も知識・情報が必要とされているテーマについて，その道のエキスパートに診療の真髄を惜しみなく披露していただき，未来のエキスパートを目指す読者に供しようというものである．もちろん，エビデンスを踏まえたうえでということになるが，われわれが欲して止まないのは，エビデンスの枠を超えたエキスパートの臨床知である．真摯に臨床に取り組む精神科医療者の多くが感じる疑問へのヒントや，教科書やガイドラインには書ききれない現場でのノウハウがわかりやすく解説され，明日からすぐに臨床の役に立つ書籍シリーズをわれわれは目指したい．また，このような企画趣旨から，本シリーズには必ずしも「正解」が示されるわけではない．執筆者が日々悩み，工夫を重ねていることが，発展途上の「考える素材」として提供されることもあり得よう．読者の方々にも一緒に考えながら，読み進んでいただきたい．

　企画趣旨からすると当然のことではあるが，本シリーズの執筆を担うのは第一線で活躍する"エキスパート"の精神科医である．日々ご多忙ななか，快くご執筆を引き受けていただいた皆様に御礼申し上げたいと思う．

本シリーズがエキスパートを目指す精神科医，精神科医療者にとって何らかの指針となり，目の前の患者さんのために役立てていただければ，シリーズ編者一同，望外の喜びである．

2011 年 9 月

シリーズ編集　野村総一郎
中村　　純
青木　省三
朝田　　隆
水野　雅文

■序

　大学病院や総合病院のなかに精神科が併設されて相当の期間が経った．精神科医の役割も変化し，その活動も多様化してきている．精神科医と身体科の医師との連携をする分野を，わが国において「リエゾン精神医学」と呼ぶようになったのは1980年代後半であるが，全国的にこのような学問的な取り組みがスタートしたのは，1988年11月に日本総合病院精神医学会が設立された時期と考えられる．

　精神科医が，身体科の医師や看護スタッフと連携して身体科に入院している人や通院している人に関与することにより，それぞれの人たちの治療の質やQOLを向上させ，結果的に精神医療への理解を深めることができれば，それはリエゾン精神医学の最も大きな功績と考えられる．

　しかし最近，精神医療に対する医療経済的な側面から，いくつかの大学病院では大学内の身体科の充実とは対照的に精神科病棟を閉鎖するという逆行的な動きもあり，医学教育はもとより，臨床現場においても混乱が起こるのではないかという危惧の念を抱いている．特に総合病院においては，身体疾患による精神症状やその治療薬による精神症状の発症，身体疾患を受容するときに起きる反応として発症する抑うつ状態などが一定数の人に発症する可能性があるため，精神科医の対応は必須である．

　また，相変わらず存在する精神疾患に対する社会的な偏見により，単科精神科病院や診療所には受診しなくとも総合病院であれば受診するという人が少なからずおり，そのような意味でも総合病院に精神科は必要である．また，医療者の仲間内においても精神疾患への理解が不十分なこともあり，精神科医が，身体疾患に精神症状を併発した患者が抱えている問題の解決を示すことは，精神医療や精神疾患に悩む人への偏見を軽減させることになると考えられる．

　さらに大学病院などの総合病院の精神科は，学生や臨床研修医の教育の場であり，あらゆる精神疾患への対応を医師と看護師，精神保健福祉士などのチーム医療で行う全人医療の実践の場となる．これは精神科だけではなく，身体科や産業医に対しても実践すべき課題と考えられる．

　ところで，これまでの精神科リエゾン活動は，通院精神療法しか診療報酬が算定されていなかったが，一般病棟における精神医療のニーズの高まりを踏まえ，2012年度からは，一般病棟に入院する患者に対して精神科医，専門性の高い看護師，精神保健福祉士，作業療法士などが多職種で連携し，より質の高い精神科医療を提供するた

めに，「精神科リエゾンチーム加算」という診療報酬上の裏づけもなされた．さらに
2014年からは，精神科病棟を有し，一定の要件を有する総合病院には「総合入院体制
加算」も認められるようになった．厚生労働省も総合病院内の精神科に一定の評価を
し，総合病院における精神科病床の削減に歯止めをかけようとしているのである．ま
た，精神疾患は2013年から，がん，脳卒中，急性心筋梗塞，糖尿病とともに医療計
画を行うべき5疾病・5事業に組み入れられ，より精神科医の役割が重要になってき
ている．

　本書は，身体科の医師から精神科医が受けるあらゆる状態像，精神状態を想定して
精神科医がどのように診断して治療するのか，また他科の医師にどのように精神症状
を説明するのかについて，できるだけ具体的に提示して臨床に役立つものにしたいと
考え企画した．本書が読者諸氏の日常診療において少しでも役に立つのであればと
願っている．

　2015年5月

編集　中村　純

■目次

序　論	依頼患者の診断の進め方	（中村　純）　**1**

序　論　他科から精神科への依頼患者の診方　　　　**2**

- リエゾン精神医学の目指すもの……………………………………………………2
- リエゾン精神医学の主な対象疾患…………………………………………………2
  - 1．精神疾患と身体疾患　2
  - 2．身体疾患患者に併発した精神疾患の診断指針　3

第 1 部	依頼患者の診方と対応	**5**

第 1 章　意識障害・せん妄　　　　　　　　　　　（八田耕太郎）　**6**

Case 1 ●入院中および手術後に著しい興奮状態となった 60 歳代男性
ここは……教会？…………………………………………………………………6

Case 2 ●5 分ごとのナースコールで意味不明な話をする 80 歳代女性
認知症？……………………………………………………………………………8

- せん妄診療のポイント……………………………………………………………10
  - 1．せん妄とは　10
  - 2．せん妄の発症要因　10
  - 3．どのような患者の依頼が多いか　12
  - 4．診断・鑑別診断のポイント　13
  - 5．治療とケア　16
  - 6．他科のスタッフにどのようにフィードバックするか　20
  - 7．せん妄予防（あるいは再発予防）のためにできること　21

第2章　　抑うつ・不安
（松永寿人）　**24**

Case 1 ●胃部不快感などの身体症状を訴えていた 60 歳代女性

当初は治療に拒絶的だったけれど……　……………………………………………… **24**

Case 2 ●腰痛治療中に強烈な恐怖を訴えた 50 歳代男性

人混みや電車が怖い…………………………………………………………………… **25**

- 抑うつ・不安と身体疾患の関係………………………………………………………… **26**
- わが国の現在における不安……………………………………………………………… **27**
- 不安に関する診療依頼への初期対応と評価…………………………………………… **28**
- 不安症など精神障害に基づく不安と対応……………………………………………… **29**
  1. パニック発作とパニック症，広場恐怖症　29
  2. 限局性恐怖症　32
  3. 病気不安症　33
  4. その他の精神障害にみられる不安　35
- 身体疾患やその治療により生じる不安………………………………………………… **35**
- 抑うつ……………………………………………………………………………………… **36**
  1. 適応障害など反応性の場合　36
  2. うつ病の場合　38
  3. その他の精神障害に伴う抑うつ　39
  4. 身体疾患やその治療に伴い出現する抑うつ　41
- 身体科-精神科間の連携強化を ………………………………………………………… **41**

第3章　　幻覚妄想
（堀 輝）　**44**

Case 1 ●抗パーキンソン病薬投与後に幻覚妄想が出現した 70 歳代男性

妄想が医療者に向けられたとき，どうするか…………………………………… **44**

Case 2 ● C 型肝炎治療中に攻撃的になった 50 歳代男性

インターフェロンは継続？　中止？………………………………………………… **46**

- 幻覚妄想診療のポイント………………………………………………………………… **49**
  1. 薬剤性幻覚妄想の発症要因　49
  2. 幻覚妄想状態の診察のコツとそのポイント　50
  3. 一般身体科との連携　52
  4. 本人または家族への病状の伝え方　53
  5. 治療とケア　54
- 適切な診療を実現するために…………………………………………………………… **56**

目次　　xi

● 第4章　　怒り・興奮 （新開隆弘）　57

- 治療対象となるもの・ならないもの……………………………………………57
- 怒り・興奮をきたす精神疾患…………………………………………………58
  1. 統合失調症　58
  2. 躁状態　59
  3. てんかん　59
  4. 精神遅滞　60
  5. 症状性精神障害　60
  6. 中毒性精神病　60
  7. 脳器質性疾患　60
- 攻撃行動の神経回路……………………………………………………………61
- 攻撃性仮説………………………………………………………………………61
- 急性期の治療……………………………………………………………………61
- 薬物治療の基本…………………………………………………………………62
  Case 1 ●病院の対応に立腹し不平不満を言い続け紹介された30歳代女性
  　なぜ自分が精神科を受診しなくてはいけないのか…………………………62
- 先入観をもたず真摯な対応を…………………………………………………71

● 第5章　　慢性疼痛・線維筋痛症 （長田賢一）　72

- 慢性疼痛とは……………………………………………………………………72
  1. 定義と分類　72
  2. 痛みと精神医学的・心理学的要因　73
- 線維筋痛症とは…………………………………………………………………74
  1. 定義と疫学　74
  2. 主症状　75
  3. 病態　75
  4. 線維筋痛症と精神科疾患の関連　76
- 薬剤の鎮痛機序からの病態の検討……………………………………………78
  1. 抗うつ薬　78
  2. ガバペンチン，プレガバリン　78
  3. トラマドール　79
  4. ブプレノルフィン経皮吸収型製剤　79
  Case 1 ●うつ病と診察されていたがFMであった50歳代女性
  　NSAIDsは効果がないが，プレガバリンが有効だった …………………80
- 他科との連携と依頼患者の診方………………………………………………81
- 慢性疼痛の治療のゴール………………………………………………………82

xii　目次

● 精神科医こそ慢性疼痛を診療すべき………………………………………………… 82

● 第6章　身体愁訴 　　　　　　　　　　　　　　　　　　　　　　（宮田正和）　84

Case 1 ● 下腹部の痛みを訴えた10歳代女性

心因性には思えないけれど……　……………………………………………… 84

Case 2 ● 食欲不振などで慢性胃炎と診断された20歳代女性

消化器症状の背後に隠れているのは？………………………………………… 85

● 身体症状が主訴の精神疾患の診断方法……………………………………………… 87

● 身体症状を呈しやすい精神疾患……………………………………………………… 88

1. パニック症　88
2. うつ病　88
3. 身体症状症　89

● 身体症状が主訴の精神疾患の治療方法……………………………………………… 90

● 他科の医師へのフィードバック……………………………………………………… 91

1. 主なパターン　91

● 症状のバランスを考え診療にあたる………………………………………………… 91

● 第7章　睡眠障害 　　　　　　　　　　　　　　　　　　　　　　（内山　真）　92

Case 1 ● 就寝時刻を早めた後に睡眠不足を訴えた60歳代男性

めまいの原因は睡眠不足？……………………………………………………… 92

Case 2 ● 薬を飲んでも眠れないと訴える30歳代女性

下肢が熱くて落ちつかない……………………………………………………… 93

● わが国における睡眠の問題…………………………………………………………… 94

● 不眠症とは……………………………………………………………………………… 95

● 不眠症の病態…………………………………………………………………………… 95

1. 寝床で過ごす時間と不眠　95
2. 情動興奮と不眠　95
3. 概日リズムと不眠の関連　96

● 睡眠困難の訴えを受け止める………………………………………………………… 98

1. よく話を聞く：精神療法的配慮　98
2. つらさを受けとめる　98

● 睡眠習慣に関する情報………………………………………………………………… 99

1. 何時間眠ろうとしているのか　99
2. 就床時刻と起床時刻の確認　99
3. どのくらいの頻度で起こるのか　100
4. 思い当たる原因，同じ頃に何か変化があったか　100

- ● 特異的睡眠障害の除外 ………………………………………………………………………… 100
  1. 睡眠時無呼吸症候群　100
  2. レストレスレッグス（むずむず脚）症候群　100
  3. 周期性四肢運動障害　101
  4. 概日リズム睡眠障害　101
  5. 薬剤抵抗性不眠　101
- ● 不眠症の非薬物療法 …………………………………………………………………………… 102
  1. 睡眠衛生教育　102
  2. 認知行動療法　102
- ● 不眠症の薬物療法 ……………………………………………………………………………… 103
  1. 睡眠薬治療　103
  2. 2剤併用する場合の注意点　104
  3. 管理（再診間隔，再診時検査，投薬中止の目安）　105

第8章　レビー小体型認知症と特発性正常圧水頭症
（数井裕光）　108

- **Case 1** ●幻視と妄想が目立った80歳代女性

  幽霊が見えたとき，どう対応する？ ……………………………………………………… 108
- ● レビー小体型認知症 …………………………………………………………………………… 110
  1. 概念・定義　110
  2. どのような患者の依頼が多いか　110
  3. 診断・鑑別診断のポイント　110
  4. 治療とケア　110
  5. 他科の医師にどのようにフィードバックするか　112
  6. 再発予防のためにできること　113

- **Case 2** ●つまずきやすさが物忘れに先行した70歳代女性

  治療可能な認知症を見逃さない!! ………………………………………………………… 113
- ● 特発性正常圧水頭症 …………………………………………………………………………… 115
  1. 概念・定義　115
  2. どのような患者の依頼が多いか　116
  3. 診断・鑑別診断のポイント　116
  4. 治療とケア　118
  5. 他科の医師にどのようにフィードバックするか　118
  6. 再発予防のためにできること　119

xiv　目次

第9章　アルコールや薬物依存症　　　　　　　　　　　　　　（宮田久嗣）　120

- ベンゾジアゼピン系薬物 …………………………………………………………120
  1. 特徴　120
  2. 依存の類型　120

  Case 1 ● BZD を治療目的で開始した後に依存へと発展し，アルコール乱用も合併した40歳代男性

  ちょっと飲んでも効かないので…… …………………………………………121

  Case 2 ● BZD 臨床用量依存の30歳代男性

  薬を中止したら…… ……………………………………………………………122
  3. 中止時の症状　123
  4. 臨床用量依存　124
  5. ベンゾジアゼピンの中止法　124

- アルコール依存 …………………………………………………………………126

  Case 3 ● 入院後に易刺激的となった50歳代男性

  隠れたアルコール依存症 ………………………………………………………126

  Case 4 ● アルコール離脱による振戦せん妄を生じた50歳代男性

  肝機能障害治療中も飲み続けた結果…… ……………………………………127
  1. アルコール依存症のスクリーニング検査　127
  2. アルコール離脱症状の診断と治療　128
  3. アルコール関連問題への対応のポイント　131

第10章　自殺企図　　　　　　　　（手錢宏文，中野和歌子，吉村玲児）　133

  Case 1 ● 大量服薬により自殺企図に至った50歳代男性

  管理職になってから仕事がうまくいかない…………………………………133

  Case 2 ● 身体疾患が原因で自殺企図に至った50歳代男性

  がんに伴ううつ病………………………………………………………………134

- 自殺企図とは………………………………………………………………………135
  1. 定義（自傷・自殺の定義）　135
  2. 危険因子　136
  3. 手段と重症度　138
  4. どのような患者で自殺企図が起きやすいか　139
  5. 自殺企図が起きた際の対応のポイント　141
  6. コンサルトされた医師にどのようにフィードバックするか　142
  7. 救急部門と精神科の連携　144
  8. 精神科が果たすべき役割　145

- 診療だけでなく患者そのものを理解する………………………………………145

第11章　摂食障害

（山内常生，井上幸紀）　**147**

Case 1 ●精神科受診に抵抗した神経性やせ症の 10 歳代女性

　　元気になりたいけど，太るのはイヤだ！ ……………………………………**147**

●摂食障害を診るということ……………………………………………………**148**

　　1. 摂食障害とは　148

　　2. 発症に関わる多元的要因　149

　　3. 摂食障害治療に関わる医療　149

　　4. 精神科における摂食障害の診方と対応　149

●摂食障害診療の難しさ…………………………………………………………**153**

第12章　性別違和

（針間克己）　**155**

Case 1 ●女性としての身体に違和感をもつようになってきた 10 歳代女性

　　生理が苦痛なので止めてほしい…………………………………………**155**

●女性から男性へ―female to male …………………………………………**156**

　　1. 疾患概念　156

　　2. 他科からの依頼のパターン　156

　　3. 診断のポイント　156

　　4. 鑑別診断のポイント　157

　　5. 治療　157

Case 2 ●男性として生きるのが苦痛だった 30 歳代男性

　　精巣を切除してほしい………………………………………………………**158**

●男性から女性へ―male to female …………………………………………**159**

　　1. 他科からの依頼のパターン　159

　　2. 診断のポイント　159

　　3. 鑑別診断のポイント　160

　　4. 治療　160

●診療の進展に必要なもの………………………………………………………**161**

第2部　精神症状・心理的問題が生じやすい身体疾患とその病態

163

第1章　がん

（吉村玲児）　**164**

●がん治療における精神科医の役割……………………………………………**164**

●がんそのものが精神症状を生じさせる場合…………………………………**164**

　　1. 肺がん（小細胞肺がん）　164

xvi 目次

    2. 膵臓がん　164

    3. 褐色細胞腫　165

●がん告知後に生じる精神症状や心理的問題………………………………………165

    1. 適応障害　165

    2. うつ病　165

    3. 不安症　167

    4. せん妄　168

第2章　腎疾患
（尾関祐二，下田和孝）　170

●慢性腎臓病………………………………………………………………………………170

●腎機能低下と精神症状…………………………………………………………………170

●慢性透析患者と精神症状………………………………………………………………171

    1. 睡眠障害　171

    2. 気分障害群と不安症群　172

    3. せん妄　172

    4. 認知機能低下　173

●慢性透析・腎不全患者の向精神薬治療………………………………………………173

    1. 抗精神病薬　176

    2. 抗うつ薬　177

    3. 気分安定薬　177

    4. 抗不安薬・睡眠導入剤　178

●治療に関して注意するべきこと………………………………………………………178

第3章　心疾患
（西村勝治）　181

●代表的な心疾患，治療セッティングでみられる精神障害…………………………181

    1. 冠動脈疾患　181

    2. うっ血性心不全　184

    3. 植え込み型除細動器　185

    4. ICU/CCU　185

●循環器系薬剤によって生じる精神障害………………………………………………186

    1. 抑うつ　187

    2. せん妄　187

●マネジメントにおいて留意すべきこと………………………………………………187

    1. 薬物療法　187

    2. 精神療法　189

    3. 運動/心臓リハビリテーション　189

第4章　妊娠・出産 （鈴木利人）193

- 統合失調症と周産期 193
  1. 受胎率の変化　193
  2. 産科合併症の発症の背景　193
  3. 治療選択に関わるリスクとベネフィット　194
  4. 薬物療法の課題　194
  5. 治療中断と再燃のリスク　195
- うつ病と周産期 195
  1. 妊娠中・産後のうつ病の早期発見と予防　195
  2. 抗うつ薬治療による胎児，新生児，その後の成長への影響　196
  3. 未治療による周産期うつ病患者への影響　197
  4. リスクとベネフィットを考慮したうつ病患者への対応　197
- 産褥期の精神症状と授乳の重要性 198
- インフォームド・コンセントと患者・家族の自己決定権 199

第5章　神経難病・膠原病 （杉田篤子）201

- パーキンソン病 201
  1. 概要　201
  2. パーキンソン病に伴う精神症状　201
- 多発性硬化症 204
  1. 概要　204
  2. 多発性硬化症に伴う精神症状　204
- 全身性エリテマトーデス 205
  1. 概要　205
  2. 全身性エリテマトーデスに伴う精神症状　206
- 身体科医との連携を 207

第6章　HIV 感染症 （高橋一志）208

- HIV と AIDS 208
- HIV 感染症治療の歴史と課題 208
- HIV 感染と精神医学的介入 209
- 精神科医が患者の HIV 感染を知ったとき 210
- HIV 感染者に対して行われている内科的治療 211
- HIV 感染と精神科医療 212
  1. 外的スティグマ　212

xviii   目次

2. 内的スティグマ　212

3. アディクションと薬物使用　213

4. 抗 HIV 薬と他剤との薬物相互作用　213

5. 治療薬によって引き起こされる精神障害　213

6. HIV 関連神経認知障害　214

● HIV 感染者に対するサポートのあり方 ………………………………………… 214

第 3 部　精神症状・心理的問題が生じやすい身体疾患治療薬　217

第 1 章　精神症状を呈しやすい薬剤　（杉田篤子）　218

● 薬剤性精神障害とは ……………………………………………………………… 218

● インターフェロン ………………………………………………………………… 219

1. 概要　219

2. インターフェロンによる精神症状　221

3. 治療　222

● ホルモン薬 ………………………………………………………………………… 223

1. 副腎皮質ステロイド　223

2. 性腺刺激ホルモン放出ホルモン誘導体製剤　224

3. 経口避妊薬　225

4. 甲状腺ホルモン製剤　225

● 抗コリン薬 ………………………………………………………………………… 225

● H_2 阻害薬 ………………………………………………………………………… 227

● 薬剤性精神障害を防ぐために …………………………………………………… 227

第 2 章　身体疾患治療薬と向精神薬との薬物相互作用　（渡邊 崇，下田和孝）　230

● 薬物相互作用とは ………………………………………………………………… 230

● 身体疾患治療薬ごとの特徴 ……………………………………………………… 231

1. 抗不整脈薬　231

2. 血液凝固阻止薬　231

3. 気管支拡張薬　231

4. 抗胃潰瘍薬　231

5. 免疫抑制薬　232

6. 抗菌薬　232

7. 抗真菌薬　233

8. HIV プロテアーゼ阻害薬　234

9. 中枢神経系筋弛緩薬　234
10.その他　234

●索引 …… **237**

序 論

依頼患者の診断の進め方

序論

他科から精神科への依頼患者の診方

リエゾン精神医学の目指すもの

「リエゾン」は，フランス語で連携・連絡という意味である．精神科医がリエゾンという場合には，ある精神疾患に対する薬物療法を指示するなどのコンサルテーション機能だけでなく，医療スタッフと患者，医師と看護師など医療スタッフ間の対人関係を調節し，問題解決を図るために専門医へつなぐなどの力動的な機能も有することになる．身体科の医師や看護師は，ともすれば臓器にだけ目を向けて治療をしがちであるが，そうではなく患者中心の医療，包括的な医療，あるいは全人的医療へと向かわせる教育をする役割がリエゾン精神医学にはあると考えられる．

リエゾン精神医学の主な対象疾患

身体疾患に関わる精神疾患は，(1)精神疾患があって身体疾患が併発した場合と，(2)身体疾患患者に発症した症状性・器質性・薬剤起因性精神症状，心身症的病態などが対象となる．

ところで身体科の医師が身体疾患の治療中に気づく精神症状は意識障害あるいは幻覚・妄想などが主である．その他には，長期間の身体疾患による反応性抑うつ状態，不安・焦燥の訴えや興奮による問題行動などであろう．

さらに，がん患者の精神的な訴えを対象とした緩和ケアチームのサイコオンコロジー部門，疼痛性障害，透析患者に起こる精神・身体的な反応，循環器内科での心理的な問題を扱うサイコカーディオロジー部門，また，救急医学分野では，自殺企図者の対応を行う精神科医がおり，それぞれの部署で学問的な地位を確立しようとしており，急性期から慢性期までのあらゆる身体疾患に精神科医の役割がある．

1 | 精神疾患と身体疾患

統合失調症患者の高齢化や抗精神病薬の長期投与による肥満や糖尿病，さらに高血圧の悪化など生活習慣病の悪化や代謝性疾患のために精神疾患を有する人が身体科で治療を受ける場合，あるいは悪性腫瘍を併発して治療を必要とする場合，肝炎やリウ

マチなどの身体疾患の治療に用いる生物学的製剤やインターフェロンなどによって発症する精神症状，膠原病や内分泌疾患によって発症する症状性精神障害，これらが脳へ波及した場合，あるいは脳腫瘍など直接的に脳を侵す脳器質性疾患に対し，精神科医として症状を把握しながら治療することもある．しかし，精神科病名がついているだけで一般病棟において治療が拒否されることも未だまれに認められる．

　また，身体疾患に対する反応として不安発作(パニック発作)や抑うつ状態などの精神症状が発症することもある．このような症例に対して精神科医がきちんと対応し，治療効果を身体科の医師に示すことができれば，身体科の治療もより円滑にできるようになると思われる．もっとも，一般身体科の病棟では管理ができないほどの精神症状のために精神科病棟で診なければならない症例もあり，総合病院内には精神科病棟を付設すべきである．

　いずれにしても身体科の医師と精神科医との連携が重要である．その意味では，大量服薬による患者が運ばれる救急病棟やがんの告知を受けた人の精神状態を診る緩和ケアチームなどは精神科医が中心として活動するリエゾン精神医学の実践の場ということができる．

　また，一般身体科病棟と，精神保健福祉法で運用されている精神科病棟の違いを，身体科の医療スタッフが理解していることも重要である．一般病棟において精神症状が出現したとしても，家族などの同意がなければ精神科病棟への入院はできないことを身体科の医師は理解しておく必要がある．

2 | 身体疾患患者に併発した精神疾患の診断指針

(1)診断の進め方

　身体疾患を有している人に精神症状が気づかれた場合，それを評価し，精神疾患の診断というプロセスを経ることになる．そこで，他覚的所見について主治医や看護スタッフから情報を得ておく必要がある．すなわち身体疾患の病名，状態，各種検査の結果，使用中の薬剤，患者への病気に対する告知がどうなされているのか，その理解度，睡眠や摂食状況，入院生活あるいは治療上で医療者が何を問題にしているのか，といった内容である．患者に会う前に少なくともある程度の情報を得ておき，患者の了解を得て初めて面接を行う．

　その後，身体科の医師の依頼に応じて精神科医が往診することになるが，突然精神科医が面接に行くと患者は戸惑うことになるので，身体科の医師は精神科医が往診することを家族，本人に十分説明をしておく，あるいは精神科医と同席で面接する場を設定することも必要である．

　面接の場所についてはプライバシーに配慮して他患者へ情報が入らないような工夫が必要であり，患者と同じ目線で面談ができるような場所が設定できれば理想的である．カーテンで仕切る，あるいは個室で行うとよい．青木は図[1]のような身体疾患患者の精神疾患の診断指針を示している．

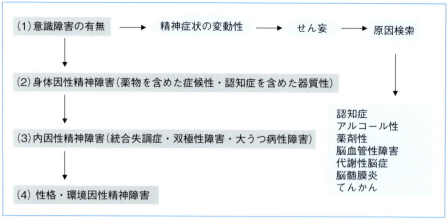

図 身体疾患患者の精神疾患の診断指針
〔青木孝之:身体疾患患者の精神症状の評価.野村総一郎,保坂 隆(編):総合病院精神医学マニュアル.p19の図1,医学書院,1999より一部改変〕

(2)鑑別診断

まず精神症状の発症要因が身体疾患による可能性がないかを疑う.明確なエビデンスがあるわけではないが,その人の病前性格と全く違った精神症状の場合には器質性,症状性精神病を疑う.

また,原則としてその治療は,精神症状発症の元になった身体疾患の治療が優先される.身体疾患に用いている薬剤や代謝性疾患,膠原病などが脳にまで波及していないか,脳波や頭部CT,MRI検査などで確認する.その結果を基に意識障害の程度,精神症状の評価に応じた薬物療法や精神療法を行うことになる.

● 文献
1)青木孝之:身体疾患患者の精神症状の評価.野村総一郎,保坂 隆(編):総合病院精神医学マニュアル.p19,医学書院,1999

〈中村 純〉

第1部

依頼患者の診方と対応

第 1 章

意識障害・せん妄

Case 1 ● 入院中および手術後に著しい興奮状態となった 60 歳代男性

ここは……教会？

患者データ
- 初診時年齢：64 歳.
- 性別：男性.
- 受診の経緯など：昨夜から急に病室の器物を損壊するなど興奮が著しいため，外科から診察依頼となった.
- 既往歴：55 歳時から糖尿病および高血圧にて，血糖降下薬および降圧薬を服用中. 61 歳時に脳梗塞を発症したが麻痺の後遺症はない.
- 家族歴：特記事項なし.

生活歴
- 会社を定年退職後，妻に先立たれ，長男と同居している. 話し好きで活動的. 入院前まで自動車運転ができていたとのこと. 機会飲酒.

現病歴
- X 年 4 月 23 日，39℃の発熱と下血のため当院に救急受診. 腹部 CT で直腸がんを疑われ，高熱は腫瘍部位からの菌血症との診断で治療および精査が進められた. 入院から 2 日目の夜，興奮して病床の照明を壊すなど行動の異常が出現したため，外科当直医の判断でヒドロキシジン 25 mg が点滴された. しかし無効なため，ハロペリドール 5 mg 点滴を追加され，朝になって当科に診察依頼となった.

初診時所見
- 午前 9：30 に病室に往診したところ，注意は向くが維持できず，ちぐはぐな応答を落ち着きなく一方的にする. 日付は正答するが場所は「教会」と答え，入院状況にあることは認識できず，見当識は障害されていた. それでも夜間の興奮状態よりは軽減していると看護師は述べる.

検査結果
- 血圧：160/72 mmHg，脈拍：104 bpm，体温：37.2℃.
- CRP：15.47 mg/dL（入院時 23.32），Hb：7.8 g/dL（同 5.3），eGFR：40.86（同 27.91）.
- 心電図：正常範囲.
- 頭部 CT：左小脳半球に楔状の低吸収域，および右被殻に点状の低吸収域が認められたがいずれも陳旧性.

診断
- 注意・集中能力の低下や入院状況を認識できないこと，短期間での発症および 1 日

のなかでの重症度の変動，記憶の欠損，見当識障害といった認知における障害，発症前に明らかな神経認知障害はなかったこと，改善方向であるが依然高い炎症反応や貧血および悪性腫瘍による直接の生理学的影響が想定されることから，せん妄と診断した．

【治療経過と予後】

　介入開始当夜，リスペリドン1mg（液剤）を夕食後に投与開始した．しかし21時頃から落ち着きなく辻褄の合わない言動が目立ち始めたため，不穏時指示のリスペリドン1mgが追加された．収束しかかったかにみえたが，深夜0時過ぎに再び大声を上げ始めたため，再度リスペリドン1mgが投与された．その後5時間ほど睡眠を確保できた．

　翌朝の回診時，覚醒良好で場所の見当識は回復しており，「（昨夜）部屋に人がいっぱい入ってきたから怒鳴った」と幻視をうかがわせる陳述をした．その前の晩に部屋の照明を壊したことは覚えていないと言う．前日午前より，注意や周囲を認識する能力は改善し変動も目立たなくなっていたため，介入2日目の晩も定時のリスペリドンの投与量は1mgのまま増やさずに観察することにした．その結果，中途覚醒はあったが興奮には至らず，不穏時指示のリスペリドンを使用せずに朝まで経過できた．介入3日目以降は良好な睡眠を確保できるようになった．

　介入から2週間後，直腸がんの切除，S状結腸人工肛門造設の手術が行われた．術後せん妄状態になったが，あらかじめ術後不穏時指示として設定していたハロペリドール5mg＋ヒドロキシジン25mgの点滴投与で制御できた．手術翌朝，意識は清明であったため，内服可能になるまでハロペリドールを1.25mgに減らして20時に点滴投与することとした．その後せん妄を呈することなく1週間経過し，内服可能になったためハロペリドールを中止し，ラメルテオン8mg内服に切り替えた．しかし睡眠に移行しにくいとの自覚症状を繰り返し訴えるため，ブロチゾラム0.25mgを眠前に追加したところ，せん妄が再発することなく睡眠は安定化した．入院前には睡眠導入剤なしに睡眠できていたため，退院前にブロチゾラムを中止した．

【本症例のまとめ】

　診療依頼の契機となった最初のせん妄は，脳梗塞既往といった脳血管性変化を背景に，菌血症による高い炎症反応，下血による急性の貧血および悪性腫瘍といった因子が直接的に影響したと推察される．激しい興奮を伴う活動亢進型のせん妄であったため，効果の確実性を優先して抗精神病薬を選択した．内服可能であるが糖尿病を伴うため，クエチアピンやオランザピンは選択から外した．介入直前の夜にハロペリドール5mgが点滴投与されていたが持越し作用は認められなかったため，半減期の短いペロスピロンより半減期の長いリスペリドンのほうが効果の確実性が高いと推定して選択した．リスペリドンの開始量1mgは，その前夜に使用されたハロペリドール5mgより控えめな量であるが，eGFRが40と腎機能が低下している状態であったた

め，定時設定の量を慎重にしつつ必要に応じて不穏時指示で漸増する戦術をとった．想定どおり，介入当夜のリスペリドンは不穏時指示を含めて計3mg使用されたが，介入2日目の夜以降は定時設定の1mgのみで制御できた．この経過は，腎機能が低下していた本症例のせん妄制御に，必要最小限の抗精神病薬で対処できたことをうかがわせる．

　本症例の2回目のせん妄は，典型的な術後せん妄である．せん妄の既往という重要なリスク因子があったため，術後早期にせん妄移行を察知してハロペリドール点滴を実施できた．術後2日目以降は最小限のハロペリドールがせん妄再発の予防と睡眠確保の役割を担い，内服可能になった段階でせん妄予防の役割を抗精神病薬でなくラメルテオンに託した．炎症反応が順調に改善していた経過から，せん妄リスクは低減したと判断したことも抗精神病薬を中止した理由である．ラメルテオンのみでは患者の満足のいく睡眠には至らなかったが，抗精神病薬の使用を長期化させない意義はあったと考えられる．

（症例は個人を特定できないよう一部改変した）

Case 2 ● 5分ごとのナースコールで意味不明な話をする80歳代女性

認知症？

患者データ
- 初診時年齢：85歳．
- 性別：女性．
- 受診の経緯など：入院した夜から不眠で，5分ごとのナースコールと独語のため，内科から診察依頼となった．
- 既往歴：83歳から脊柱管狭窄症で通院中．骨粗鬆症，白内障．
- 家族歴：特記事項なし．

生活歴
- 長男と同居．買い物，炊事，入浴は長男に介助され，更衣は自力でしている．心配性の性格が際立ってきたという．

現病歴
- 2年前(83歳)からリウマチ性多発筋痛症で通院中であるが，最近の病状は安定していた．ところが，左肩から上腕部の疼痛増強を訴えるため，X年4月23日に精査加療目的で入院となった．入院後，疼痛は背，腰，両側大腿などにも認められた．プレドニゾロン15mg/日の内服は通院中から増減なく継続となった．入院前までの睡眠は，エチゾラム0.5mg/日を常用して良好であった．
- 入院当日，日中はナースコールの頻度は2時間おきくらいであったが，20時を過ぎた頃から落ち着きなく動き出し，聞き取れない声量の独語が出現して活発化した．さらに5分ごとにナースコールをして，意味不明な話をする．興奮や危険を伴う行動には至らなかったため投薬はせずに濃厚な観察下で1晩経過し，ほぼ不眠のまま翌朝を迎え，当科に診療依頼となった．

第1章　意識障害・せん妄　　**9**

初診時所見	• 午前9：00，病室に往診．注意は向き，時折笑みを浮かべながらの応対ができた．日付は正答するが何年かは答えられず，病院であることは認識できているが，2年間通院してきたにもかかわらず病院名が円滑にでてこない．試行錯誤しながら随分時間がかかってようやく正答した．入院日を問うと「3月8日，いや1週間前」といずれも誤答し，昨日入院したことを認識できていなかった．昨夜眠れなかった自覚はあるが，5分ごとのナースコールや独語については覚えていない様子であった．

検査結果	• 血圧：110/60 mmHg，脈拍：75 bpm，体温：36.8℃． • 頭部MRI：側脳室周囲の深部白質にまだらな高信号がT2強調画像やFLAIR画像で散在し，脳室・脳溝は軽度開大していた． • CRP：1.02，eGFR：89，ほかに特記すべき異常所見は認められなかった． • 心電図：正常範囲．

診断	• 注意集中の困難とおかれた状況への認識の低下，短期間での発症かつ夜間限局の症状出現，記憶の欠損，見当識障害といった認知における障害，脳虚血性変化およびプレドニゾロン内服中といった因子を背景に，疼痛と，軽度であるが炎症亢進，といった直接の生理学的影響を及ぼす因子があることから，せん妄疑いと暫定診断した．出現した症状が既存の認知機能低下に伴う混乱で説明できるかどうかの検討は，治療経過を観察しながら行うことにした．

【治療経過と予後】

　介入開始当夜，ミルタザピン15 mgを夕食後に投与した．しかしその投与前後から，前夜と同様，独語と5分ごとのナースコールが始まり，ほとんど眠らず1晩経過した．介入2日目の朝の回診でも，不眠の自覚はあるが独語や頻繁にナースコールしたことは覚えていなかった．日中のたたずまいと夜間に入ってからの独語や焦燥を呈する様との差は，せん妄としてとらえるべき水準と考え，ミルタザピンからクエチアピン12.5 mgに切り替えた．その夜は2時間程度睡眠を確保できたが効果不十分であったため，介入3日目の夜はクエチアピンを25 mgに増量した．その結果，夜間になっても独語が出現しなくなって睡眠が改善し，ナースコールは1晩に2回程度，中途覚醒して排尿のためにするという正常範囲の頻度に改善した．毎日の回診の際に，見当違いの依頼をするなど認知機能の低下は垣間みられたが，にこやかに丁寧な挨拶をするなど人格の中核は保たれていた．せん妄消褪後に実施した改訂長谷川式簡易知能評価スケール（HDS-R）は19点で軽度の認知症水準にあり，まだらな機能低下と頭部MRI所見を勘案すると，血管性機序が優位と推察された．

【本症例のまとめ】

　軽度の血管性認知症に重畳したせん妄の症例である．認知症には行動・心理症状（behavioral and psychological symptoms of dementia；BPSD）がしばしば随伴するが，厳密にはBPSDにせん妄は含まれていない．本症例のように意識の曇りが夜間限局で急性に出現したものは，せん妄ととらえて治療を行うことが妥当である．その際，抗精神病薬を必要とすることが多い．本症例もミルタザピンは無効で，クエチア

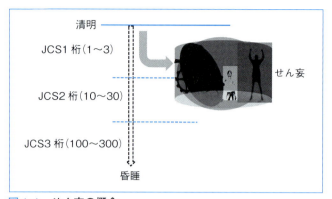

図 1-1　せん妄の概念
JCS；Japan Coma Scale
(八田耕太郎：せん妄．Clinical Neuroscience 32：935-937, 2014 より引用)

ピンを漸増してせん妄制御に至っている．クエチアピンを選択した理由は，糖尿病の併存がないこと，夜間限局のせん妄のため短半減期が望ましいこと，錐体外路症状を出したくないこと，といった点からである．初回投与量を半錠(12.5 mg)にした理由は，80歳代後半という年齢と小柄であった点からである．
(症例は個人を特定できないよう一部改変した)

せん妄診療のポイント

1│せん妄とは

　せん妄とは，意識の量的な変化としての軽度の曇りに，幻覚や興奮など質的変化が加わり，それが短時間で変動する状態を指す(図 1-1)[1]．20世紀前半には意識障害の一型である意識変容に包含され，1980年以降，全般的な認知機能が一過性に障害される意識障害と定義されてきた．2013年に公表されたDSM-5では，せん妄の本質的な特徴を，発症前から存在するあるいは進行中の認知症によって説明できず，平常の認知水準からの変化を伴う注意や周囲を認識することの障害と記述している[2]．

2│せん妄の発症要因

　せん妄は，脳器質疾患，全身疾患，および薬物・薬剤因子によって惹起される(図 1-2)[1]．頭蓋内疾患としては，脳卒中，原発/転移性脳腫瘍，脳炎，脳膿瘍などが挙げられる．せん妄が脳腫瘍や脳炎・脳膿瘍の初発症状であることは珍しくない．特に脳膿瘍は，頻度は低いが見逃されやすい．全身疾患としては，電解質異常，脱水，感染症，内分泌疾患，ビタミン欠乏などの栄養障害，傍腫瘍症候群，肝不全，腎不全，心不全，呼吸不全，急激な貧血，低酸素血症，悪性腫瘍などが挙げられる．感染症や悪性腫瘍ではサイトカインなどの炎症反応物質の関与が推定されている．肝不全や腎

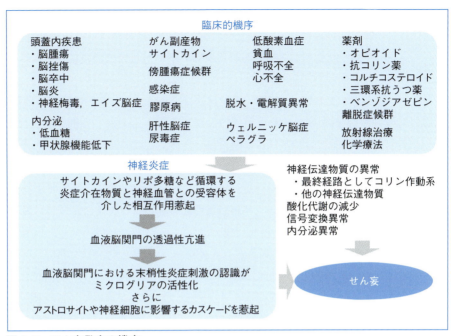

図1-2　せん妄発症の機序

(八田耕太郎：せん妄. Clinical Neuroscience 32：935-937, 2014より引用)

不全ではそれぞれ血清アンモニアやBUNの上昇が指標であるが，それらがそれほど高くなくても意識水準の動揺やせん妄が出現することはあり，それぞれの機能不全による未知の脳毒性物質の関与があるかもしれない．

　せん妄惹起物質としては，アルコールや覚せい剤など，薬剤としては，オピオイド，抗コリン薬，コルチコステロイド，ベンゾジアゼピンなどが挙げられる．がん患者における薬剤別のせん妄出現を比較した報告では，ベンゾジアゼピン系薬剤，コルチコステロイドのいずれも，せん妄出現群と非出現群との間の投与患者割合に差は認められなかったが，オピオイド投与患者割合は31％（208/667例）に対して21％（243/1,156例）と有意にせん妄出現群に多かったという[3]．

　実臨床では，前述のように明瞭な原因を特定できるせん妄患者もいるが，いくつかの因子が複合的に作用しているのだろうと推定せざるをえない症例も少なくない．病前には異常に気づかれなくても，頭部MRIで加齢性変化が明瞭に存在する症例にしばしば遭遇する．関連して，最も知られた危険因子は，せん妄の既往（オッズ比4.1），70歳以上の高齢（オッズ比3.2），術前に存在した認知機能障害（オッズ比2.2）である[4]．このほか，せん妄リスクを増大させる背景・素因，入院中に発生する直接的な誘因，増強因としての環境因子といった視点から種々の危険因子が特定されている[5]．

　臨床場面でのせん妄の原因・誘因を神経科学のレベルでみると，神経伝達物質の異常，酸化代謝の減少，信号変換異常，血液脳関門の透過性変化，内分泌異常，炎症反応の亢進，といったことが推定され，検討が続いている．最終経路としてコリン作動

系の抑制方向への異常が推定されているが，せん妄予防のランダム化比較試験
（randomized controlled trial；RCT）でコリンエステラーゼ阻害薬がことごとく無効
であったことから，予防的観点で機序に迫るには別の視点で探る必要があると考えら
れる．

　健常者の脳の萎縮は 40 歳前後から始まり[6]，ラクナ梗塞など無症候性の虚血性変
化[7]も相まって，血管周囲腔の増加とともに血液脳関門の透過性が亢進する[8]．急性
身体疾患では炎症機序が働くことが多いため，血液脳関門における末梢性炎症刺激の
認識がミクログリアの活性化，さらにアストロサイトや神経細胞に影響するカスケー
ドを惹起する[9]．このような生物学的変化を背景に，さまざまなサイトカインがせん
妄予測のバイオマーカーとして関心を集めてきたが，結果は一致しない．インスリン
様成長因子Ⅰ（insulin-like growth factor Ⅰ）も同様である．最も一致した結果がでて
いるのは血清 CRP 高値とせん妄発生との関連で，ミニメンタルステート検査（Mini-
Mental-State Examination；MMSE）スコア高値と CRP 低値がせん妄からの回復に関
連したといった報告[10]や，人工呼吸下ではプロカルシトニンと CRP 高値がせん妄や
昏睡の遷延に関連したといった報告[11]などがある．術前のナチュラルキラー（natural
killer；NK）細胞活性と術後せん妄との関連については，明確なデータは示されな
かったが[12]，最近の筆者らの研究では，急性身体疾患による入院の翌朝と翌々日朝と
の間の NK 細胞活性の変化が，その後のせん妄発生の予測指標となることを報告し
ている[13]．これは，炎症反応物質の推移が上向きか否かが，せん妄発生のバイオマー
カーとして有用である可能性を示唆している．

3｜どのような患者の依頼が多いか

　せん妄の要因は図 1-2 に挙げたとおり多岐にわたり，どのような患者の依頼が多い
かはおのおのの病院の特性によってある程度異なると思われる．ここでは，高齢化が
進む現状において，一般的であろうと思われる順天堂大学医学部附属練馬病院（400
床，精神科病床なし）の例を示す．2013 年度の入院患者に対する精神科リエゾン新患
（423 例）のうちせん妄の診断を下したのは 244 例であった．その内訳は，術後せん妄
27%（がん術後 14%，非がん術後 13%），感染症 13%，がん疼痛に対するオピオイド
投与中 10%，がんに対する化学療法中 9%，脳卒中 7%，心不全 5%，ステロイドなど
薬剤惹起 5%，肝機能不全 3%，腎機能不全 2%，呼吸不全 2%，腰椎圧迫骨折など手
術を伴わない骨折 2%，イレウス 2%，アルコール離脱 2%，そのほか脳腫瘍，脳挫
傷，脳炎，低ナトリウム血症・脱水，貧血，総胆管結石などによる疼痛，急性薬物中
毒（各 1%）などであった．

　このように，手術件数の多い病院では高齢者の術後せん妄とそれが遷延する症例の
依頼が最も多い．また，がん診療連携拠点病院などでは，がんおよびその進行に伴う
オピオイド惹起のせん妄が多い．高齢者の感染症でもせん妄の出現頻度は高い．エビ
デンスで示されている高齢，認知症あるいは軽度認知障害，術後，炎症反応亢進，頭

蓋内の急性疾患，臓器不全，オピオイドといった要因が，多くの症例に認められる．

4 | 診断・鑑別診断のポイント

(1) DSM-5 による診断

　診断には，米国精神医学会の DSM（本章作成時は DSM-Ⅳ から DSM-5 への移行期）ないし WHO の ICD-10（近い将来 ICD-11 に移行）を使うのが一般的である．DSM-5 の診断基準では[2]，注意を向け，集中し，維持し，転じる能力の低下やおかれた状況への認識の低下（A），数時間から数日といった短期間での発症，平常の注意や認識する能力からの変化，および 1 日のなかで重症度が変動する傾向（B），さらに記憶の欠損，見当識障害，言語，視空間能力，知覚といった認知における障害（C），A および C 基準が既存のあるいは進行中の神経認知障害によって説明できないこと，および昏睡のような覚醒水準の重篤な低下の過程で発生するものではないこと（D），障害が病歴，身体所見，検査所見から身体疾患や乱用薬物あるいは治療薬の中毒や離脱，毒素への曝露による直接の生理学的影響あるいは複数の機序によるというエビデンスがあること（E），が挙げられている．

　DSM-Ⅳ から DSM-5 への移行に際しては，診断項目の筆頭に挙げてきた con-sciousness（意識）の障害を，attention（注意）および awareness（認識すること，意識）の障害に置き換えている．日本の精神科医が軽度の意識障害と認識する状態を指していると考えられるが，この「意識障害」は，繊細な意識水準をあまり気にしない他科の医師との会話のなかで噛み合わないことがある点を鑑みれば，概念の曖昧さを排した今回の変更は理解できるようにも思われる．意識水準の動揺を認知や知覚の障害と入れ替えて次項目に上げたのも今回の変更に際して目を惹く．DSM-5 草案の段階ではこの変更はなかったことから，その後の現場からの意見がこの順序の変更を促したのではないかと推測している．いずれにしてもこれまでの日本の臨床現場の精神科医のせん妄に対する理解・概念に大きな変更を迫るようなものではない．

(2) 活動低下型せん妄は気づかれにくい

　活動亢進型せん妄の診断はそれほど困難ではないが，活動低下型せん妄は，精神科医への依頼までに時間を要することが多い．あるいは気づかれないままの場合も少なくない（図 1-3）[14]．その理由は，興奮を伴わないため，主治医にとっても看護師にとっても患者の不眠や活気のなさが至急の課題になりにくいからである．そして，せん妄の本質である意識の曇りがあるがゆえに，患者本人から眠れないといった訴えが発せられないことが珍しくない．活気がないことに看護師が気づき，通常の睡眠薬を投与しても効果は乏しい．そして，頑固な不眠やうつ病ではないかといった依頼内容で，精神科リエゾン診療に委ねられることになる．特に，うつ病を疑われて診察依頼され，実は活動低下型せん妄であったという症例は多いため，念頭におく必要がある．

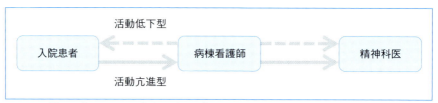

図1-3　どのように，せん妄を見逃さず対処するか
活動亢進型せん妄では，興奮などの目立つ症状のため，看護師は自ずとその発生をとらえられる．しかし活動低下型せん妄の場合，患者から症状の訴えがないことが多いため，活動低下型せん妄の発生を認識して治療につなげられるかどうかは，看護師がその潜在を疑って症状を拾い上げられるかどうかにかかっている．
〔八田耕太郎：リエゾン精神医学．上島国利，渡辺雅幸，榊 恵子(編)：ナースの精神医学 改訂4版．p180，中外医学社，2015より一部改変〕

(3) 通過症候群との診分け方

　脳卒中や頭部外傷など脳が器質的に障害を受けた際，急性期には意識障害からの回復過程でせん妄がしばしば出現する．意識がほぼ清明化してもなお，幻覚，妄想，情動不安定，脱抑制といった興奮性の症状が続いたり，逆に自発性の低下やうつ状態を呈したりする時期も出現する．このような通過症候群をせん妄と診分ける必要がある．治療的アプローチは大きく異なるわけではないが，せん妄にみえる興奮がいっこうに収束しない状況では現場も家族も苛立ちを募らせる．そうならないように，何がその時期に起きているのか，今後の見通しはどうかを現場にも家族にも説明することが重要である．この時期に記憶障害が顕著に続く症例では，その後慢性期の高次機能障害，認知症へと移行することもある．通過症候群の持続期間は，ほとんど目立たない症例から半年程度続く症例までさまざまである(図1-4)[15]．

(4) 認知症との鑑別

　高齢者の増加という観点からは，せん妄と認知症との鑑別を知っておく必要がある．一般的に，発症様式はせん妄が急性であるのに対して認知症は緩徐，病態の本質はせん妄が意識の曇りであるのに対して認知症は記憶などの認知機能の障害，症状・重症度はせん妄では変動があるのに対して認知症は進行性，また，せん妄が可逆的なのに対して認知症は非可逆性である．ただし，認知症疾患でもレビー小体型認知症，血管性認知症，プリオン病では急性発症が珍しくない．症状の変動という点では，認知症疾患であってもアルツハイマー病における夕暮れ症候群やレビー小体型認知症における変動性などは頻繁に観察される．一方，せん妄でもがん終末期は可逆的とはいえず，また，せん妄から認知症への移行も，考えられていた以上に頻繁であることがわかってきている[16]．したがって，鑑別に時間をかけなければならない場合もある．

(5) せん妄をどう見極めるか

　実際のせん妄診療では，不穏(特に夜間)，幻覚，言動異常，昼夜逆転，不安，抑うつ，感情不安定，易怒性，活気のなさといった症状が依頼目的の主症状となる．緊急

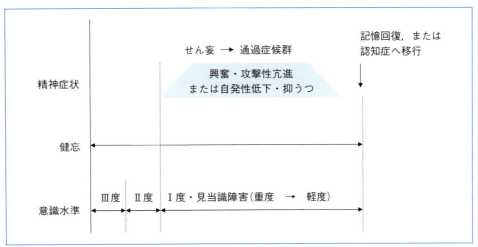

図 1-4　脳卒中や頭部外傷後の症状経過モデル
(八田耕太郎, 高橋丈夫, 飛鳥井 望:外傷後精神症状にどう対応するか. 救急医学 22:982-984, 1998 より一部改変)

の鎮静要請といった事態でなければ，精神科医は，主治医から概要と目的を聞き，診療録から病歴や検査値，頭部 MRI や CT 画像，服用中の薬剤などを確認する．せん妄を含めた精神症状を惹起しうるような器質因子，薬物・薬剤因子が背景にあるかどうかあらかじめ探っておく．そして，看護記録を読む．精神変調は行動の異常として現れるため，24 時間の看護記録から言動の異常の記載を拾い出し，それが出現する時間帯や，睡眠状況，睡眠覚醒サイクル，摂食量，看護師やほかの患者との対人関係，さらには家族状況，患者が受けている医療に対して家族はどのような姿勢か，などの情報を得る．このように看護記録は，精神科リエゾン診療にとってきわめて重要な情報源となる．

　次に，病棟看護師から直接情報を収集する．なぜなら，看護記録には表現しきれない情報，あるいは記述しにくい情報があるからである．その後，病室を訪れて診察をする．初診では，身体状況の重篤さにもよるが，ある程度網羅的に問診する．患者にとって違和感のない睡眠の話題から入ることが無難だが，精神科リエゾン診療ではせん妄の頻度が高いこともあり，意識水準の確認が必須である．注意を向けられるか，それを維持できるか，さらに注意が固着しないか，周囲を認識できるか，見当識は保たれているか，記憶の欠損はないかといった項目である．また，高齢者が増加しているため，近時記憶障害がないかも必ず確認する．血管性認知症ではある程度の病期まで人格の中核が保たれているため，認知機能の低下に周囲が気づかないことも珍しくない．認知症の水準に至っていなくても，認知機能が軽度に低下していることは多く，それを医療者側がとらえていないと，患者のみならず患者の家族とも，説明やその理解に関して齟齬が生じる．さらに問診や観察を通して，気分はどうか，焦燥はあるか，否定的認知や被害的認知はあるかなどを確認し，状態像を見極める．

16　第1部　依頼患者の診方と対応

5 ｜ 治療とケア

(1)せん妄治療研究の軌跡

　せん妄の治療は，適応をもつ薬剤がないことから，長年，現場の医師の経験に基づく裁量で行われてきた．ようやく1996年にせん妄の治療に関する最初のRCTが実施され，抗精神病薬の有効性が実証された．その唯一のエビデンスとその他の観察研究などをもとに，1999年に初めて米国精神医学会からせん妄の治療ガイドラインが示された[17]．わが国でも2005年に日本総合病院精神医学会からせん妄の治療指針が出され[18]，2006年にはカナダと豪州，2010年には英国からガイドライン[19]が提示された．しかし，治療の項目は実質的には抗精神病薬の短期間使用が控えめに推奨されているにとどまり，現場の医療者のニーズとは程遠い感がある．

　このような状況は，2005年に米国食品医薬品局(FDA)から「非定型抗精神病薬を高齢の認知症患者の行動障害の治療に用いることはその死亡率の増加につながる」という警告が出されて萎縮ムードになったことと無縁ではない．

　幸い，せん妄治療の最初のRCTから時を経て2004年に2つ目のRCTが報告されて以来，少しずつ質の高い研究報告が発表されるようになっている．2010年には，DevlinらおよびTahirらによって相次いでプラセボ対照のRCTでクエチアピンの有効性が報告された[20,21]．初めて抗精神病薬がせん妄の治療に本当に貢献していることが高い水準で実証されたわけである．このような知見の蓄積のなかで，2011年9月，厚生労働省から，クエチアピン，ハロペリドール，ペロスピロン，リスペリドンの適応外使用について「処方を審査上認める」という通知が出された．これは，製薬会社の適応拡大のための治験意欲をそぐ面もあったが，これにより現場がやりやすくなったのは間違いない．

　その直後の2011年10月から2012年9月の1年間，日本総合病院精神医学会は，全国33の常勤精神科医のいる一般病院(大学病院を含むいわゆる総合病院)でせん妄に対する抗精神病薬投与の実態を前向きに検証した[22]．その結果，2,453例のうち，リスペリドンを投与された症例が34%で首位であったが，2位のクエチアピンは32%とそれに迫る勢いであった．ハロペリドールは，内服できない場合の唯一の手段であるため，20%と第3位に位置していた(図1-5)[22]．この研究の第一の目的は，総合病院における精神科医管理下では，せん妄に対する抗精神病薬のリスクはそれほど高くないのではないかという仮説検証であった．22例(0.9%)に重篤な有害事象が発生したが，その多くを占めた嚥下性肺炎(17例)のうち8例以外は副作用の可能性が低く，2番目に多かった心血管イベント(4例)のうちの1例は再投与でその有害事象が再現されず副作用を否定されている(図1-6)[22]．副作用に限定すれば0.4%という結果であった．それに対して効果面では，臨床的全般改善度-全般的な改善状況(clinical global impressions-improvement；CGI-I)スコアの平均が2.02(SD 1.09)と"Much improved"の水準で，54%の症例が1週間以内にせん妄を収束できていた．このように，適切な管理下では，抗精神病薬はせん妄に対して著明な効果を示し，リ

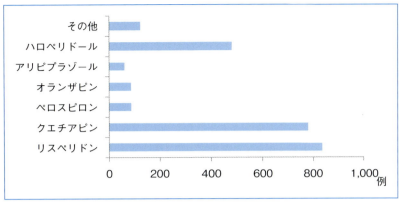

図 1-5 抗精神病薬投与の実態
2011 年 10 月から 2012 年 9 月の 1 年間，全国 33 の総合病院でせん妄に対して抗精神病薬を投与された 2,453 例の実態．このうち副作用と考えられたのは 11 例(0.4%)であった．
(Hatta K, Kishi Y, Wada K, et al：Antipsychotics for delirium in the general hospital setting in consecutive 2,453 inpatients：a prospective observational study. Int J Geriatr Psychiatry 29：253-262, 2014 より一部改変)

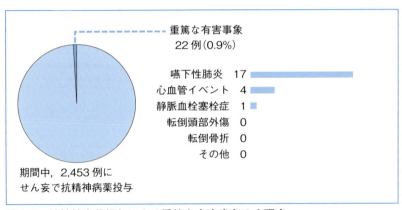

図 1-6 抗精神病薬投与による重篤な有害事象の出現率
2011 年 10 月から 2012 年 9 月の 1 年間，全国 33 の総合病院でせん妄に対して抗精神病薬を投与された 2,453 例の薬剤内訳．
(Hatta K, Kishi Y, Wada K, et al：Antipsychotics for delirium in the general hospital setting in consecutive 2,453 inpatients：a prospective observational study. Int J Geriatr Psychiatry 29：253-262, 2014 より一部改変)

スクは非常に小さいという実態が明らかになった．

なお，1 週間を超えてせん妄が遷延した患者群(1,121 例)は，1 週間以内にせん妄が収束した群(1,332 例)に比べて，オピオイド投与の割合が有意に大きく(22% 対 15%，$P<0.0001$)，活動低下型せん妄の割合が有意に大きく(10% 対 5%，$P<0.0001$)，CGI-I は有意に高く(改善が小さい；2.48±1.11 対 1.65±0.93，$P<0.0001$)，錐体外路症状の出現頻度が高く(8.2% 対 3.4%，$P<0.0001$)，死亡率も高かった(21% 対 11%，$P<0.0001$)．それにもかかわらず重篤な有害事象の出現率はともに 0.9%(10 例対 12

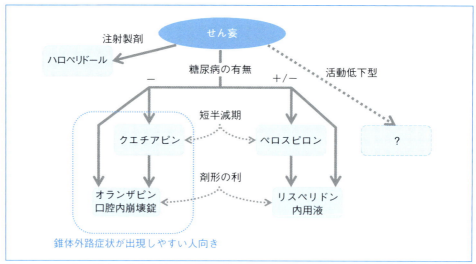

図 1-7　せん妄に対する薬物療法アルゴリズム案
（八田耕太郎：せん妄の治療と対策．臨床精神医学 43：847-852，2014 より一部改変）

例）で差がなかった[22]．これは，遷延するせん妄の危険因子や予後不良さの一般論を追認する一方で，抗精神病薬の副作用が予後を左右するわけではないことを示唆する．特に，抗精神病薬投与の長期化と錐体外路症状の出現頻度との関連は嚥下性肺炎の増加につながることが推測されたが，実際にはそうならなかった．Heymann らは，むしろせん妄治療の遅れが肺炎増加，さらには死亡増加に関連したことを報告している[23]．これらの知見は，適切な観察下では，せん妄治療は積極的に行われるべきであることを示唆している．

(2) せん妄の薬物療法

　せん妄の治療にどのような薬剤が望ましいか．ミアンセリンやトラゾドンといった抗うつ薬をせん妄の治療に用いることは日本ではよくみられるが，国際的には一般的でない．それぞれ日本からの観察研究および症例シリーズの報告が少数あるのみである．総合病院のように即日の収束を期待される現場で，これらの薬剤が活動亢進型の典型的なせん妄に奏効した経験は，筆者にはない．典型的なせん妄の治療の主役は抗精神病薬以外にないと考えるのが国際的な標準である．

　前述のとおり，抗精神病薬はプラセボより優り，現場での成績もよいため，せん妄の治療に推奨できる．その使い分けは，厳密には今後の RCT の成果が積み上げられればと思うが，現時点では薬理学的特性を勘案した臨床経験から検討することになる．本章では現時点でのアルゴリズム案を提示する（図 1-7）[24]．液剤のあるリスペリドンや口腔内崩壊錠のあるオランザピンは服用させやすいことが実務上有利である．特に口腔内崩壊錠は，多少の拒絶があっても完全には唾棄されないこと，食道がんのように通過障害があっても投与の支障になりにくいことがせん妄臨床における利点である．この 2 剤を直接比較した RCT の結果によると，70 歳以上ではリスペリドンよ

りオランザピンのほうが優ったとのことである[25]．しかし解析された対象患者数が少ないことなどから結論的ではない．一方，せん妄臨床にとって不利な点として，この2剤とも，半減期が長いことが挙げられる．特に高齢者では，半減期の長さが睡眠覚醒サイクルの障害につながることがある．したがって高齢者には，クエチアピンやペロスピロンといった半減期の短い抗精神病薬が初回投与に向いている．実際，先に紹介した33の総合病院における1年間の抗精神病薬使用の前向き調査でも，オランザピンを投与された患者は有意に若く，オピオイド投与中の割合が大きく，等価換算で有意に高用量が使われており，オランザピンは，軽症でないあるいは単純でないせん妄に選択されていたことがうかがわれる[22]．一方，投与された年齢平均が最も高かったのはペロスピロンで，クエチアピンがそれに次いだ．当然ながら認知症の併存率も同じ順位であり，両剤とも抗精神病薬を特に慎重に投与したい患者群に選択されていたことがうかがわれる．

(3)薬剤選択の考え方と注意点

わが国ではオランザピンおよびクエチアピンは糖尿病に禁忌とされている．その根拠は科学的に明瞭とはいえず，臨床上も議論があり，わが国以外でこの禁忌に追従している国はない．しかし，これらの薬を投与中の糖尿病患者に不測の事態が発生した場合，添付文書に明記されている以上，患者側はこの禁忌事項を無関係であっても俎上に乗せて，医療側はその説明に多大な時間と労力を割かざるをえなくなるであろう．不合理あるいは不条理と思われるかもしれないが，広い意味でのリスク管理の視点が必要である．

これら4剤の抗精神病薬に次ぐ使用頻度のアリピプラゾールは，有意に女性に投与される比率が高く，活動減少型せん妄に投与される割合が大きかった[22]．これらの結果はアリピプラゾールの鎮静作用のなさに関連すると推測されるが，それが実際に合理的なのか現時点では不明である．

クエチアピン，ペロスピロン，リスペリドン，オランザピンの4剤は，薬力学的特性や半減期の差異が明瞭であり，現場での経験上もそれらを実感できる．そして，翌日には結果を出してほしいという総合病院の現場で，効果の確実性も期待できる．したがって，現時点ではこの4剤の使い分けができれば他科からの期待に相応に応えられると思われる．ハロペリドールの注射製剤は未だに必須であるが，錐体外路症状の出現のしやすさは嚥下性肺炎の危険性を上げたり，抗コリン薬を必要としてかえってせん妄が増悪したりする可能性を孕む．したがって，内服可能となり次第ハロペリドールから切り替えようとするのが現場的標準と思われる．

そのほか，薬剤の種類や量の選択に関して考慮することを次に挙げる．高齢者では初回通過効果の低下による生体利用率の上昇，薬物代謝能の低下，腎排泄能の低下がある．このため，高齢者には半減期の短い薬剤からの開始が望ましい．体重が低いと水分量，脂肪量ともに小さいため，低用量からの開始が望ましい．腎機能障害では排泄が遅延するため，Web公開されているCKD診療ガイドを参照しながら投与量を

調整する必要がある．活動亢進型あるいは混合型では静穏化が重要であるため，静穏化作用の明瞭な薬剤の選択が必要になる．同様に暴力や器物損壊などの危険行為がある場合，静穏化作用の明瞭な薬剤が必要になる．オピオイドやステロイドはせん妄を長期化させる物質であるため，半減期の長い薬剤が必要になることが多い．せん妄が終日出現する場合，半減期の長い薬剤が必要になる．

(4)本人・家族への説明

　せん妄に関する本人への説明は，意識が比較的清明なときに試みるが，家族の理解が重要である．せん妄の臨床像と，特に高齢者では頻繁に起こる精神症状であること，原因・誘因となっている器質因子，薬物・薬剤因子，環境因子について説明する．家族には，楽観的なことは言わない．特に認知症が背景に存在すると，治療に難渋することは珍しくないこと，入院中のせん妄の出現はしばしば生命予後不良の徴候であることも必要に応じて説明する．治療法については，身体疾患が原因ならその治療を，薬物・薬剤が原因となっているならその中止をするのが本質的であるが，そうしたからといって即座に症状が消褪するわけではない．また，原因が不明瞭の場合も多く，原因薬剤を中止できない状況も少なくない．したがって，せん妄全般に効果が実証されている抗精神病薬による治療が勧められることを説明する．在宅の場合，特に家族に対しては，高齢者では嚥下性肺炎などに関連して若干死亡リスクが上昇することが指摘されている旨を説明し，せん妄が消褪しない場合の暴力や事故のリスクを勘案して，家族が耐えうるかどうかも含めて薬物療法を実施するか選択してもらう．入院中のせん妄発生例では，他患への危害や迷惑といった問題も加わるため，その点も家族に十分説明して薬物療法への理解を得る．理解が得られない場合，個室で家族に患者と泊まってもらい，実際に経験してもらうのが効果的である．

　せん妄が出現している患者へのケアは，せん妄予防の非薬物療法的なアプローチと重なるため後述する．

6 他科のスタッフにどのようにフィードバックするか

　診療録に，せん妄診断の根拠と推察される機序，治療計画を記載し，可能な限り口頭でも直接伝える．そのひと手間が相手に次の依頼もしやすくさせ，問題が大きくならないうちに介入できることになる．

　せん妄臨床において他科との連携を醸成する唯一の方法は，すぐ現場に足を運ぶことである．そしてたいていの症例は1日で治めることである．さらに，その後も毎日の診察で観察を継続し，副作用をモニターする．これは，いくらチーム医療といっても，抗精神病薬の効果も副作用も十分にわかっている精神科医にしかできない．この単純な作業が，他科や病棟スタッフとの信頼関係の基本である．また，毎日の回診前に看護記録に目を通すことの重要性は，夜間にせん妄が増悪しやすいことを考えれば言うまでもない．そのうえで，文字にしにくい，あるいは文字になりにくい情報を直

接病棟看護師から聞くことも重要である．このような病棟看護師との双方向性のやりとりは，こちらが欲しい情報を看護師が意識して集めてくれることにもつながる重要なコミュニケーションである．

　毎日夕方まで外来に追われて病棟回診はできないという現場もあろう．しかし，せん妄は在院日数を延長するため，せん妄に対する適切な対処はそれを防ぐ意味で病院運営にも貢献する．この点を病院管理者に強調して，精神科医が毎日病棟の患者を十分診察できる時間を確保することが重要である．

7 | せん妄予防（あるいは再発予防）のためにできること

　非薬物療法的な予防アプローチあるいは管理は，これまで十分に検討され，一般的なガイドラインに網羅されている[5]．たとえば，認知障害の発見と治療のための認知機能とせん妄のスクリーニングは高い水準で推奨されている．せん妄の早期発見がせん妄の重症化を防ぎ，原疾患の身体症状の複雑化を防止する可能性があるという意味で重要である．良質の睡眠の確保のための非薬物療法的な睡眠の促進，騒音の低減，低照度の照明の使用，常時照明の回避，および正常な睡眠覚醒サイクルの維持も非常に重要で，そしてすでに多くの臨床現場で配慮されていることがらである．薬の副作用を最小化するための薬の総数（種類）の制限，鎮静剤，ベンゾジアゼピン系薬剤，抗コリン薬，オピオイドの回避あるいは慎重投与といった項目は，身体疾患に投与されている薬剤がきわめて多剤である症例を診るにつけ，もう少し配慮する余地があるのではと思うことがある．電解質異常・脱水防止のための水分出納の管理や生化学スクリーニング，コミュニケーション・見当識の改善のための定期的な言語的意思疎通，感覚入力の過小・過剰の改善，視聴覚障害のスクリーニングと対策，昼夜リズムのわかりにくい部屋の回避，低栄養・ビタミン欠乏の回避といった項目の重要性は，日本の臨床現場では相当に浸透している．アルコール依存者のビタミンB欠乏対策やアルコール離脱予防のためのアルコール依存のスクリーニングは，救急入院を受ける病棟やICUではかなり配慮されている．そのほかに推奨されている，身体拘束の不使用を推進するための身体拘束に関する手順整備，不動化の回避，床上安静の害の教育，カテーテルや静脈ラインの使用制限，早期離床の手順整備，理学療法士による教育，セルフケアや日常生活活動の実行，スタッフ教育など治療システムへの介入，適切なスタッフ配置，家族の協力といった項目は，せん妄予防を標的としてというより医療の質の向上と，さらには早期退院を目指した医療の流れのなかで手順として定着しつつある．このように，非薬物療法的な予防アプローチは，これまでに網羅されている感がある．しかし，せん妄が神経炎症など生物学的基盤をもった脳症である以上[9]，これらの非薬物療法的な予防アプローチに限界があるのも事実である．

　では，薬物療法による予防アプローチはどこまで進んでいるか．これまで，薬剤による予防でプラセボ比較の有意性を示したのは抗精神病薬，ガバペンチン，melatoninおよびそのアゴニストである．前2者は副作用の可能性を勘案すると，危険因子

が揃っていても実際には予防投与を躊躇すると思われる．一方，melatonin はせん妄の臨床像の１つである睡眠覚醒サイクルの障害の改善との関連で効果が期待され，重篤な副作用リスクを伴わないことは予防医療にとって魅力的な特性である．最初にRCT で melatonin の予防効果を報告した Al-Aama らのデータでは，プラセボ群で31% のせん妄出現だったのに対して 0.5 mg の melatonin 割付群では 12% という結果であった[26]．これに対して最近筆者らが行った melatonin アゴニストであるラメルテオン 8 mg を用いたプラセボ対照多施設共同 RCT では，せん妄出現がプラセボ群で32%，ラメルテオン群で 3% と，さらによい成績を示した[27]．ラメルテオンは melatonin より MT_1 受容体および MT_2 受容体への親和性が高く，かつ試験で使用した量の違いも相まってラメルテオンの高い予防効果が実証されたものと推察される．今後，せん妄出現が予測される症例には予防投与が推奨されるような，せん妄臨床のパラダイムシフトが期待されている[28]．

● 文献

1）八田耕太郎：せん妄．Clinical Neuroscience 32：935-937, 2014
2）American Psychiatric Association：Diagnostic and statistical manual of mental disorders 5th ed（DSM-5）. American Psychiatric Publishing, Washington D.C., 2013
3）Gaudreau JD, Gagnon P, Roy MA, et al：Opioid medications and longitudinal risk of delirium in hospitalized cancer patients. Cancer 109：2365-2373, 2007
4）Litaker D, Locala J, Franco K, et al：Preoperative risk factors for postoperative delirium. Gen Hosp Psychiatry 23：84-89, 2001
5）Michaud L, Büla C, Berney A, et al：Delirium：guidelines for general hospitals. J Psychosom Res 62：371-383, 2007
6）van Haren NE, Hulshoff Pol HE, Schnack HG, et al：Progressive brain volume loss in schizophrenia over the course of the illness：evidence of maturational abnormalities in early adulthood. Biol Psychiatry 63：106-113, 2008
7）Vermeer SE, Longstreth WT Jr, Koudstaal PJ：Silent brain infarcts：a systematic review. Lancet Neurol 6：611-619, 2007
8）Wardlaw JM, Smith EE, Biessels GJ, et al：Neuroimaging standards for research into small vessel disease and its contribution to ageing and neurodegeneration. Lancet Neurol 12：822-838, 2013
9）Cerejeira J, Firmino H, Vaz-Serra A, et al：The neuroinflammatory hypothesis of delirium. Acta Neuropathol 119：737-754, 2010
10）Macdonald A, Adamis D, Treloar A, et al：C-reactive protein levels predict the incidence of delirium and recovery from it. Age Ageing 36：222-225, 2007
11）McGrane S, Girard TD, Thompson JL, et al：Procalcitonin and C-reactive protein levels at admission as predictors of duration of acute brain dysfunction in critically ill patients. Crit Care 15：R78, 2011
12）Nakamura J, Yoshimura R, Okuno T, et al：Association of plasma free-3-methoxy-4-hydroxy-phenyl（ethylene）glycol, natural killer cell activity and delirium in postoperative patients. Int Clin Psychopharmacol 16：339-343, 2001
13）Hatta K, Kishi Y, Takeuchi T, et al：The predictive value of a change in natural killer cell activity for delirium. Prog Neuropsychopharmacol Biol Psychiatry 48：26-31, 2014
14）八田耕太郎：リエゾン精神医学．上島国利，渡辺雅幸，榊 恵子（編）：ナースの精神医学 改訂 4 版．pp178-185, 中外医学社，2015
15）八田耕太郎，高橋丈夫，飛鳥井 望：外傷後精神症状にどう対応するか．救急医学 22：982-984, 1998
16）岸 泰宏：診断・予防．八田耕太郎，岸 泰宏（編）：病棟・ICU で出会うせん妄の診かた．pp2-13, 中外医学社，2012

17) American Psychiatric Association：Practice Guideline for the treatment of patients with delirium. American Psychiatric Press, Washington D.C., 1999〔日本精神神経学会（監訳）：米国精神医学会治療ガイドライン―せん妄．医学書院，2000〕

18) 薬物療法検討小委員会（編）：せん妄の治療指針，日本総合病院精神医学会治療指針1．星和書店，2005

19) The National Institute for Health and Clinical Excellence：DELIRIUM：Diagnosis, Prevention and Management. The National Clinical Guideline Centre, London, 2010

20) Devlin JW, Roberts RJ, Fong JJ, et al：Efficacy and safety of quetiapine in critically ill patients with delirium：A prospective, multicenter, randomized, double-blind, placebo-controlled pilot study. Crit Care Med 38：419-427, 2010

21) Tahir TA, Eeles E, Karapareddy V, et al：A randomized controlled trial of quetiapine versus placebo in the treatment of delirium. J Psychosom Res 69：485-490, 2010

22) Hatta K, Kishi Y, Wada K, et al：Antipsychotics for delirium in the general hospital setting in consecutive 2,453 inpatients：a prospective observational study. Int J Geriatr Psychiatry 29：253-262, 2014

23) Heymann A, Radtke F, Schiemann A, et al：Delayed treatment of delirium increases mortality rate in intensive care unit patients. J Int Med Res 38：1584-1595, 2010

24) 八田耕太郎：せん妄の治療と対策．臨床精神医学 43：847-852, 2014

25) Kim S, Yoo J, Lee S, et al：Risperidone versus olanzapine for the treatment of delirium. Hum Psychopharmacol Clin Exp 25：298-302, 2010

26) Al-Aama T, Brymer C, Gutmanis I, et al：Melatonin decreases delirium in elderly patients：A randomized, placebo-controlled trial. Int J Geriatr Psychiatry 26：687-694, 2011

27) Hatta K, Kishi Y, Wada K, et al：Preventive effects of ramelteon on delirium：a randomized placebo-controlled trial. JAMA Psychiatry 71：397-403, 2014

28) de Rooij SE, van Munster BC, de Jonghe A：Melatonin prophylaxis in delirium panacea or paradigm shift? JAMA Psychiatry 71：364-365, 2014

（八田耕太郎）

第 2 章

抑うつ・不安

Case 1 ● 胃部不快感などの身体症状を訴えていた 60 歳代女性

当初は治療に拒絶的だったけれど……

患者データ
- 初診時年齢：61 歳.
- 性別：女性.
- 受診の経緯：X 年 9 月 (60 歳時)，夫に前立腺がんがみつかり，その頃から不眠や胃部不快感，食欲低下をきたしだした．さらに「店が潰れてしまうのではないか」などの不安が強まり，終日気分も沈みがちでやる気が起こらず，思考力や集中力が低下し家業や家事にも支障を認めるようになった．同年 10 月に近医内科を受診，血液生化学的検査，内分泌検査，上部消化管内視鏡検査などを施行したが，明らかな異常は認められなかった．このため抑うつ状態が疑われ，パロキセチンに胃腸薬や睡眠導入剤などが処方されたが，その後も胃腸症状に加え，不眠や食欲不振，抑うつ感などが改善しないため，同内科からの紹介により同年 12 月，家族同伴で当科を初診した．
- 初診時主訴：不眠，倦怠感.
- 既往歴：特記事項なし.
- 病前性格：真面目，他者配慮的，心配性.

生活歴
- 2 名同胞第 1 子長女．出生，発育，発達に問題はない．短大卒業後は家業を手伝い，22 歳で結婚．2 子をもうけ夫婦で店の経営を続けてきた．現在，夫・長男夫婦との 4 人暮らし.

初診時所見
- 表情は乏しく口数は少ないが，落ち着かない様子である．当初は，「眠れないこと以外，特に困ってないです」と拒絶的であったが，問診を続けるなかで，「自分は何もできない．皆に申し訳ない」「夫が不治の病で，家の商売もうまくいかない」と，将来への悲観的思考や無価値感，罪業感，そして抑うつ気分や強い不安焦燥感が認められた．さらに「もう死にたいです」と希死念慮を訴えた.

診断
- うつ病 (重度).

第2章　抑うつ・不安　**25**

【治療経過と予後】

　自殺に関する十分な注意や観察を家族と約束し，ミルタザピン 15 mg/日に，不安焦燥の制御を目的としてブロマゼパム 6 mg/日を加えた薬物療法を開始した．徐々に不眠の改善，不安焦燥感の軽減などがみられ，2週後にはミルタザピンを 30 mg/日に増量，ブロマゼパムを漸減した．治療開始4週目頃には，食欲も改善し，落ち着きや冷静さを取り戻してきた．少しずつではあるが，家事なども行うようになり，「夫のことも家のことも，できる範囲でボチボチしてみます」と前向きな発言もみられ始めた．

【本症例のまとめ】

　不眠や胃部不快感，食欲低下などの身体症状を主訴に内科を受診したものの，検査上，これを説明しうる身体的所見はみられず，比較的早い段階で精神科に紹介された重度うつ病のケースである．当初は精神科的治療に拒絶的であったが，問診を進めるなかで，抑うつ気分や不安焦燥，希死念慮などの存在が確認され，家族の理解や協力の下，抗うつ薬を主とした薬物療法を行い，順調な改善が認められた．

Case 2 ● 腰痛治療中に強烈な恐怖を訴えた 50 歳代男性

人混みや電車が怖い

患者データ
- 初診時年齢：55歳．
- 性別：男性．
- 受診の経緯：X年春頃(55歳時)，現場で作業中に腰部に強い痛みと右下肢に電撃痛を感じた．X年3月に近医整形外科クリニックを受診．X線検査にて腰椎椎間板ヘルニアが疑われた．鎮痛剤や神経ブロックなどの治療を行うも改善せず，同月当院整形外科に紹介された．しかし混雑した待合いで診察を待っていたところ，突如強烈な恐怖感を覚え，動悸や発汗，死んでしまうような感覚などの発作が生じて耐えられなくなり，受診を取りやめた．その後，デパートなどの人混み，電車やバスの利用も怖くなった．そのような場所では，常に強い恐怖を覚え，発作が生じることから避けるようになり，生活に支障をきたし始めた．腰痛も改善せず，X年9月に近医整形外科から当科に紹介された．
- 初診時主訴：人混みや交通機関が怖い．
- 病前性格：真面目，神経質．

生活歴
- 3名同胞第2子長男．出生，発育，発達に問題はない．小さいときから神経質で怖がりの傾向がみられた．高卒後は工務店に勤務し，10年ほど前から現場の責任者をしている．24歳時に結婚，2児をもうけ，現在は妻と2人暮らし．

26　第1部　依頼患者の診方と対応

初診時所見
- 初診時，人混み，あるいは電車やバスなどの公共交通機関に対する強い恐怖感が訴えられた．そのような状況は，いつも即時的に動悸や発汗，死の恐怖などのパニック様の症状を誘発し，怖くなっても脱出できないという不安からおおむね回避されていて，生活全般に著しい支障をきたしていた．その一方，「腰を治して早く現場に戻りたい」と切羽詰まったように訴えた．軽度の抑うつ状態のほか精神症状は認められず，腰痛以外の身体的愁訴もみられなかった．

診断
- 広場恐怖症．

【治療経過と予後】

　この疾患や治療について心理教育を行った後，パニック様症状のコントロールを目的としてパロキセチンを 10 mg/日より開始し，アルプラゾラム 0.8 mg を発作時の頓服とした．3 週目には 20 mg/日まで増量したが，軽度の眠気以外の副作用の出現はなく，徐々に不安や怖さの軽減が自覚された．このため，不安階層表に従った段階的な現実曝露による認知行動療法(cognitive behavioral therapy；CBT)を開始，治療開始 8 週目には，時に頓服を使用することはあるものの，電車の利用や混み合うデパートに行くことも短時間であれば可能となった．その後，再度当院整形外科への受診，さらに待合室の利用も試みたが，発作の出現もなく実行でき，その後の治療も継続されている．

【本症例のまとめ】

　人混みなどに対する強い恐怖と回避により，他科への受診行動が困難となっていたが，薬物療法や CBT などの精神科的治療介入により，それが比較的すみやかに可能となったケースである．

抑うつ・不安と身体疾患の関係

　21 世紀は「心の時代」とも呼ばれており，精神的健康についての関心が高まっている．実際，現代社会はきわめて多様化・複雑化し，さまざまなストレスに溢れ，多くの人々が不安緊張状態に日々晒されている．一般人口におけるうつ病の生涯有病率が 7% に達するなど，精神科受診率も年々高まっており[1]，特にうつ病や不安症などストレス関連性の精神障害患者が急増している．さらにうつ病は，今後も生活や健康を脅かす重大な障害であり続ける可能性があり，WHO が試算した障害調整生存年数(disability-adjusted life year；DALY)によれば，2020 年にはうつ病が世界全体において，健康的生活に支障をきたす疾患の第 2 位になると予測されている．

　一方，抑うつや不安は，これらが病気を患うという状態では，誰しもが経験する心理的反応であるため，一般身体科においても最もみられる精神症状である．特に抑うつは，離別，あるいは喪失の心理であり，健康や自由を失う，時には将来の夢を諦めざるをえない，あるいは入院により家族や日常と隔絶される……などさまざまな喪失

やその予測のなかで，また心身に突如，手術や検査といった多くのストレス負荷がかかる状況下において，必然的に出現する．同様に不安は，人類にとって誰しもに備わっている本質的な感情であり，その出現にはさまざまな本能的欲求が関わっている．すなわち個人の生存や立場，種の維持，母性など，自らにとって唯一無二で失いたくない大切なものを守ろうとする欲求，そしてそれを失うのでは……，という予期は，不安が惹起されやすい要因となる．

　このように考えれば，抑うつや不安を，身体を病むことによる人間の正常反応ととらえることは誤りではない．しかし実臨床の場では，そのような一般的現象として見過ごせないことも少なくない．抑うつと病的不安はしばしば併存して認められ，相互に影響を及ぼし合いながら重症化している[2]．たとえば，嫌悪対象，あるいは状況の脅威，その危機が生じる頻度や結果の過大評価，あるいは不確実性に対する耐性の低さなど，病的不安に関わる認知的特性は，抑うつの存在によってより増幅される．同様に，抑うつに不安性の要素が加われば，病状はより深刻化して自殺リスクなどが格段に高まる．すなわち，これらの重症化によって自殺に関連した行動的問題が生じやすくなり，ここに身体疾患があれば，その病状や治療にも悪影響が及ぶ．たとえ身体的治療が十分に可能であったとしても，過度に悲観したり，投げやりな態度で治療に非協力的となったり，極端な場合には治療拒否にも結びつきかねない[3]．このようにうつがあれば身体疾患は重症化しやすく，治療予後はおおむね悪化する．

　また一般的にうつは気分の問題と思われがちであるが，多くのうつ病患者ではさまざまな身体愁訴，たとえば重く締めつけられるような頭痛，鉢をかぶったような頭重感，肩こりや体の節々の痛み，食欲不振や胃痛，下痢や便秘，発汗や息苦しさなどがまずは自覚され，これらを主訴に，かかりつけ医や身体科を受診することも少なくない[4]．しかしこの時点では，抑うつ気分，あるいは意欲や興味の減退などの精神症状は，未だ認識されていないか，もし認識されていても主体的には訴えられないことが圧倒的に多いため，医療者側からその存在の可能性を探る必要がある．

　このように，不安や抑うつは，精神科のみならず身体科においてもさまざまな愁訴や病状のなかに垣間見られ，最も遭遇しやすく，最も注意や対処を要する精神症状といえるであろう．そのような意味では，他科からのコンサルテーションが多い精神症状の1つであることは間違いない．

　本章では，不安や抑うつについて，他科から診療依頼があった場合の対応について，どのような病状や病態あるいは診断を考え，どのような対処をすべきか，さまざまなケースを想定しながら概説してみたい．

わが国の現在における不安

　一般的に不安は，「対象がはっきりしないが，何かが気がかりであるという漠然とした感情」と定義されている．特にわが国は現在「先行きが見えない」「不安定で落ち着かない」「安心できない」といった様相であり，大きな天災や環境問題，数々の国際紛

争など急激な社会情勢の変化，格差や価値観の変容などにより安定性や調和を欠き，常に緊張や危機感に満ちていて，不安の種も尽きないように思われる．またコミュニケーションツールも多彩となって便利になった反面，他人との関わり方や集団の在り方もますます多様化し，距離感が曖昧で常に気の抜けない対人関係のなかで，不安やストレス状態が生じやすくなっている．このような不安は，地域や時代のなかで共有されるものであり[5]，現代は本能的不安や恐怖が賦活化されやすい，人の心が不安定化しやすい時代といえるであろう．

　不安には，誰しもが経験する「正常不安」と，過敏で過度なものといえる「病的不安」がある．また不安は誰にとっても日常的に生じる情動であるが，その起こり方には個人差が大きい．取るに足らないささいな事態にも不安を抱く人もいれば，反対に当然不安が惹起されるような状況にあっても平然としている人もいる．このような個人差は，直面するストレスの強さ，さらに生来の不安脆弱性（不安になりやすい性格など）や今までの経験に基づく不安の条件づけ，認知パターンを含むパーソナリティや対処能力，サポートといった環境因子などさまざまな要因によって左右される．しかしこのような不安に耐え，健全に対応しようとすることは，個人の強さや対処能力を育み，心的成長を促し，人生や生活に深みや抑揚を加えるものとなる．すなわち不安の存在自体は決して病的なものとはいえず，かえって人類の存続や進化，さまざまな創造や文化的活動のなかで不可欠な要素を成してきたものともいえよう．

不安に関する診療依頼への初期対応と評価

　このように不安自体は，現代人にとってあまりに普遍的現象であることから，身体科の医師が，身体疾患患者の不安が病的状態かどうか，精神科的治療が必要かどうかを客観的に判断することは，必ずしも容易ではなく，また，その医師の経験や見立てにより，過大評価も過小評価も起こりうる．一方，実際の臨床場面では，これに関連した問題で対応に苦慮しているケースは決して少なくないものと予想される．たとえば，不安に関する障害の既往があり，身体疾患の発病に伴い再燃・増悪したケースや，パニック発作が頻発しコントロールに難渋するケース，回避行動などで治療の継続や必要な検査が難しいケース，重大な身体疾患の存在を確信し，不安のあまり受診を繰り返したり夜間に頻回に電話をかけてきて保証を求めたりするケースなど，その出現様式は多岐にわたるであろう．さらには，慢性的に抱えている不安が，QOLなど生活機能全般や心身の健康，身体的病状や治療などに関与し，それらに重大な悪影響を及ぼしていれば，精神科的治療介入の対象となる．また，うつ病やアルコール・薬物依存などが併存し，不安を巡る病状がより複雑化している場合や，希死念慮，自殺企図を認める場合なども，精神科による対応が要請されるであろう．

　しかし，概して身体科の患者の多くは精神科受診に抵抗感をもち，このような精神的問題を否認するケースもみられる．身体科の主治医に促されて渋々受診に至るケースは少なくない．このため，不安に関する問題について診療依頼があった場合，まず

は依頼元である身体科の主治医が，精神科受診の必要性について，何を問題としてどのような説明を行い，受診を勧めたのか，（患者は）それをどのように認識しているのか，などを確認する必要がある．また「精神科での治療に何を期待するか」「それによりどのようになりたいか」などをあらかじめ話し合うことも，治療目標を共有し，患者が苦痛や支障を感じている問題点，そして治療意志を明らかにするうえで有効となる．さらに，病的不安の出現や増悪が，身体疾患やその治療といかに関連しているのかの客観的評価も重要である．このなかで，身体疾患の経過や重症度，告知の有無や内容，手術や投薬といった治療歴などと，不安関連症状との時間的関係性を明らかにし，それが主に心理的反応によるものか，身体疾患や治療に伴う生理的変化によって二次的に生じているものか，などを区別する必要がある．

　こうした情報聴取を通じ，診断的見立て，治療の対象や優先順位，手順や方針などを決定していくことに並行し，安定的治療的関係の構築を，着実に進めていくことが不可欠である．たとえば，がんなど重大な身体疾患の告知を受けた後から著しく不安が高まり，適応障害が考えられるケースには，「身体を思うなかで不安が強まることは当然であること」「しかし不安が著しくなれば，それによる苦痛や支障も顕著となり，身体の状態や治療への悪影響が懸念されること」「不安を一緒に考え，できる必要なサポートをしていきたいこと」などを伝え，患者がもつ不安感の言語化を促し，耳を傾け，それを理解しようという共感的態度を示すことが肝要である．このような過程を経ながら，患者の安心感を高めるとともに，患者が医師を信頼し，不安など心的体験を表現しやすい関係性の構築や維持を図っていく．さらに不安の背景にある心理社会的，あるいは状況的要因，うつ病やアルコール，薬物などの乱用，パーソナリティ障害の併存といった，不安症状の難治化・複雑化に関連する要因にも注意を向けて，最適な対処法を多角的に考える必要がある．ここでは自殺リスクの評価も不可欠である．なかには，パニック発作を伴う場合など薬物療法を必要とするケースもあるであろうが，概して不安が強い人は薬物にも過度な不安を抱き，抵抗や躊躇を示しやすい．このため，それを実施する際には，その必要性や期待される効果，起こりうる副作用や身体的治療への影響などを丁寧に説明して，十分な理解と同意取得に努めるべきである．

　では不安について，一般身体科からの診察依頼が想定される場合を，①不安症など精神障害に基づくもの，②身体疾患やその治療により生じるもの，に大別し論じていきたい．

不安症など精神障害に基づく不安と対応

1 | パニック発作とパニック症，広場恐怖症

　パニック発作は，通常パニック症に代表されるさまざまな不安症の経過中に出現するものであるが，身体科においてもしばしばみられ，リエゾン精神科診療の対象とな

30　第 1 部　依頼患者の診方と対応

表 1-1　DSM-5 におけるパニック発作の特定用語

激しい恐怖または強烈な不快感の高まりが数分以内でピークに到達し，その時間内に，以下の症状のうち 4 つ（またはそれ以上）が起こる．
注：突然の高まりは，平穏状態または不安状態から起こりうる．

- （1）動悸，心悸亢進，または心拍数の増加
- （2）発汗
- （3）身震いまたは震え
- （4）息切れ感または息苦しさ
- （5）窒息感
- （6）胸痛または胸部の不快感
- （7）嘔気または腹部の不快感
- （8）めまい感，ふらつく感じ，頭が軽くなる感じ，または気が遠くなる感じ
- （9）寒気または熱感
- （10）異常感覚（感覚麻痺またはうずき感）
- （11）現実感消失（現実ではない感じ）または離人感（自分自身から離脱している）
- （12）抑制力を失うまたは"どうかなってしまう"ことに対する恐怖
- （13）死ぬことに対する恐怖

注：文化特有の症状（例：耳鳴り，首の痛み，頭痛，抑制を失っての叫びまたは号泣）がみられることもある．この症状は，必要な 4 つの症状の 1 つと数え上げるべきではない．
〔American Psychiatric Association：Diagnostic and statistical manual of mental disorders 5th ed (DSM-5). American Psychiatric Publishing, Washington D.C., 2013 より筆者作成〕

りやすい．DSM-5[6]に示されたパニック発作の特定用語を表 1-1 に示す．このようなパニック発作は，数分以内に頂点に達する強い恐怖と強烈な不快の突然の高まりが特徴的であり，この出現は不安症のみならず，さまざまな精神障害（抑うつ障害群，物質使用障害群など），循環器系や呼吸器系，消化器系などの医学的疾患に随伴してもみられる．このような発作を経験した多くの者は，この発作が重大な身体疾患の徴候ではないか，などと不安にとらわれ，健康への自信が揺らぎ，自分の身体に意識が集中しささいな変化にも過敏となる．

　またパニック発作が繰り返されれば，さらに発作が起こる不安から落ち着かない気分に苛まれ（予期不安），発作が起きるような状況（過激な運動など）をできるだけ避けようとする．このような状態が持続し，日々の生活にも著しく支障をきたすなど障害的であればパニック症の診断が考えられる．通常のパニック症では，くつろいでいるときや寝ているときなどに，パニック発作が突発的に予期せず起こり，繰り返されることが特徴的である．また身体疾患を患う者で，過呼吸発作や強烈な死の恐怖などのパニック発作を認めた際には，その疾患（甲状腺機能亢進症，心肺疾患，褐色細胞腫など）の症状に伴うものか，直面しているストレッサーに対する心理的反応なのか，パニック発作が繰り返され死の恐怖を体験しているのか，などの鑑別が必要となる[7]．パニック症と鑑別すべきものを表 1-2 に示す[8]．

　一方，パニック発作で取り乱すことを恐れ，頼れる人がいない，あるいはすぐその場から逃れられないなどの場所や状況に恐怖心を抱くようになれば，次第にそれを回避するようになる．このように，ある特定の場所や状況に対して恐怖を感じ，それを積極的に回避することで日常生活や社会的活動に著しい支障をきたし，それが 6 か月

第2章　抑うつ・不安　**31**

表 1-2　**パニック症（パニック障害）と鑑別すべき他の状態**

アルコールからの離脱	副甲状腺機能亢進症
アンフェタミン乱用	甲状腺機能亢進症
喘息	低血糖
カフェイン症	甲状腺機能低下症
不整脈	マリファナ乱用
心筋症	閉経期症状
コカイン乱用	僧帽弁逸脱
冠動脈疾患	褐色細胞腫
クッシング症候群	肺塞栓症
使用薬物からの離脱	側頭葉てんかん
電解質異常	真性めまい

〔ウェーン・ケートン（著），道場信孝，竹内龍雄（訳）：パニック障害—
一般臨床医のために．p74, 医学書院，1992 より一部改変〕

以上持続している場合，広場恐怖症（agoraphobia）の診断が考えられる．DSM-5[6]の広場恐怖症では5つの状況，すなわち，①公共交通機関を利用（自動車，バス，列車，飛行機など），②広い場所（駐車場，市場などにいること），③囲まれた場所（店，劇場，映画館），④列に並ぶこと，群衆の中にいること，⑤家の外に1人でいること，などのうち，2つまたはそれ以上において，ほとんど常に恐怖や不安が誘発されている．この5つの状況のうち，1つのみを恐怖する場合には，限局性恐怖症（状況）の診断が相応しい[6]．

【対処】

　身体科により動悸や過呼吸などパニック発作を起こしうる循環器系，あるいは呼吸器系といった身体疾患が除外され，パニック症に該当すれば，まずは心理教育によりこの病態や機序をわかりやすい言葉で説明し，患者の理解を促すことに努める[9]．このなかでは，これが「治療やコントロールが可能な症状であること」「性格の弱さや気のせいではないこと」「発作で死ぬことはないこと」などと保証し，安心感や治療的動機づけを高めていく．そして患者の話に傾聴し，体験してきた圧倒的な恐怖，そして予期不安や怯えなどに共感を示しながら「苦痛や恐怖を軽減し，不安という呪縛，そして不自由を取り除くための治療」として，薬物などの治療アプローチを，患者が望むもの，受け入れ可能なものを話し合って決めることが望ましい．

　パニック症に対する第1選択的治療は，選択的セロトニン再取り込み阻害薬（selective serotonin reuptake inhibitors：SSRI）やCBTである[9]．わが国でパニック症に対する保険適用が承認されているのは，セルトラリン（ジェイゾロフト®）とパロキセチン（パキシル®）である．通常，前者は25 mg/日より開始し50〜100 mg/日を目標に，後者は10 mg/日より開始し20〜40 mg/日程度まで，それぞれ効果や副作用を確認しつつ漸増していく[10]．またパニック発作に対する予期不安，これによる回避症状（広場恐怖症で顕著なもの）には，アルプラゾラム（コンスタン®/ソラナックス®）や，ロラゼパム（ワイパックス®）など高力価な抗不安薬を使用する．しかしベンゾジアゼピ

ン系抗不安薬については，精神運動機能や記憶機能への影響，あるいは耐性形成，常用量依存などの問題が指摘されており，できるだけ低用量を短期間の使用にとどめるよう心がける[10].

CBT に関しては，これが「ある種の身体感覚や心的体験を誤って破局的に解釈することにより生じる」という仮説に基づき，これを同定して認知再構成法などにより破局的認知の修正を試みる．そして回避されていたものへの曝露(広場恐怖症を伴う場合など)，パニック症に対する内部感覚への曝露などを系統的に行いながら，脱感作，馴化を図っていく[9].

2 | 限局性恐怖症

DSM-5 の不安症群に分類されるもののなかで，一般身体科においてもしばしばみられ，注意を要するものに限局性恐怖症(specific phobia)がある．いわゆる高所恐怖や閉所恐怖，雷恐怖，先端恐怖などを含むもので，欧米の調査によれば，一般人口中の生涯有病率は 7〜15% 程度と，出現頻度の高い精神障害である[11]．これは DSM-5において[6]，「強くて圧倒的，持続的なおそれや不安が，ある特定の対象または状況(例：飛行，高所，動物，虫，注射をされること，血を見ること)の存在，あるいは予期をきっかけに，ほぼ例外なく即時的に出現し，回避なども伴って，臨床的に有意な機能的問題，あるいは苦痛をきたしている病態」と特徴づけられている．これも診断上，持続性(典型的には 6 か月以上)であることが必要で，患者にみられる恐怖刺激の内容を 5 つのタイプ，すなわち，①動物(クモ，昆虫，犬など)，②自然環境(高所，嵐，水など)，③血液・注射・負傷(blood-injection-injury；BII)(注射針，侵襲的な医療処置，血液，輸液，負傷など)，④状況(飛行機，エレベーター，閉鎖空間など)，⑤その他(窒息や嘔吐が引き起こされるような状況，子供における大きい音，または仮装した人への恐怖など)から特定しなければならない．多くの患者では複数の恐怖刺激を認め，平均で 3 つの対象に対して，顕著で圧倒的なおそれや不安を示す[6]．限局性不安症による障害の程度は，うつ病などの併存症に加え，恐れる対象や状況が多いほどに大きくなり，曝露時のパニック発作や予期不安，回避などが著しければ，日常や社会的機能上の支障はさらに増大する[11].

このような限局性の恐怖症状は一般でも多く観察され，これを主訴に精神科を受診する患者は少ない[6,11]．しかし，なかには一般身体科での診療場面において，その存在が明らかとなることもある．たとえば，血液や注射，負傷，あるいは侵襲的な医学的処置によって恐怖が高まる③の BII では，血管迷走神経性失神が特徴とされ，採血などへの曝露後，短時間は心拍数や血圧の上昇，次いで脈拍が遅くなり血圧低下をきたし，失神した経験を約 75% に認めるとされる[6]．このタイプでは歯科恐怖も少なくない．また⑤のその他には，身体感覚の変化や違和感に執着するなど，身体に関する恐怖が多く含まれている．これは，窒息や嘔吐恐怖，重病に罹ることへの恐怖(疾病恐怖)，あるいは壁などの支えから離れれば転倒するのではないかといったおそれが

第2章　抑うつ・不安　**33**

該当する[6]．さらに，身体に関わる重大な支障が，受診のきっかけとなることがある[11]．たとえば，閉所恐怖から MRI 検査などが困難な場合，血液や注射恐怖，もしくは歯科恐怖で血管迷走神経性失神を恐れ，採血が困難であったり，必要な医療行為をも避けたりしてしまう場合，あるいは窒息に関する恐怖から頑なに食事摂取や服薬を拒否し，身体に著しい悪影響が及ぶ場合などである．また，もし高齢者が限局性不安症を有すれば，他の不安症と同様，虚血性心疾患，閉塞性呼吸疾患などの発症リスクが高まる[6]．また不安に関する症状を，身体的問題と誤認しやすく，誤った対処がなされたり，うつ病との混合など非定型な病像を呈したり，認知症が生じやすくなったりする[6]．介護者の関わりにも制限や余分な負担（転倒する恐怖から単独での歩行を避けようとするなど）が生じることもあり，QOL が全般性に低下しやすい．

【対処】

限局性恐怖症の治療を行う際には，精神，および身体状態の把握が不可欠である．さらに良好な医師–患者関係の確立や維持の重要性はいうまでもないが，心理教育を通じて病気に関する理解を深め，治療目標を具体的に明確化し共有することが大切で，柔軟な対応と継続的な支援が必要となる．限局性不安症では，その発現や持続に，認知的要因，すなわち注意の亢進や偏り，危険性の誤った解釈，脅威の頻度や重大性に関する過剰評価などの非適応的認知が関与し，回避の必然性が強化され脱感作が阻害されている[11]．またおおむね，恐怖条件づけにより獲得された学習性の反応（恐怖条件反応）を示す[12]．このため，曝露法による CBT が治療の中心となるが，これは恐怖刺激に主体的，段階的に直面しながら脱感作を進め，成功体験を繰り返すなかで安心感を再学習し，適応的行動や問題解決能力の獲得を目標とするものである．またこれに並行して，認知再構成や，リラクセーショントレーニング（筋弛緩法など）など不安対処技法を組み合わせ，治療の有効性や継続を支持していく[11-13]．それ以外にも，恐怖場面の想像的曝露，写真や映像など virtual reality（仮想現実）を用いる方法，治療者が付き添い例示しながら，実際の恐怖刺激に曝露させる方法などもあり，曝露が現実的に難しい恐怖（放射線恐怖など）や予期不安が中心となる場合などは，想像や視覚刺激が主体となる[13]．また BII の場合，筋肉緊張法を用い，曝露時に急激かつ頻回に手足や下腹部の筋肉を緊張させることを繰り返して，血圧低下や失神を防ぐことを学習させる[11,14]．

一方，併存する抑うつや不安が顕著であれば，抗不安薬や SSRI などの薬物療法を併用するが，この障害に対し，特異的に有効性が確立された薬物療法は現在のところ存在しない[11]．

3 ｜ 病気不安症

DSM-5 の不安症群には含まれていないものの，一般身体科においても多くみられる不安の問題に，病気不安症（illness anxiety disorder）がある．これは従来，心気症

(hypochondriasis)と呼ばれていたもので，「重い病気である，または病気に罹りつつあるというとらわれ，健康に対する強い不安」を特徴とする[6,15]．実際には，身体症状は存在しないか，たとえ存在してもごく軽度なものであり，徹底的に精査してもその人の心配を説明しうる深刻な医学的疾患を見つけ出すことはできない．医学的疾患が存在している場合，その不安やとらわれは，疾患の深刻さに比し明らかに過度で不釣り合いなものである．またとらわれは，健康や病気に対する強い心配を伴い，誰かが病気に罹ったという話や健康に関するニュースを見聞きすることでも，病気に対する恐怖が増大する[6]．さらには，疑わしい病気をインターネットなどで徹底的に調べようとしたり，家族や医師から「大丈夫」という保証を何度も求めようとしたりするなど，過度の健康関連行動がみられる[6]．その一方で，主治医が正常という検査結果や良好な経過など医学的な根拠に基づく保証を十分に与え，患者を安心させようとしても，彼らの心配やとらわれは容易には軽減せずかえって強まってしまう可能性すらある．なかには不安になることを恐れ，病院や受診自体を拒否したり，自分の健康を損なう可能性がある状況（病人を見舞うなど）や活動（日光に当たる外出など）などを避けたりするといった，過剰で不適切な回避行動も認められる．この疾患をもつ人には，医学的疾患が存在するという確信のため，精神科というより身体科において遭遇することがはるかに多い[15]．多くは，今までにドクターショッピングを繰り返し，十分な医療を受けていながら，医師にきちんと扱われていないなどの不満をもち，身体科医やかかりつけ医がしばしば対応に苦慮するものである．

【対処】

病気不安症患者は概して，身体的不調を誇張的に認識し，重大な疾病への不安や恐怖を感じており，それらを身近な人や医師にしきりに訴えるが，これを受け入れてもらえていない状況にある[16]．このため，精神科への紹介によりさらに見捨てられた感覚を抱いており，医療や周囲に不信や怒りを感じている可能性が高い．加えて，身体的疾患の存在に確信的で精神医学的治療に抵抗するのが一般的であるので，治療関係の確立は容易ではない．これの治療目標は，患者がとらわれている身体症状への呪縛から，いかにして患者の意識を解放させるかであり，症状を取り除こうとするのではなく，患者にとって心気症状が必要でなくなる状況を作りあげる手助けをするものである[16]．これを進めるうえでは，患者の執拗な身体へのとらわれや疾病への恐怖などの背景にある心理的・環境的要因の理解がまずは重要となる．そのような理解に基づいて，患者の自尊心にも配慮した共感的治療構造を構築しようとすることは，必要に応じて実施される抗不安薬などの薬物治療の有効性や安全性を高めるうえでも不可欠なものである．ベンゾジアゼピン系などの抗不安薬は，不安感や恐怖感の軽減に有効であるが，この使用については十分な注意を要する．すなわち，抗不安薬により不安が軽減されることを学習した患者は，身体症状から抗不安薬へと依存の対象を切り替えるだけにとどまり，かえって乱用や過量服薬などの問題を生じる場合があるからである[16]．このため，できうる限り長時間作用型の抗不安薬を，必要な場合のみ慎重に

少量投与し，過度に薬物に頼らないよう指導する．また，海外におけるランダム化比較試験では，病気不安症に対する SSRI の短期的，そしてより長期的な有効性が検証されており，現在ではこれが第 1 選択的治療とされている[15,16]．しかしこの場合でも，あくまで補助的なものであり，主には抑うつや不安・焦燥など随伴する精神症状，あるいは頑なな認知面の修正を目的とする．

適切な治療構造の構築がなされ，患者の治療的動機づけが良好であれば，洞察指向の精神療法や CBT などがしばしば有効である．すべての治療法に共通する点として，治療者が患者の疾病行動を強化しないような，また問題解決にあたって疾病役割を取らないような援助を心がけねばならない[16]．

4 | その他の精神障害にみられる不安

病的な不安は，その他の精神障害においてもしばしばみられるため，身体医からの紹介の場合，慎重にその内容や病態，診断を見極める必要がある．考慮すべきその他の精神障害には，不安症群に含まれる全般性不安症や社交不安症，強迫症および関連症群に含まれる強迫症や醜形恐怖症，心的外傷およびストレス因関連障害群の心的外傷後ストレス障害や適応障害，抑うつ障害群におけるうつ病や持続性抑うつ障害(気分変調症)，双極性障害，統合失調症，身体症状症や変換症(転換性障害)，食行動障害，物質関連障害，神経認知障害，パーソナリティ障害，自閉スペクトラム症など，広範で多様なものが含まれている．このため，不安の対象や内容，出現する状況や様式，付随する行動パターン(繰り返し行為や回避行為など)，重症度や障害度，その他の精神症状や背景にある心理社会的・環境的要因，発症要因などに関する情報を詳細に聴取して，多角的に分析するなかで，診断を見立て適切な対応を検討していく必要がある．その際には，自殺リスクなど優先的に対応すべき事項に特段の注意を払い，それに則した治療手順や調整(入院治療の要否の判断など)を決定し，必要に応じて身体医にも指示していくことが肝要である．

身体疾患やその治療により生じる不安

身体疾患と不安の関連は，たとえば甲状腺機能障害や褐色細胞腫などの内分泌学的疾患，心不全，糖尿病，後天性免疫不全症候群 (acquired immune deficiency syndrome；AIDS)，全身性エリテマトーデス (systemic lupus erythematosus；SLE)，パーキンソン病などの慢性疾患でみられやすい[17]．また不整脈や慢性閉塞性肺疾患，気管支喘息といった心臓・肺疾患では，自律神経症状を伴って不安が引き起こされ，パニック発作様の症状が起こりうる．慢性閉塞性肺疾患では，37% にパニック発作を認めるとされ，息苦しさという身体症状がパニック発作の誘因になるという[18]．また循環器系の疾患では，パニック発作の出現について，約 2.3 倍のリスクがあると報告されている[17]．またパーキンソン病では，約 40% に治療を要する不安症(全般性不

36 第1部　依頼患者の診方と対応

安症やパニック症など)を有するとされており[19]，これは，①パーキンソン病による中枢神経病変(背側縫線核の変性によるセロトニンの減少など)，②レボドパなど治療薬の影響，③パーキンソン病に罹患することによる心因反応，などが複雑に関与している病態と考えられる[20]．このように，病的不安と身体疾患による機能的問題との関連がさまざまな疾患において指摘されている．

　一方，不安の内容は，身体疾患に伴う苦痛や予後に関する不安など了解可能なものから，身体疾患の病態，あるいはインターフェロンなどの治療薬が，不安の生物学的基盤に作用し，出現していると考えられるものまで多様である．そのほかにも心身症のように不安やストレスが身体化し，消化器系や心血管系，呼吸器系など，さまざまな身体症状として表出され，時に慢性化・難治化することもある．

　上述したが，不安は身体疾患を病む者にとって，一般的に表出されるものであり，単なる大袈裟な訴えととらえられるなど，その重大性に気づかれないことも多い．しかし不安の背景要因として，疼痛の持続や生活機能の著しい低下，治癒や寛解が難しい進行性の病態，度重なる再発などがみられる症例では，自殺リスクに十分注意する必要がある[17]．

● 抑うつ

1 | 適応障害など反応性の場合

　抑うつ状態は，その定義やとらえ方にもよるが，精神科や身体科を問わず，おそらく現在の臨床場面において，最も遭遇する機会が多い精神症状であろう．多くの場合の抑うつは，ある出来ごとに対する感情的反応として出現するが，このような反応には正常といえるものから病的なものまで連続性であり，その表現様式も多彩である[4]．このため，身体疾患患者でみられる抑うつが正常か異常かの判断は，特にこの発病早期では難しく，精神科に診療依頼が来るタイミングは，身体的衰弱や希死念慮などの問題が表在化，深刻化してからが多く，概して遅れがちである．たとえば，悲嘆反応(grief reaction)は，愛するものの死や，健康であった人が重い病気に罹るなどといった喪失体験に伴い，通常は正常とみなせる抑うつ的感情反応である．しかしこのような感情変化も，これが持続性に遷延化し，機能レベルの低下が顕著となり，甚だしい(ストレッサーから想定される程度を超えた)苦痛，あるいは反復性などの特徴が加われば，正常範囲を逸脱し異常とみなすべき様相を呈する．実際 DSM-5 では，従来うつ病の除外基準とされていた「死別反応」を，その程度や持続期間，苦痛の表現のされ方などにより，うつ病のなかでとらえることが許容されている[6]．また適応障害は，明確なストレッサー(罹病や失恋，仕事上の困難，退職など)が加わった後，3か月以内に出現する感情，あるいは行動上の症候で，うつ病や不安症の診断閾値を満たさない程度の抑うつや不安，あるいは行為の障害として表出される[6]．この診断に要求される障害の程度は，①そのストレス因子に曝露されたときの予想をはるかに超

えた苦痛，あるいは，②社会的または職業的(学業上の)機能の著しい障害，のいずれかにより裏づけられる．がんなど重大な身体疾患に伴う抑うつで，身体医から紹介されるケースではこれが最も多い．特にがん患者では，告知に始まり，初期治療である手術や化学療法，放射線治療に対する不安，再発に関する不安，また抗がん剤治療が始まれば，その効果や中断に対する不安やおそれ，などのさまざまなストレスに曝され続け，その経過中のいずれかの時期に，適応障害の発症に至ることはまれではない[21]．たとえば，乳腺がん治療後の適応障害の出現頻度は18%程度とされるが，再発すれば35%とより高率になってしまう[21]．適応障害も遷延すれば，①うつ病，あるいは自殺関連行動の高率化，②QOLの全般的低下，③家族にかかる精神的負担の増大，④治療コンプライアンスの低下，⑤入院期間の長期化，⑥身体症状の増悪，などが起こりうるために[21]，出来る限りの早期介入が望ましい．

同様に，しばしば反応性に出現し短期間で重症化して，著しい身体的リスクを伴うものに，高齢者のうつ病がある．老年期では，「健康の喪失」のみならず，退職や子供の自立などによる「生きがいの喪失」，そして夫や妻，友人の死といった「大切な人の喪失」など，さまざまな「喪失」が経験される[22]．さらには，萎縮や梗塞といった脳の加齢性変化，そして身体の衰えは，大なり小なり生じ，喪失体験の受け止め方，反応の起こり方や程度，サポート体制などには個人差が著しい．高齢者でみられるうつ病は，何かの誘因によって急速に発症・悪化する傾向を示しやすい[23]．その臨床特徴として，①落ち着かない，ジッとできないなど不安・焦燥感が顕著，②胃腸症状など身体症状を伴って，身体的愁訴が多い，あるいはがんなどの大きな病気があるという不安にとらわれ心気的になりやすい，③微小妄想(貧困，罪業，心気妄想)などを認めやすい，④認知症様の状態(記銘力や記憶の障害，判断力低下など)を呈しやすい，⑤希死念慮や自殺企図を認める割合が高い，などが挙げられる[24]．特に重大な身体疾患を有する高齢者の場合，希死念慮や自殺関連行動を突如認めるリスクが増すため，格段の注意を要する．実際，わが国における自殺者全体の1/3強が60歳以上であり，自殺に至った理由としても，病気や健康に関することが，経済的あるいは家庭的な問題よりも高率である[24]．この傾向は，内閣府自殺総合対策大綱に挙げられた，自殺関連行動の危険因子のなかでも明らかである．ここには「うつ病の存在」に加えて，高齢者に認めやすいさまざまな項目，たとえば「原因不明の身体の不調」「安全や健康が保てない」「本人にとって大切なものを失う」「重症の身体の病気に罹る」などが含まれている．

さらにもう1つの注意点は，抑うつによって身体状態が急激に悪化しやすいことである[24]．特に夏場などは，食欲や水分摂取量の減少が，短期間でも身体的予備能の急激な低下を招き，既存の身体疾患の増悪や著しい衰弱とともに，せん妄の出現など精神症状が複雑化を招きやすい．このような高齢のうつ病患者は概して病識に乏しく[23]，当初精神科への受診を頑なに拒絶，もしくは躊躇してしまうことが多い．一方，抑うつの発病早期に胃腸症状などの身体的愁訴に関して一般内科などかかりつけ医を受診している場合は少なくないが，抑うつ気分，あるいは意欲や興味の減退など

の精神症状が訴えられることはきわめてまれで，うつ病の存在は見過ごされてしまう[24]．このため，その2〜3か月後に精神科に紹介された段階ではすでに希死念慮や自殺企図を認めたり，身体的に著しく衰弱していたりと心身ともに重症化していることが多く，入院加療など迅速な対応を要することがしばしばある．このように，身体科から紹介される抑うつに対し，精神科的治療がより臨床的に有用なものとなるためには，やはり早期発見・早期介入が重要な鍵となる．この点，Zung うつ病自己評価尺度（Zung's self-rating depression scale；SDS）など簡便な心理テストを用いたスクリーニングは，身体科にとっても有効な手段となるであろう．

2 | うつ病の場合

一方，うつ病にみられる抑うつは，心理的先行要因の有無にかかわらず出現する．すなわちこれは，ストレス性の出来ごとにより引き起こされることもあるが，明確な誘因がなく起こる場合も少なくなく，通常，そのストレッサーが消失しても気分は改善せず，抑うつ自体に自律性が認められる[4]．またこの疾患でみられる症状は精神面にとどまらず，身体面にも拡がり，いわゆる「全人性」といった特徴をもつ[4]．実際，多くのうつ病患者では，憂うつや悲しみ，沈んだ気分や億劫さなどの心に生じる変化（抑うつ気分）に加え，倦怠感や重い感覚，頭重感，吐き気，痛みなどの身体的不快症状がみられ，なかには，身体症状が前景となって精神症状が目立たず，仮面うつ病と呼ばれることがある．上述した高齢者の場合と同様，うつ病患者は，このような身体的愁訴により，まずかかりつけ医を受診することが少なくない．その際に，身体疾患の診断や治療に注意が集中し，診察や検査などで異常がなければ，気のせいとみなされがちである．一方で，背景にある抑うつは見落とされ，時間経過のなかで次第に重症化し，自殺企図など行動化に至るまで気づかれず，対応が遅れてしまう可能性がある．したがって不眠や食欲低下，気力減退など，その徴候には十分な注意を払わねばならない．

身体科からの紹介患者でうつ病が疑われれば，この診断基準に該当するかを確認する必要がある．DSM-5 で定義されるうつ病は，①空虚感や絶望感といった抑うつ気分，②ほとんどすべての活動における興味または喜びの喪失などに加え，③精神運動焦燥あるいは制止，④疲労感や気力の減退，⑤無価値感，または過剰であるか不適切な罪責感，⑥思考力や集中力の減退，⑦死についての反復思考などに加えて，⑧体重や食欲の変化，⑨不眠や過眠などの身体的症候が含まれている（①あるいは②を含む5つ以上に該当）．これらが同じ2週間のうちに存在し，病前の機能からの変化を起こしていること，躁病や軽躁病エピソードの既往がないこと，これらの症状が，臨床的に有意な苦痛，または社会的，職業的，他の重要な領域における機能の障害を引き起こしていることなどが必須である[6]．

また DSM-5 において新たに導入された抑うつ障害群の特定用語として，「不安性の苦痛を伴う」「混合性の特徴を伴う」「メランコリアの特徴を伴う」「周産期発症」など，

第2章　抑うつ・不安　**39**

9つの状態が挙げられている[6]．このなかで「不安性の苦痛を伴う」ものは，抑うつエピソードまたは持続性抑うつ障害（気分変調症）の大半において，①張りつめた，または緊張した感覚，②異常に落ち着かないという感覚，③心配のための集中困難，④何か恐ろしいことが起こるかもしれないという恐怖，⑤自分をコントロールできなくなるかもしれないという感覚，などのうち2つ以上が存在する状態である．この重症度は，該当する症状数により決められ，2つなら軽度，3つでは中等度，4つまたは5つは中等度〜重度であり，さらに運動性の焦燥を伴えば重度とされる．うつ病において，不安症傾向の有無や程度を特定する臨床的意義は，従来のcomorbidity研究により明らかである[2]．たとえば，何らかの不安症の併存はうつ病において一貫して高率であり，この併存があればうつ病は重症化・難治化し，自殺企図の割合も高くなる．今回導入された「不安性の苦痛」に関するディメンジョナル評価には，従来のcomorbidity概念では見逃されてきた，不安症の診断閾値に満たない特性や傾向を把握できるという利点があり，治療反応性や自殺関連行動リスクを予測して，治療計画を立てるうえでも有用であると考えられる[6]．

3 | その他の精神障害に伴う抑うつ

　双極I型，あるいはII型障害においてもうつ病エピソードを認めるため，うつ病の診断では，うつ病エピソードの前後あるいはエピソードの間に，気分の高揚や，自尊心の肥大や誇大，多弁・多動，行為心迫，観念奔逸，注意散漫などを特徴とする躁，あるいは軽躁状態の既往の有無を注意深く評価して，双極性障害を鑑別する必要がある．しかし特に易怒性気分を伴う躁病エピソードや混合性エピソードなどは鑑別が難しい．また抑うつは，不安症や強迫症，心的外傷およびストレス因関連障害群，統合失調症，身体症状症や変換症（転換性障害），食行動障害，物質関連障害，神経認知障害，パーソナリティ障害，自閉スペクトラム症など，さまざまな精神障害の経過中にもみられるもので，抑うつがこれらに伴って出現している二次的症状であり，緊急性がなければ，一次障害の治療を優先させる．

　一方，うつ病以外でDSM-5の抑うつ障害群に分類されるものには，以下のようなものがある[6]．

(1)持続性抑うつ障害（気分変調症）

　基本的特徴は，ほとんど1日中続く抑うつ気分が少なくとも2年間（子供や青年では1年以上），これが存在しない日よりも存在する日のほうが多いことである．この間，うつ病の診断閾値を満たさない程度の抑うつ症状，すなわち，①食欲の減退，または増加，②不眠または過眠，③気力の減退または疲労感，④自尊心の低下，⑤集中力の低下または決断困難，⑥絶望感，などのうち2つ以上の症状が存在する必要がある．

40 第1部 依頼患者の診方と対応

(2)月経前不快気分障害

気分の不安定性, 易怒性, 不快気分, および不安が月経周期における月経開始前最終週に出現し, 月経開始数日以内に軽快し始め, 月経終了後の週には最小限になるか消失することが特徴である. さらには, ①通常の活動(仕事や学校など)に対する興味の減退, ②集中困難の自覚, ③倦怠感, 易疲労性, または気力の著しい欠如, ④過食など食欲の変化, ⑤過眠または不眠, ⑥圧倒される, または制御不能という感じ, ⑦他の身体症状(乳房の圧痛または腫脹, 関節痛や筋肉痛, 体重増加など), といった行動や身体的症状を伴うことがある. これは, 過去1年間, ほとんどの月経周期で生じ, 仕事あるいは社会的機能に著しい影響を及ぼすものである. この診断では月経前症候群を鑑別する必要があるが, この場合は感情症状が必須とはされておらず, 月経前不快気分障害の診断閾値を満たさない, より軽症な身体または行動的問題と考えられる[6].

(3)物質・医薬品誘発性, あるいは他の医学的疾患による抑うつ障害

これらを診断する場合, それらと, 抑うつ気分や興味・喜びの著明な減退などとの因果関係が, 薬物の内容や使用時期(中毒や離脱中, 医薬品への曝露後など), あるいは身体的既往や現症, 検査所見などについて, 明白に特定できる必要がある[6]. 抑うつ障害を引き起こす可能性があり注意を要する物質や薬物, および医学的疾患を, 宮岡の報告[3]を参考に表1-3に示す. 最後にこれについて若干の解説を加えたい.

表1-3 抑うつをきたしやすい身体疾患と薬物

(1)身体疾患	1. 内分泌代謝疾患:甲状腺機能障害, 副甲状腺機能障害, 性腺機能障害, 電解質異常(特に低Na血症) 2. 中枢神経疾患:パーキンソン病, 多発性硬化症, 脳血管性認知症, アルツハイマー病, 正常圧水頭症, 慢性硬膜下血腫, 脳腫瘍 3. その他:膠原病, インフルエンザ, 膵炎, 膵がん
(2)薬物	1. 降圧剤:レセルピン, α-メチルドパ, β遮断薬 2. ホルモン製剤:副腎皮質ステロイド, 黄体卵胞混合ホルモン, ブセレリン酢酸塩 3. 抗潰瘍薬:ヒスタミン-2(H_2)受容体拮抗薬 4. 抗パーキンソン薬:アマンタジン, L-DOPA 5. 免疫調整薬:インターフェロン 6. 抗精神病薬:ハロペリドール 7. 抗酒薬:ジスルフィラム

(宮岡 等:内科医のための精神症状の見方と対応. p35, 医学書院, 1995より一部改変)

第2章 抑うつ・不安　41

4 | 身体疾患やその治療に伴い出現する抑うつ

　身体医からの紹介で抑うつの患者を診る場合，精神症状に注意が偏りがちであるが，この状態が，身体疾患やその治療薬によって引き起こされる可能性があるため，その影響を十分考慮する必要がある．なかでも，がんや甲状腺機能障害，高血圧，糖尿病などの慢性疾患，あるいは脳血管障害や認知症，パーキンソン病といった脳器質性疾患に伴う場合，あるいは医薬品誘発性が多い[25]．たとえば高齢者のうつ病患者では，身体合併症の頻度が高率で，約半数の症例が，3つ以上の身体合併症を有し，死亡率も一般人口比で1.5倍とされる[26]．またがん患者の約1/3にうつ病，あるいは適応障害などの抑うつ状態を認めるという[21]．それ以外にも表1-3で挙げたさまざまな身体疾患において，うつ病は相当の頻度で出現する[27]．身体疾患の治療中，反応性に抑うつ状態が出現することは一般的であり，しばしば軽視され見落とされがちであるが，うつ病が，①ADLやQOLを低下させる，②身体疾患治療へのアドヒアランスを低下させ，予後を悪化させる，③自殺リスクを高める，④これらはうつ病の治療により改善する，などの点から，その診断や治療を積極的に行うことが推奨されている[28-30]．さらに，糖尿病や高血圧など慢性疾患では，これらのコントロールが急に不良となることが，しばしばうつ病の存在を示唆する徴候となる[28]．

　薬剤については，副腎皮質ステロイドやインターフェロン，β受容体遮断性降圧薬などで，抑うつ状態やうつ病の出現が起こりうる．たとえば，インターフェロンを使用中の患者では，対処を要さない程度まで含めれば，約30%に抑うつ状態がみられ，全身倦怠感や，意欲・活動性の低下，強い不安焦燥を呈するとともに，時に攻撃性や希死念慮を認めることがあるため注意を要する[31]．なお，このような場合に抗うつ薬を選択する場合，身体疾患に対する薬剤との薬物間相互作用を，十分考慮すべきことは言うまでもない．

身体科-精神科間の連携強化を

　一般身体科から診療依頼される抑うつや不安について，どのように診て，どう評価・診断をし，いかに対応するかについて，さまざまなケースを想定しながら述べてみた．抑うつへの対応に関する詳細は，スペースの都合もあり割愛したが，この点は最新の治療ガイドラインも参照されたい[32]．

　病を患う者にとって，抑うつや不安が，一般的にみられる心理的反応であることは間違いないが，これらが関わる精神現象には，正常から障害と呼ぶべき病的なものまで含まれ，またその表現様式も精神症状にとどまらず，身体症状を前景とするものなどきわめて多彩で広範にわたり，対応も一律ではない．しかしこれらが，身体的疾患の病状や治療予後，患者のADLやQOLなどに大いに影響しうるものであり，さらに自殺関連行動など重大な問題にしばしば関わるものであるということは，もっと重大視され強調されるべき点であろう．特に早期発見・早期治療がやはり重要なポイン

42　第 1 部　依頼患者の診方と対応

トとなり，このような患者をまず診察することが多い身体科医やかかりつけ医に一層の注意や適切な対処を期待するとともに，身体科-精神科間の治療連携システムをより綿密なものとし，その実効性をさらに高めていく必要があるように思われる．今後の医療サービスのなかで，精神科のこのような機能は不可欠なものであり，たとえば，この窓口として総合病院精神科が果たしている役割を改めて評価し，その充実を図っていくことも重要な課題[33]と考える．

● 文献
1）川上憲人：平成 18 年度厚生労働省科学研究費補助金（こころの健康科学研究事業）こころの健康についての疫学調査に関する研究　総括研究報告書．2007
2）松永寿人，林田和久，前林憲誠：神経症とうつ病—合併例の特徴と対処．日本精神科病院協会雑誌 30：52-56, 2011
3）宮岡 等：内科医のための精神症状の見方と対応．p35, 医学書院，1995
4）古茶大樹，三村 將：うつ病の症候学．下田和孝（編）：脳とこころのプライマリケア 1 うつと不安．pp24-33, シナジー，2010
5）Stein DJ：Cross-cultural psychiatry and the DSM-IV. Compr Psychiatry 34：322-329, 1993
6）American Psychiatric Association：Diagnostic and statistical manual of mental disorders 5th ed（DSM-5）. American Psychiatric Publishing, Washington D.C., 2013〔日本精神神経学会（日本語版用語監修），髙橋三郎，大野 裕（監訳）：DSM-5 精神疾患の診断・統計マニュアル．医学書院，2014〕
7）河瀬雅紀，前林佳朗，津田 真，ほか：リエゾン精神医療でよく見る精神症状とその対応 死ぬのではないかと不安におののいている，息をハアハアしている（不安）．精神科治療学 19（増刊）：41-45, 2004
8）ウェーン・ケートン（著），道場信孝，竹内龍雄（訳）：パニック障害—一般臨床医のために．p74, 医学書院，1992
9）貝谷久宣：パニック障害．塩入俊樹，松永寿人（編）：不安障害診療のすべて．pp121-164, 医学書院，2013
10）塩入俊樹，岡 琢哉：治療における抗不安薬の意義と使い方 パニック症などの不安症群．松永寿人（編）：抗不安薬プラクティカルガイド．pp63-76, 中外医学社，2015
11）松永寿人：特定の恐怖症．塩入俊樹，松永寿人（編）：不安障害診療のすべて．pp228-249, 医学書院，2013
12）Hamm AO：Specific phobias. Psychiatr Clin N Am 32：577-591, 2009
13）Choy Y, Fyer AJ, Lipsitz JD：Treatment of specific phobia in adults. Clin Psychol Rev 27：266-286, 2007
14）Ost LG, Sterner U：Applied tension. A specific behavioral method for treatment of blood phobia. Behav Res Ther 25：25-29, 1987
15）松永寿人：心気症．樋口輝彦，市川宏伸，神庭重信，ほか（編）：今日の精神疾患治療指針．医学書院，pp190-192, 2012
16）林田和久，松永寿人：心気症の病態と治療—抗不安薬の適用と注意点を含めて．松永寿人（編）：抗不安薬プラクティカルガイド．pp103-109, 中外医学社，2015
17）Porzelius J, Vest M, Nochomovitz M：Respiratory function, cognitions, and panic in chronic obstructive pulmonary patients. Behav Res Ther 30：75-77, 1992
18）長谷川 花，河西千秋：うつ・不安の psychiatric comorbidity 不安と自殺．下田和孝（編）：脳とこころのプライマリケア 1 うつと不安．pp257-263, シナジー，2010
19）Starkstein SE, Mayberg HS, Preziosi TJ, et al：Reliability, validity and clinical correlates of apathy in the Parkinson's disease. J Neuropsychiatry Clin Neurosci 4：134-139, 1992
20）加治芳明，大内慶太，平田幸一：うつ・不安の physical comorbidity 神経内科疾患，神経難病．下田和孝（編）：脳とこころのプライマリケア 1 うつと不安．pp272-283, シナジー，2010
21）内富庸介，大谷恭平：うつと不安の physical comorbidity 悪性腫瘍．下田和孝（編）：脳とこころのプライマリケア 1 うつと不安．pp354-362, シナジー，2010
22）長谷川典子，山本泰司，前田 清：老年期のうつ．大野 裕（編）：うつ病治療ハンドブック．

pp69-77，金剛出版，2011

23) 古野毅彦：退行期メランコリー．今日の精神科治療ガイドライン 2010 年版．精神科治療学 25（増刊）：146-147, 2010

24) 松永寿人：現在における高齢者のうつ病―その特徴と治療 兵庫医科大学雑誌 36：37-42, 2011

25) 德倉達也，木村宏之，尾崎紀夫：身体疾患とうつ．大野 裕（編）：うつ病治療ハンドブック．pp159-168，金剛出版，2011

26) Zubenko GS, Mulsant BH, Sweet RA, et al：Mortality of elderly patients with psychiatric disorders. Am J Psychiatry 154：1360-1368, 1997

27) Evans DL, Charney DS, Lewis J, et al：Mood disorders in the medical ill. scientific review and recommendations. Biol Psychiatry 58：175-189, 2005

28) Lustman PJ, Anderson RJ, Freedland KE, et al：Depression and poor glucemic control. A meta-analytic review of the literature. Diabetes Care 23：934-942, 2000

29) Sullivan MD, Lacroix AZ, Spertus JA, et al：Five-year prospective study of the effects of anxiety and depression in patients with coronary artery disease. J Am Cardiol 86：1135-1138, 2000

30) Whooley MA, Simon GE：Managing depression in medical outpatients. N Engl J Med 343：1942-1950, 2000

31) 小森照久：うつと不安の psychiatric comorbidity 症状精神病．下田和孝（編）：脳とこころのプライマリケア 1 うつと不安．pp199-206，シナジー，2010

32) 日本うつ病学会 気分障害の治療ガイドライン作成委員会：日本うつ病学会治療ガイドライン Ⅱ．大うつ病性障害 2012 Ver.1, 2012
http://www.secretariat.ne.jp/jsmd/mood_disorder/img/120726.pdf

33) 野口正行：総合病院精神科の将来像．精神医学 52：239-248, 2010

（松永寿人）

第3章

幻覚妄想

　本章では，他科で身体疾患の治療中に幻覚妄想状態を呈し，診療依頼となった患者についての診方と対応についてまとめた．身体疾患に伴う幻覚妄想状態や，その治療の際に幻覚妄想状態を呈する症例は少ないが，突然幻覚妄想が出現した際には，本人のみならず家族や周囲の動揺も大きい．さらに，精神症状への対応に不慣れな身体科医師やスタッフにとっても非常にストレスフルな状況となる．

　まずは実際の症例を2つ提示し，その連携のポイントや工夫点などについて提示する．その後，幻覚妄想状態の診察のポイントとコツ，本人や家族への対応方法，精神科医と身体科医との連携，治療について概説する．

Case 1 ● 抗パーキンソン病薬投与後に幻覚妄想が出現した70歳代男性

妄想が医療者に向けられたとき，どうするか

患者データ
- 年齢：72歳．
- 性別：男性．
- 既往歴：X−7年に腰部椎間板ヘルニア．

現病歴
- 元来健康だった．若い頃から自営業を営んでいた．
- 64歳時に，家族から歩き方がおかしいと指摘されたことがあるが気のせいだと思い，放置していた．
- 65歳時に，左上肢の振戦，小刻み歩行が目立つようになったため，近医を受診しパーキンソン病の診断を受けたが受診は1度のみだった．
- 67歳の9月には筋固縮や言語障害が出現し，アマンタジン中心の治療を受けるようになったが，前屈姿勢での転倒を繰り返すことが多く，趣味のグランドゴルフもやめてしまった．次第に臥床がちとなり発動性も低下してきたため，68歳の4月に当院神経内科に紹介され入院となった．
- 入院時のHoehn–Yahr重症度 (H–Y) 分類Ⅲ度であった．MMSE (Mini–Mental State Examination) は27/30点だった．パーキンソン病の治療としてはレボドパ含有製剤の投与が開始となったが，開始後，運動機能は徐々に改善したものの，5月には「空

からごみが落ちてくる」「先祖が夜中に入ってきた」などと夕方に軽度の幻視がみられた．その後ドパミンアゴニストのカベルゴリンを追加投与したところ，徐々に易怒的，精神運動興奮がみられるようになった．また，「食事に毒を入れられている．看護師が俺を陥れるためだ」などと病棟スタッフに詰め寄るようなこともみられたため，精神科医にコンサルトとなった．

診断 ●①パーキンソン病，②抗パーキンソン病薬による幻覚妄想．

【治療経過と予後】

　経過からはパーキンソン病自体による幻覚妄想と抗パーキンソン病薬による薬剤性の幻覚妄想の鑑別は完全にはできなかったが，神経内科医と協力して治療計画を検討した．カベルゴリンを中止し，レボドパを漸減するとともにパーキンソン症状改善目的でゾニサミドを追加投与することとなった．抗精神病薬については適応外使用であったが，激しい精神症状のために錐体外路症状を惹起しにくいクエチアピンを150 mg使用することとなった．次第に精神症状は改善，リハビリテーションが可能となり，杖歩行ができるまでに回復し退院となった．

【精神科医と身体科スタッフとの連携】

　本症例では，「食事に毒を入れられている．看護師が俺を陥れるためだ」と医療者側に妄想の対象が出現した．当初スタッフは「そんなことはない．あなたの間違いだ」と訂正したが，患者が「そんなはずはない．俺にはわかっている」などと応じ口論となっているうちに徐々に興奮していく様子がうかがえたため，肯定も否定もしないような接し方を統一するよう促した．実際に，患者の症状改善は薬物療法の変化によるところも大きかったが，スタッフの，こうした症状に振り回されている患者をいたわるような接し方が不安感の軽減などにつながったものと思われた．

【抗パーキンソン病薬による幻覚妄想】

　パーキンソン病は，中脳-黒質-線条体のドパミンの枯渇による神経変性疾患であり，精神症状を伴うことが多いことに注意しなければならない．抗パーキンソン病薬にはドパミン補充療法として，前駆物質であるレボドパ，ドパミン受容体作動薬（カベルゴリン，ペルゴリド，ブロモクリプチン，プラミペキソール，ロピニロール），ドパミン遊離促進剤（アマンタジン），モノアミン酸化酵素（monoamine oxidase；MAO)-B阻害薬（セレギリン），COMT(catechol-O-methyltransferase)阻害薬（エンタカポン），抗コリン薬（トリヘキシフェニジル，ビペリデン，プロフェナミン，メチキセン），ノルアドレナリン作動薬（ドロキシドパ），抗ヒスタミン薬（プロメタジン）がある．抗パーキンソン病薬による精神症状は20%と，比較的高率に発現する．特に認知症の合併症例では，40〜80%の患者で精神症状を示すとも報告[1]されている．精神症状は，運動障害よりもパーキンソン病患者の予後をより決定する因子であるため注意が必要である．抗パーキンソン病薬による精神症状としては，意識障害，気分

症状（躁状態やうつ状態），不安，錯覚や幻覚，妄想などの精神病症状，認知機能障害などがある[2]．精神症状のなかでも，幻覚や妄想はすべての抗パーキンソン病薬によって起こる可能性があり，認知症，高齢，精神症状出現の既往，多剤併用療法の場合そのリスクは高まる．幻覚は，意識障害を伴わないことも少なくない．せん妄がパーキンソン病の20％に出現するのに比較して，幻視は30％にみられると報告されている[3]．幻視は，人や動物などのイメージが浮かんでくることが多く，幻聴を伴うことは少ない．ありありとした夢や不眠を伴うこともよくある．妄想は，未治療のパーキンソン病患者では少ないが，治療の開始によって少しずつ増え，数％から30％の患者にみられる[4]．しばしば，夢や幻視に続いて起こるが，意識障害を伴わずに起こる妄想は，より複雑で，迫害される，傷つけられる，毒を盛られるなどと被害的な内容を訴えることが多い．

【本症例のまとめ】

本症例は，パーキンソン病患者が抗パーキンソン病薬の治療を継続している際に，幻覚妄想を呈した症例である．パーキンソン病およびその治療薬では精神病症状が出現する頻度は少なく，本症例のように激しい精神病症状を呈する症例はそこまで多くはない．神経内科医と一般病棟スタッフおよび精神科医が連携し原疾患治療を再考し，精神症状も同時にある程度コントロールできるような治療計画を策定した．またスタッフ教育を行うことで対応の統一化が図れ，比較的早期に病状改善がみられたものと思われる．実際に，身体科医師およびその病棟で勤務するスタッフは幻覚や妄想といった精神症状への対応には慣れておらず，たとえ精神科医にとってその症状の重症度が軽度〜中等度であろうとも，一般病棟スタッフからすると強い不安を感じていることも忘れてはならない．本症例では，看護師をはじめとしたスタッフの関わりが不安の軽減につながり，これが精神療法的に働き，毎日の医師の丁寧な診察が恐怖におびえる患者の幻覚妄想状態の軽減につながったと考えられる．

Case 2 ● C型肝炎治療中に攻撃的になった50歳代男性

インターフェロンは継続？ 中止？

患者データ
- 年齢：57歳．
- 性別：男性．
- 既往歴：慢性閉塞性肺疾患．
- 家族歴：父が肝細胞がん，母が子宮がん．
- 生活歴：飲酒缶ビール350〜700 mL/日，喫煙15本/日×40年．
- 輸血歴・針治療歴・刺青歴はいずれもない．

第3章 幻覚妄想 **47**

現病歴 ● 精神疾患の既往は特になかった．50歳時にC型肝炎と診断された．その後，肝機能悪化などに伴い入院となり，インターフェロン・リバビリン併用療法が開始となった．開始3週間後頃から，家族や看護師などに対してそれまでにみられることがないような些細なことで攻撃性をみせるようになった．また，同時期から意欲低下したため，うつ状態が疑われ，次のインターフェロンは減量して受けることとなった．その翌日より，「親の貯金を使い込んでしまった．警察に付け狙われているので謝罪をしに行く」などとつじつまの合わない言動が続くために，精神科にコンサルトとなった．

診断 ● ①慢性C型肝炎，②インターフェロンによる幻覚妄想状態．

【治療経過と予後】

精神科医の診察時，「警察に謝罪しないといけない」「救急車の音が私に対する罰だ」など罪業感の強い幻覚妄想状態を呈していた．周囲に対する攻撃性などはなかったが，症状は変動しやすい状態だった．消化器内科医と今後の治療について話し合ったところ，インターフェロンの中止も検討されたが，家族や本人の希望も強く，抗精神病薬の併用治療は続けたうえでインターフェロンの継続を行うこととなった．同時にこれ以上の精神症状の悪化時は原因薬剤と考えられるインターフェロンの中止を検討することとなった．同日よりリスペリドンの1mgの投与が開始となった．リスペリドンの継続投与で，次第に症状は改善し，投与3週間が過ぎた頃より，「警察は気のせいだったと思う．どうしてあのような考えが浮かんだのかが不思議です」と振り返れるようになった．その後インターフェロン治療が終了し，退院となり外来通院治療となった．

【精神科医と身体科スタッフとの連携】

症状出現当初は，看護スタッフや消化器内科医師も精神科への転棟などを強く希望していたが，医師および病棟スタッフとの繰り返しカンファレンスを行い，精神面でのケアについても理解を得た．本症例では，仮に精神科病棟に転科・転棟して治療を行った場合，十分な身体面でのケアもできずに精神症状はより激しいものとなり，問題も複雑化していった可能性がある．時として，丁寧な精神面でのケアが身体症状を改善させることがある．今回，他科の主治医・病棟スタッフと頻回にカンファレンスを行ったことでスタッフ間に共通理解が得られ，精神症状・身体症状の両者の治療がスムーズに行えた．

【インターフェロン投与による幻覚妄想をはじめとした精神症状】

インターフェロンの投与初期には，発熱，頭痛，全身倦怠感，食欲低下，関節痛，筋肉痛，悪寒などのインフルエンザ様症状がほぼ必発である．インターフェロンによる精神神経症状のなかで，最もよくみられるのは抑うつ状態であり，続いてせん妄状態，不眠，攻撃的な性格変化，幻覚妄想状態，躁状態，軽度認知障害である．精神科

医の下で薬物治療を必要とするような副作用も数％の頻度であり，決してまれではない．また，これらの症状は，必ずしも独立して起こるわけではなく，縦断面で，幻覚妄想状態から抑うつ状態へ移行したりする場合がある．インターフェロンによる精神症状の頻度は，研究により精神症状の取り上げ方の基準が異なるので単純な比較はできない．高木[5]は，インターフェロンによる精神症状は，インターフェロン投与後1か月以内の発症が60％以上で一番多かったと報告した．Malaguarnera ら[6]の報告では，インターフェロン開始4週後，他の報告[7]では12週後が最も抑うつの重症度が高かった．インターフェロン投与後，1〜3か月は注意が必要であることが推察される．なお，精神症状はインターフェロンの中止後数日〜10日ほどで消退するといわれているが，インターフェロン中止後も精神症状が1か月以上持続する場合も比較的多く観察され，注意が必要である．特に精神病症状や意識障害を呈した症例では，症状が遷延することがある．

インターフェロンによる精神症状発現の危険因子として，高用量，高齢，脳器質性疾患（脳萎縮，外傷，脳腫瘍），精神疾患既往歴や薬物乱用歴，および現在の精神疾患への罹患，インターフェロン開始前の抑うつ，不眠傾向，疾患に対する不安の強さが挙げられる．

精神症状の出現とともに，インターフェロンを中止，または減量することが推奨されている．特に切迫した希死念慮，活発な幻覚妄想状態，せん妄などの意識障害，躁状態出現時は注意を要する．原疾患の治療を主に考えながら，薬剤継続投与の是非および対症療法的な向精神薬投与について身体科医師や家族と検討する必要がある．また，同時に予防的な視点をもつことも重要である．インターフェロンによる精神症状には，患者の心理・社会的要因も大きく関与していることが多い．C型肝炎患者は，肝硬変，肝がんへの進行の不安を常に抱えている．実際，インターフェロンを受けていないC型慢性肝炎患者自体に抑うつや不安が多く認められるようである．インターフェロン投与に際しては，十分なインフォームド・コンセントの下，受容的・支持的な態度で接し，精神症状を注意深く観察する．特に不眠や焦燥感が，抑うつに先行して出現するので，それを患者が気軽に相談できる環境を作ることが重要である．

【本症例のまとめ】

特に，繰り返される幻覚や妄想，特にスタッフに対する妄想が持続したにもかかわらず，身体科での治療を継続することが治療的であることを病棟スタッフに理解してもらえたことが重要だった．このような症例では，えてして病棟スタッフからの陰性感情を引き起こしかねない．そこで，スタッフの行為が治療に役立っていることを強調することが有用だったと感じている．また，スタッフが精神科医に自由に相談できる雰囲気を作ったり，理解しやすい言葉で精神症状を伝えたりすることも精神科医の役割として重要であり，患者や家族の行動の意味を精神科医がスタッフに伝えていくことはスタッフの患者を診る目を育て，余裕をもって患者を診ることができるようになるという利点もある．さらに，カンファレンスによってスタッフの感情や不安をケ

第 3 章 幻覚妄想　49

表 1-4　幻覚妄想状態をきたす薬剤

- 向精神薬(睡眠薬，抗うつ薬など)
- 抗パーキンソン病薬(レボドパ，抗コリン薬など)
- 強心利尿薬(アミノフィリン)
- 気管支拡張薬(エフェドリン)
- 循環器系薬剤(降圧薬，抗不整脈薬，強心薬)
- 抗不整脈薬
- 抗菌薬
- 抗腫瘍薬
- ステロイド
- インターフェロン製剤
- 抗てんかん薬(主に中毒域で出現)
- その他

アすることも精神科医の重要な役割であり，結果として患者への陰性感情などを最小限にとどめることが可能だと考えられる．

幻覚妄想診療のポイント

1 | 薬剤性幻覚妄想の発症要因

　幻覚妄想状態が出現する可能性がある薬剤について表 1-4 に示した．

　薬剤起因性の精神障害は，特異的な症状が乏しいことから，見逃されているものも多く，十分なエビデンスが集まっていない．また臨床研究においては，評価するに十分な症例が確保できず，ランダム化された試験が行われているものはほとんどない．以上から，薬剤起因性の精神障害について，その発症機序，対象患者の脆弱性因子や治療効果の評価，再発予防など，検討するべき点が多い領域となっている．

　薬剤起因性の精神症状を見逃さず鑑別するためには，まず，薬物によって精神症状が起こっていることを疑うことが重要である．精神症状が出現した場合，診療録などから，その時点での投与されている薬剤の量，種類，期間を把握し，原疾患および精神症状の変化と比較し考えることが必要で，そのうえで診断し，対策を立てるべきである．いずれにしても，その他の要因により引き起こされる精神障害との区別は容易ではなく，場合によっては薬物を減量，中止変更することによって診断的治療をせざるを得ないこともある．原因薬物であることはわかっていながらも中止できず，対症的に向精神薬を用いざるを得ないことや，同じ薬を再び投与しても，同一の患者において再現性がない場合もあるかもしれない．当たり前かもしれないが，薬剤起因性の精神障害については，目の前の患者に対して，対応可能な治療戦略を立てることが重要である．

50　第 1 部　依頼患者の診方と対応

表 1-5　幻覚妄想状態を呈する患者の鑑別疾患

代謝性疾患	腎不全，肝不全，膵疾患，高/低ナトリウム血症，高/低カリウム血症，高/低血糖，ポルフィリン症
内分泌疾患	アジソン病，クッシング病，甲状腺機能低下症/亢進症，汎下垂体機能亢進症，脱水，高浸透圧症，副甲状腺機能低下症/亢進症
低栄養状態	チアミン欠乏症，葉酸欠乏，ビタミン B_{12} 欠乏，ニコチン酸欠乏
自己免疫疾患	SLE，側頭動脈炎
感染	ウイルス（単純ヘルペス，HIV など），梅毒，寄生虫，プリオン，髄膜炎，脳膿瘍，伝染性単核球症
変性疾患	アルツハイマー病，前頭側頭型認知症
運動疾患	パーキンソン病，ハンチントン舞踏病，ウィルソン病，特発性基底核石灰化症，脊髄小脳変性症，レビー小体型認知症，脳血管障害
脱髄疾患	副腎白質ジストロフィー，異染性白質ジストロフィー，多発性硬化症，マルキアファーヴァ・ビニャミ症候群
薬剤性	アルコール，幻覚剤(LSD，MDMA，PCP)，覚せい剤，ヘロイン，抗不整脈薬，抗菌薬，抗コリン薬，抗パーキンソン病薬，抗結核薬，抗けいれん薬，抗うつ薬，降圧薬，化学療法薬，シメチジン，ジゴキシン，ステロイド

SLE：systemic lupus erythematosus（全身性エリテマトーデス），HIV：human immunodeficiency virus（ヒト免疫不全ウイルス），LSD：lysergic acid diethylamide, MDMA：3, 4-methylenedioxymethamphetamine, PCP：phencyclidine

2 | 幻覚妄想状態の診察のコツとそのポイント

　プライマリケアの場面では，幻覚妄想患者を前にして最初に考えなければならないのは，症状性・器質性精神障害を見逃さないことである．表 1-5 に幻覚妄想状態を呈した患者を診察する際の鑑別疾患について示した．意識混濁を伴っているか否かは鑑別診断において重要な事項の 1 つと考えられている．急性に発症し意識水準の低下を認める場合には，軽度では注意集中の困難，判断力の低下を呈するが，中等度以上では時に幻覚，興奮が出現するといわれている．

　精神障害を診察する場合には，まず器質疾患を除外することが大切である．器質性・症状性精神障害には，治療のために投与された薬物によるものも含まれているので，精神神経系に作用する薬物のみならず，身体疾患に用いる薬物でも精神障害を起こすことを知っている必要がある．実際に，わが国で用いられている医薬品の添付文書を見ると，かなりの数の医薬品において精神症状の副作用が記載されている．出現頻度が低いものや，用法用量の間違い，過量服薬まで考慮すると，ほとんどすべての医薬品において精神症状を引き起こす可能性があることをまず意識しておく必要がある．

　治療薬による幻覚妄想は，せん妄などの意識変容を伴う意識障害，躁およびうつ状態と並んでよく起こる精神症状の 1 つであり，当事者および家族など当事者の保護をするものに大きな影響を与える．薬物による幻覚妄想の出現は突然であり，当事者のみでなく，家族の治療に対する抵抗を生むことも多い．また，治療薬によって，これらの精神障害を引き起こす可能性があることを知らない場合，当事者にとって大きな損失になることもある．そのため治療者は，薬物の使用による精神障害について知識

をもち，投与にあたっては当事者に事前に十分な説明を行うことが，患者-治療者関係を構築するためだけでなく，薬物アドヒアランスを形成するうえでも，重要である．そのためには薬物の作用だけでなく，用いる対象者，その薬物を用いる原疾患，薬物の代謝など全般的な知識をもたなければならない．

　治療中に精神症状が出現した場合，まずは薬物投与を行った標的とする原疾患の影響を考える必要がある．原疾患の増悪，自然経過によって起こってきた精神症状であるのか，薬剤による精神症状なのかどうかを判断しなければならない．また，高齢者においては，複数の身体疾患をもち，薬剤が重なって用いられていることが多い点にも注意が必要である．薬物によるものとして，過剰投与による急性症状か，慢性投与による薬物依存および耐性・退薬徴候なのか，薬物自身のもつ精神作用であるのかを考慮しなければならない．また，薬物代謝として，個人の体質や性別による薬物動態（pharmacokinetics）および標的臓器である中枢神経系での薬力学（pharmacodynamics）の影響を考えるべきである．多剤併用療法では，個々の薬物血中濃度は高くなりやすく，半減期が変化することにも気をつける．そのうえ多剤では，ある受容体に対して奏効する薬物が重なっていることが多いため，作用も相加的，相乗的になりがちであり，複雑な競合作用が起こる可能性も高い．このように薬物による精神症状を考えるうえで，複雑に絡み合う因子がある，

　先にも述べたように，ゆっくり問診できる状態ではなく本人の協力を得られない場合も多いが，可能な限り背景情報を集めることは鑑別診断の手がかりを得るうえで重要である．表1-6に幻覚妄想状態の鑑別の際に行われる検査についてまとめた．網羅的な検査は，時間の問題でなかなかできないことが現実であり，本人の理解を得られないことが多い．本人のみの場合は，診察を始めた時点で，情報提供可能な人に協力してもらいたい旨を伝え，可能な限り手配して，早く正確な背景情報が入手できるようにする．まず，現在何か治療を受けていないか，服用している薬はないかを聞く．薬手帳などは重要な情報源である．かかりつけの医師や病院はないかも尋ねる．本人の同意が得られれば，所持している荷物を見せてもらい，薬袋，診察券などの手がかりがないかどうか点検することも役立つ．これまでに罹ったことのある病気についても，同様に尋ねる．

表1-6　幻覚妄想状態の鑑別のために行われる検査

血液検査	各種血球数，炎症反応，電解質，血糖値，肝腎機能，カルシウム，感染症，ホルモン（コルチコイド，ACTH，甲状腺），自己抗体，血清銅，セルロプラスミン，ウイルス検査（HIV，ヘルペスなど），染色体検査
尿検査	尿中薬物検査
脳波検査	
神経学的画像検査	CT，MRI
脳脊髄液検査	細胞数，蛋白，IgG，ウイルス抗体，IL-6 など

3 | 一般身体科との連携

　薬剤起因性幻覚妄想状態を呈した患者の一般身体科との連携の課題はいくつか挙げられる．1つ目は，身体科治療中の幻覚妄想のみならずさまざまな精神症状を契機に受診する機会はあるものの，精神科受診には，まだまだ抵抗があるためにすんなり受診には至らないということである．ましてや訂正不能である妄想に対する対応も，不慣れな身体科医師や家族などの説明を患者が理解しない症例も多い．場合によっては，対応に苦慮するために担当医師自体が患者に対して陰性感情を抱いたままに紹介する症例や，突き放した形で紹介する症例さえある．精神科医でも，本人が受診を希望していないような症例では，そもそもの関係づくりに難渋することもある．逆に，患者自身が不十分な説明のために医療側に不信感を抱くこともある．このような場合にもその後の治療がスムーズに進まずに困ることがある．

　2つ目は，身体疾患の継続治療が難しくなりやすい点である．本来身体疾患の治療目的で入院したり薬剤投与をして治療開始されたにもかかわらず，幻覚や妄想をはじめとした活発な精神症状を呈する患者は身体科では敬遠されがちで，患者や家族の意向は無視され強制的に治療を中断させられたり，精神科病棟へ転棟させられてしまう症例がある．本来は，原疾患治療と精神科的治療を並行しながら，原疾患の治療の継続や他の治療の可能性について議論したり，家族や本人の意向なども加味しながら個別に対応する必要がある．

　3つ目は，それぞれの治療に対するエビデンスの不足である．さまざまな薬剤が多彩な精神症状を惹起するが，それぞれの症状に対して対症療法的に治療を行っているだけであり，その治療薬の治療用量，治療期間などおのおのの精神科医の臨床経験に基づく治療法となってしまい，治療にばらつきが大きいことが推察される．これらの治療に対する一般的な治療方法の確立も必要と思われる．また，精神科医が治療に関与するにあたり，ある程度の予見性をもって治療にあたることが重要と考えている．特に，抗精神病薬を使用する際に，どのくらいの期間を評価のために待つべきなのかということを具体的に身体科医師や看護師に告げることが大切かもしれない．抗精神病薬を処方しただけで放置してしまうと，次の日に，「昨日の薬は全く効果がなかった」，「何とかしてほしい」などと言われ，気づかぬうちに多剤併用療法や高用量治療になり，最悪の場合は副作用が強く出現したり，誤嚥性肺炎を繰り返す症例もみられる．「効果を判定するには○○日くらいみてもらいたい」などと具体的に告げることや，こうしたところに気をつけてみてほしいときちんと告げると，しっかり評価してもらうこともでき，患者の早期改善にも役立つ．

　高齢化や，身体疾患の治療の複雑化，進歩などに伴い，身体科患者の精神科的なケアの必要性はさらに増してきている．このような状況において，コンサルテーション・リエゾン精神医学は非常に重要な役割を担っている．近年，リエゾン精神科専門看護師，リエゾン心理士，精神保健福祉士などのリエゾン精神医学チームも重要視されているが，現状ではそのようなマンパワーを得ることは困難であり，多くの病院で

は，瞬時に身体科主治医や看護師を含む非専門家スタッフを巻き込んだ円滑なチームを形成する必要性が生じる．そのような場面で，精神科医はチームのリーダー的役割を担わざるを得ない場面が多々生じる．チーム医療の観点から，患者，家族，看護，そして主治医以外にも身体治療に携わる医師を含め，総合的に治療するためにコーディネートする役割の必要性が注目されるようになっているのかもしれない．今後，精神科医はあらゆる領域の新しい知識や観点を身につけるとともに，常に「そこで今何が起こっているか」を把握することが重要である．そうすることで病棟全体が安心して仕事ができる空間となり，結果的に早期に患者の回復にも役立つと考える．

4 | 本人または家族への病状の伝え方

(1) その人の苦しみを思いやる

まず，実際の患者が幻覚妄想を訴えるとき，どのような対応をするかについて述べたい．幻覚妄想について「それはあなたの思い違いだ」と訂正するのはよい対応とは考えにくい．出会った瞬間に，自身の体験を否定されると，自分のことを信じてもらえないと感じ，治療関係自体が成立しなくなる．その一方で，「そうですよね」などと肯定すると妄想体験を強化してしまうことになる．

それではどのように対応すればよいのだろうか．「そんな不思議なことが起きていて，大変でつらい思いをしているのですね」など，肯定や否定もせずに，その人が体験している苦しい状況を思いやるような対応がよい．

(2) たとえ話などを用いてわかりやすく説明する

幻覚妄想状態を呈しているときには，本人の不安も強いが，同時に周囲の家族も強い不安を有している．そのような場面では，どのような説明の仕方が適切であると考えられるだろうか．身体疾患領域の治療では，血液検査結果や画像検査などを患者に提示しながら，「この数値が高いので○○病が疑われます」とか「ここに腫瘍があります」などと説明することが多い．しかし，幻覚や妄想をはじめとした，精神疾患やその症状について説明をするときには，たとえ話などを用いてわかりやすく説明することが多い．幻覚妄想状態を呈している患者やその家族に対しては「いろいろなものを感じ取るセンサーが敏感になりすぎていて，聞こえなくてよいはずの声が本人にとっては聞こえるようになったり，見えなくてよいはずのものまでも見えてしまい，思い違いを起こしやすい状態になっています」とか，「バケツやお風呂の水が溢れそうなくらいいっぱいになっています」と伝えて，休養や治療的介入に対して理解を得るようにしている．少なくとも，上記状態にあるために，無理をするような状況ではなくきちんと治療したほうがよいと伝えることが重要であると考えている．

(3) 精神面でのサポートや治療の必要性を説明する

患者と接するなかで重要なことは，まずは診断的なことよりも，精神面でのサポー

トや治療の必要性を説明することである．思路の障害などを考慮し，簡潔かつ具体的な説明が望まれる．特に情緒的な面に訴えるようなものがよい．たとえば「今は神経を休めることが必要」「それだけ大変なストレスを抱えているのであれば，専門の医師に罹ってみるのはどうか」といった具合である．薬物療法についても幻覚妄想に対する効果を説明するよりも，「神経の過敏さを和らげ，リラックスできるようになる」という説明のほうが患者にとっては違和感が少ないだろう．不眠があれば「服薬によってよく眠れるようになってくる」といった説明をすると，薬物療法の動機づけになりやすい．

5 | 治療とケア

　まずは，先ほどから述べているように，幻覚妄想状態にある患者の診断における要点としては，意識障害や認知機能障害の有無を確認することと，身体疾患や内服している薬物について検討することが必要となる．

(1)薬物療法
　全身疾患，脳器質性疾患といった身体疾患に伴う幻覚妄想状態である場合には，身体疾患が改善しない限り幻覚妄想状態の十分な改善も望めないので，まずはその身体疾患の治療そのものが優先されなければならない．それでも，幻覚妄想状態に左右された言動や行動を伴う場合，激しい精神運動興奮を伴うような幻覚妄想状態の場合には，対症療法的に向精神薬を用いた治療が必要になる．

　一般身体科医は睡眠薬や抗不安薬のほうが使い慣れているかもしれないが，幻覚や妄想を呈している症例に対しての安易な投与は，かえって脱抑制やせん妄の誘発，症状の増悪を生じることもあるので注意が必要である．これらの症例に対して薬物療法を行うのであれば，抗精神病薬が一般的である．抗精神病薬は，「第一世代抗精神病薬（従来型抗精神病薬）」と「第二世代抗精神病薬（新規抗精神病薬）」の2つに分類される．この両者の大きな差異は，第一世代抗精神病薬の主作用がドパミン D_2 受容体遮断作用にであったことに加え，第二世代抗精神病薬はセロトニン 5-HT_{2A} 受容体遮断作用を有することである．この違いにより第二世代抗精神病薬は錐体外路症状を惹起しにくいといった特徴をもつ．そのため，抗精神病薬のなかでも錐体外路症状を惹起しにくい第二世代抗精神病薬を使用することが通常である．ただし，第二世代抗精神病薬の適応病名は「統合失調症」であるので，適応外使用についても知っておく必要がある．また一般身体科医が使用するのであれば，薬剤の知識が十分でない場合もあるため，最小量にとどめておいて精神科医につなぐことが大切だと思われる．

(2)抗精神病薬の副作用
a 錐体外路症状
　非定型抗精神病薬は，定型抗精神病薬と比較して錐体外路症状を惹起することは少

ないが，ドパミン抑制作用を有する薬剤では発現する可能性があるため注意を要する．今回は，一過性の副作用であるが注意が必要である副作用についてまとめた（一時的な対症療法的な対応を想定し，長期で注意を要するような副作用については割愛した）．

・アカシジア：落ち着きがなくなり，1つの場所にとどまっていることができなくなる．足がむずむずしてじっとしていられないなどの訴えがあるときには注意が必要である．精神症状との鑑別も丁寧に行う必要がある．

・アキネジア：随意運動能力が低下し，身体の動きが鈍くなる．

・振戦：代表的なパーキンソン病様症状である．患者は止めようとしても止まらない．重症化してくると，食事の箸が持ちにくくなったり，字を書こうとしてもペンが震えて書きづらくなってしまう．

・急性ジストニア：抗精神病薬投与初期に身体の筋肉がひきつれを起こし，首が横に向いたり，体を反転させたり，舌を突出させたりする．多くの患者は激しく動揺するので適切な対応が必要である．

b 便秘，排尿障害

主に抗コリン作用によるものである．特に重症化するとイレウスを起こすこともあるため投与時はきちんと評価すべきである．

c 循環器症状

血圧低下，頻脈，心電図異常を生じることがある．α_1阻害作用の強い薬剤（リスペリドンやクエチアピン）を投与するときには，起立性低血圧によるふらつき・転倒に注意が必要である．

d 悪性症候群

向精神薬における副作用で最も重篤な副作用である．40℃以上の高熱，筋強剛，クレアチンキナーゼ（creatine kinase；CK）の著明な上昇，意識障害が特徴的で，前駆症状として発汗，頻脈，振戦，筋硬直，流涎，嚥下障害などを認める．脳内のドパミン動態の急激な変化が原因であると考えられており，時に死に至ることもあるため，早期の対応が必要である．治療としては，輸液による脱水補正，ダントロレンナトリウムの投与などであり，悪性症候群に至れば身体的加療のため入院が必要である．

e 誤嚥性肺炎

抗精神病薬による副作用のなかでも特に注意したいものに誤嚥性肺炎が挙げられる．特に高齢者ではADL低下どころか生命に危険の及ぶ可能性も高い．抗精神病薬による誤嚥には，気道に異物が入ってもむせたり咳き込んだりしない「不顕性誤嚥」が多い．不顕性誤嚥には，咳嗽反射や嚥下反射をコントロールするサブスタンスPという物質が関与していると考えられている．このサブスタンスPの調整は，主に黒質線条体のドパミンが行っているが，抗精神病薬により黒質線条体でのドパミンを過剰に遮断するとサブスタンスPが低下し不顕性誤嚥から肺炎を起こす危険がある．特にハロペリドールなどの定型抗精神病薬を使用する際には注意が必要である．

f その他

　高プロラクチン血症や糖代謝や脂質代謝などの代謝系副作用が出現する可能性についても注意する必要がある．特にオランザピン，クエチアピンは糖尿病患者に対する投与は禁忌になっていることも知っておく．

適切な診療を実現するために

　身体疾患の罹患中および治療中に幻覚妄想状態を呈する症例は決して多くはないが，鑑別すべき器質性・症状性疾患も多く，薬剤性幻覚妄想状態の症例も散見される．現時点では，身体科医は精神症状が出現するとその患者を，精神科医は身体疾患があるとその患者を敬遠しがちとなってしまう．そのため身体疾患治療中に精神症状を呈した患者は宙ぶらりん状態となりがちである．さらに身体疾患罹患中および治療中に突然生じた幻覚妄想状態の患者の身体的な治療は中断されることが多い．同時に突然様子が変わった患者自身を見た家族の動揺も多大なものである．しかし，もともとは身体疾患の治療目的での入院や外来通院をしているわけであるので早期の介入が必要である．しかも，器質性の精神障害や薬剤性の精神症状による自殺，自傷他害についても十分注意しなくてはならないが，もともとの身体症状の対応については十分検討されるべきである．患者の病状評価と今後の見通しについて，多職種および本人や家族の希望なども加味したうえで治療戦略を練らなければならない．そのためにも，精神科医が今後果たすべき役割は大きく，身体疾患に伴う精神症状についての知識のみならず実践も多く積む必要があるのではないかと考えている．

●文献

1) Greene P, Cote L, Fahn S：Treatment of drug-induced psychosis in Parkinson's disease with clozapine. Adv Neurol 60：703-706, 1993
2) Kuzuhara S：Drug-induced psychotic symptoms in Parkinson's disease. Problems, management and dilemma. J Neurol 248 (suppl 3)：28-31, 2001
3) de Smet Y, Ruberg M, Serdaru M, et al：Confusion, dementia and anticholinergics in Parkinson's disease. J Neurol Neurosurg Psychiatry 45：1161-1164, 1982
4) Cummings JL：Neuropsychiatric complications of drug treatment of Parkinson's disease. Huber SJ, Cummings JL (eds)：Parkinson's Disease：Neurobehavioral Aspects, pp313-327, Oxford University Press, New York, 1992
5) 高木州一郎：インターフェロン療法中の精神症状．精神医学 37：344-358, 1995
6) Malaguarnera M, Di Fazio I, Restuccia S, et al：Interferon Alpha-induced depression in chronic hepatitis C patients：Comparison between different types of interferon Alpha. Neuropsychobiology 37：93-97, 1998
7) 大坪天平，宮岡 等，上島国利，ほか：C型慢性肝炎患者のインターフェロン療法中にみられる抑うつ状態に関して—前方視的研究．精神神経学雑誌 99：101-127, 1997

（堀 輝）

第 **4** 章

怒り・興奮

● 治療対象となるもの・ならないもの

　そもそも怒り・興奮は，正常者にも状況によって起こりうる心の動きである．怒り・興奮がみられても，それがすなわち精神症状ないし精神障害とは限らない．

　この一見当たり前のことが，診療場面では忘れられがちである．たとえば，内科や外科に入院中の患者が怒りや興奮を呈したといって，「精神異常ではないか，何とかして欲しい」と精神科診療依頼がくることは少なくない．しかし診察して患者の話を聞くと，術後の不具合に対する不満や，見捨てられるような転院に対しての憤りの表出という場合もある．もちろん，治療対象となる精神疾患に伴う精神運動興奮である場合もある．怒りや興奮は，さまざまな精神障害で生じうるので，順次鑑別のうえ，治療戦略を立てる必要がある（表 1-7）．

　治療対象である精神障害の場合，後述する薬物療法で鎮静を図ったり，一時的に精神科へ転科・転棟して対応したりする．このほか，実際にはさまざまな心理社会的要因が交絡するので，総合的に評価する必要がある（表 1-8）．

　興奮については，意識障害の有無も鑑別のポイントとなる．意識障害を伴わない興奮は，例えば統合失調症や躁病といった内因性精神障害においてみられる．幻覚妄想を背景として，ささいな刺激に対して過度の興奮が現れる場合がある．一方，慢性期

表 1-7　怒り・興奮をきたしうる精神疾患の例

器質性精神障害	● 頭部外傷・脳血管障害 ● 中毒性精神病・薬物依存 ● 認知症 ● 症状精神病 ● てんかん＊ ● 知的障害・発達障害＊
内因性精神障害	● 統合失調症・妄想性障害 ● 躁病・躁状態（まれにうつ状態）
心因性精神障害	● 心因反応 ● パーソナリティ障害

＊てんかん，知的障害，発達障害は，器質性精神障害に分類しないこともある

58 第1部 依頼患者の診方と対応

表 1-8 マッカーサー・リスク・アセスメント・スタディにおける攻撃性の主な評価項目

1. 素質的要因	治療の遵守性
●人口統計学的 　年齢 　性別 　人種 　社会階層 ●人格 　人格様式 　怒り 　衝動性 　サイコパス ●認知 　IQ 　神経学的障害	●犯罪歴と暴力の既往 　逮捕 　拘留 　自己報告による暴力 　自傷 **3. 状況的要因** ●認識されたストレス ●社会的支援 　生活処理 　日常生活の活動 　認識された支援 　社会的ネットワーク ●暴力の手段(例：銃)
2. 歴史的要因	**4. 臨床的要因**
●社会的歴史 　家族歴 　　育児 　　児童虐待 　　逸脱した家族 　職歴 　　雇用 　　仕事に対する認識 　教育歴 ●精神科病院の治療歴 　入院歴	●Ⅰ軸診断 　症状 　　妄想 　　幻覚 　　症状の重要度 　　暴力的な空想 ●Ⅱ軸診断 　機能 　物質乱用 　　アルコール 　　他の薬物

〔吉川和男：攻撃性と司法精神医学—攻撃性の評価. 精神科治療学 21：825-834, 2006 より一部改変(原文：Monahan J, Steadman H：Violence and mental disorder-Developments in risk assessment. The University of Chicago Press, Chicago and London. 1994)〕

では情動反応をあまり伴わないものや，残遺症状として持続性のものなどもある.

　意識障害を伴う興奮には，内科疾患に基づく症状精神障害や頭部外傷や脳炎などの脳疾患による脳器質性精神障害，および薬物中毒による中毒性精神病などがあり，これらを外因性精神障害と呼ぶこともある.

　また，錯乱は，ある程度の意識混濁を背景に，見当識や記憶が曖昧になり，思路が乱れ，話や行動にまとまりを欠いた状態をいう. 不安焦燥感，興奮昏迷，幻覚妄想など多彩な精神症状を伴いやすく，後に健忘を残す. 主として症状精神障害や脳器質性精神障害にみられることが多い. 非定型精神病や心因性精神障害でも出現しうる.

怒り・興奮をきたす精神疾患

1 統合失調症

　統合失調症の急性期では，幻覚や妄想に左右され，情動のコントロールを失って，

精神運動興奮を呈する場合がある．現実と妄想世界との見境がつかず（現実検討能力の喪失），治療の必要性の自己認識を欠くため（病識の欠如），本人の保護や治療のために，医療保護入院（強制入院）が必要となる場合もある．

ただし，近年は非定型抗精神病薬の剤型も多岐にわたり，これらをうまく使えば，一般病棟でもコントロール可能な場面も少なくない．精神科医がリエゾン・コンサルテーションにより身体科と密に連携すれば，本来の身体疾患の治療が疎かにならずに済み，治療的メリットは大きい．

わが国では，歴史的に民間の単科精神科病院が多く，精神科のある総合病院が極端に少ない．このため臨床現場では，身体か精神か，なかば強引に治療の二者択一を迫られる場面が多々ある．これは統合失調症に限らず認知症にもいえることだが（認知症高齢者では，身体合併症や精神症状を伴うケースはままある），高齢化社会がますます本格化する 21 世紀の医療政策上の課題でもある．

2 | 躁状態

躁状態では，気分の高揚，観念奔逸，多弁・多動，行為心迫，誇大性，過干渉，睡眠欲求の減少などがみられる．さらに，易刺激性，易怒的となり興奮や攻撃性が亢進する．

また，症状性精神障害や脳器質性精神障害，ステロイドや覚せい剤などの薬物性精神障害でも躁性興奮を呈することがある．

いずれにせよ，気分安定薬や抗精神病薬を適宜用いることにより，急性期の躁状態のコントロールをつけることは可能である．ここでも精神科医のリエゾン・コンサルテーションが重要となる．

躁うつ病の場合，病前の社会適応が良好な人も多く，躁状態の"社会的副作用"は大きい．たとえば，上司や取引先に暴言を吐くなどすれば，取り返しがつかないことにもなる．このため，躁状態で怒り・興奮を呈するケースでは，患者の社会的背景にも配慮した迅速な対応が求められる．

3 | てんかん

てんかんでは，さまざまな精神症状を伴うケースは少なくなく，時に興奮を呈する．

まず，発作そのものによる興奮を呈する場合もある．これには複雑部分発作やその重積状態，小発作の重積状態などがある．また，発作後のもうろう状態で，興奮や錯乱に至るケースもある．さらに，側頭葉てんかんの発作間欠期では，意識清明下で幻覚妄想状態を呈する場合がある．

多かれ少なかれすべての抗精神病薬は，てんかん発作の閾値を下げるため，効果と副作用のバランスを考慮した細やかな投与調整が求められる．

4 | 精神遅滞

精神遅滞では，多動，常同行為，異食や不潔行為などさまざまな行動障害がみられる．さらに衝動性や強迫性などから自傷行為や介護への抵抗や興奮を呈することもある．

精神遅滞では，自分の思う通りにならない状況下で，反応的に易怒性や興奮状態を起こしやすい．また，自閉スペクトラム症など他の発達障害に加え，統合失調症や気分障害などのさまざまな精神疾患が合併しうる．

5 | 症状性精神障害

内分泌疾患，代謝性疾患，膠原病，感染症など種々の身体疾患を背景にさまざまな精神症状を生じる場合があり，これらを総じて症状性精神障害と呼ぶ．症状は，幻視や妄想，興奮や錯乱状態など多岐にわたり，せん妄など，意識変容を伴うことも多い．身体状況の時間経過とともに症状が移ろいやすい．

経験的に精神科にコンサルテーションが多い内科疾患としては，全身性エリテマトーデス（systemic lupus erythematosus：SLE）を代表とする膠原病およびその治療薬であるステロイドによるステロイド精神病などがある．この場合，治療薬と原因薬が拮抗するのでジレンマが生じるが，SLE の病勢期では，ステロイド大量療法を躊躇すると脳に器質的後遺症が生じ（社会的）予後不良となるので要注意である．

6 | 中毒性精神病

急性中毒では，意識障害を主とし，せん妄や興奮状態を呈する場合がある．急性アルコール中毒の病的酩酊では特に激しい興奮を呈する．また，アルコールの離脱期には，振戦，せん妄が生じうるので，アルコールと交差耐性を有するジアゼパムなどのベンゾジアゼピン系薬物を予防投与する．覚せい剤，幻覚剤による中毒では，幻覚妄想から激しい興奮を示し，暴行や犯罪に至る症例もある．近年問題となっている危険ドラッグによる幻覚作用は，交通犯罪や暴行事件などを引き起こしており社会問題化している．危険ドラッグは成分不明で毒性の評価が困難なことも多い．

7 | 脳器質性疾患

頭部外傷の急性期および亜急性期では，意識障害を伴う興奮を呈することがある．一方，慢性期には意識障害を伴わない，頭部外傷後の性格変化による興奮がみられる（高次機能障害）．

脳炎や脳腫瘍では，意識障害を伴った興奮状態を呈することがある．一時的に抗精神病薬などによる鎮静が必要となる場合がある．興奮状態が落ち着けば，原疾患の治

療を再開するが，症状再燃もあるので，継続フォローが必要である．

攻撃行動の神経回路

　1970年以降，神経解剖学におけるトレーサー実験により，攻撃行動に関わる神経回路が提唱されてきた（図1-8）．前頭前野からの刺激が扁桃体に届き，視床下部から中脳中心灰白質という経路があり，中脳中心灰白質は攻撃行動の最終共通路（final common path）と目されている．しかしながら，攻撃行動に関わる神経回路はその他の社会行動にも関わるため，実験系の設定により解釈が異なり，複雑となっている．

攻撃性仮説

　うつ状態では，慢性的なセロトニン神経の活動低下が想定されている．前頭葉でのセロトニン放出の低下による攻撃準備段階が形成されていると考えられている．気分障害では，HPA（視床下部-脳下垂体-副腎皮質）系の亢進と負のフィードバックの機能不全がみられる．このため，副腎皮質ホルモンの増加によるドパミン放出が促進され，衝動制御の効きにくい脳の状態が起こると考えられている．

急性期の治療

　興奮・錯乱状態への基本的な治療方針・ニーズは，急速な鎮静（静穏化）であろう．特に器質性/症状性精神障害では，すみやかに原因疾患の同定が必要であり，血算・生化学検査，頭部画像検査，髄液検査などが鑑別上適宜行われる．興奮が激しい症例では，検査遂行のため，初期鎮静が必要となる場合もある．

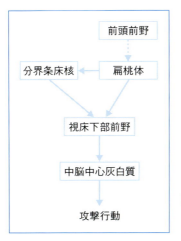

図1-8　攻撃行動の神経回路
（上田秀一，榊原伸一，中舘和彦，ほか：攻撃性の神経回路—セロトニンニューロン系を中心に．臨床精神薬理 11：219-226, 2008）

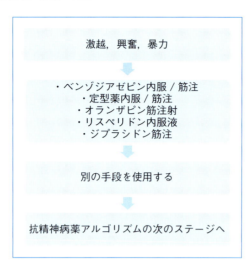

図 1-9 精神疾患に伴う攻撃性・暴力の薬物療法アルゴリズム
(TMAP：Texas Medication Algorithm Project)
〔稲田俊也(編)：併存症状のアルゴリズム[1]激越・興奮・暴力．各種ガイドライン・アルゴリズムから学ぶ―統合失調症の薬物療法．pp57-58, アルタ出版, 2006〕

薬物治療の基本

　現実的には，内因性精神障害，内科疾患，脳器質疾患などの基礎疾患にかかわらず，興奮・錯乱状態の急性期では向精神薬を使用せざるを得ない場合も多い．もちろん，鑑別がつき，原疾患に対する治療が可能な状態になればそちらが優先される．なお，第二世代抗精神病薬のうち，オランザピンやクエチアピンは糖尿病の患者には使用できないとされている．

　興奮・攻撃性に対する急性期の向精神薬の代表アルゴリズムを図 1-9 に示す(Texas Medication Algorithm Project；TMAP)．

Case 1 ● 病院の対応に立腹し不平不満を言い続け紹介された 30 歳代女性

なぜ自分が精神科を受診しなくてはいけないのか

患者データ
- 年齢：A 氏．34 歳．
- 性別：女性．
- 主訴：看護師への暴言．
- 家族歴：父親がアルコール依存．
- 既往歴：頸肩腕症候群．

生活歴
- 同胞 3 人の第 3 子．出生発育に問題なかったが，父親が飲酒しては，母親に暴言・暴力をふるう家庭であった．このため母子は母親の実家に一時避難することも多かった．

第4章　怒り・興奮　　**63**

- もともとおとなしく控えめな性格であったというが，情緒不安定から小学校高学年では一時不登校となった．中学からは登校は安定した．先生や目上の者に従順である一方，弱い者に対してはいじめる側に回った．自身も一時いじめの対象となったからで，そうして立ち回ることが保身になると思ったという．A氏が中学2年時に両親は離婚．高卒後，看護学校へと進学し，看護師となった．現在まで独身未婚である．病院を2～3転々としたが，現在は市内の総合病院のICUで看護師として多忙である．

現病歴
- 31歳時，大学病院整形外科受診での採血後に出血がなかなか止まらないことがあった．A氏は針で何度も血管を外したと新人看護師を激しく叱責した．明らかな落ち度であると外来待合にまで響く声でわめき立てた．A氏の罵声はスタッフのみならず待合患者までをしんとさせた．

- 主治医と看護部長が謝罪し，A氏はその場は矛を収めて帰宅した．帰り際，「二度したら許さんよ！」とスタッフ全員を睨みつけて病院を後にした．新人看護師は震えあがり，何度も頭を下げた．

- これを機にA氏の整形外科外来での態度は横柄となった．待ち時間が長い，受付の態度がなってない等々，なにかにつけて不平不満を言い立てた．病院の患者相談窓口にも件の新人看護師の異動を要求し，延々と苦情を申し立て，窮した職員が他の業務そっちのけで長時間対応せざるを得ないことも度々あった．

- この状況に看護側から苦情が上がり，困った主治医は精神科へ紹介してきた．ところが，本人にしてみれば受診動機はなく，なぜ自分が精神科に罹らなければならないのか，とこれまた立腹した．

- A氏の精神科主治医となった若手のB医師の診察は，まずなだめすかして本人の言い分を受容的に聞くところから始まった．平身低頭に話を聞くスタンスをとると，整形外科スタッフへの不平不満をのべつまくなしに語った．

- やがて，整形外科受診の後に精神科に立ち寄る，という形で受診は定期化した．

- 精神科外来診察で感情の起伏や不眠，食事などの生活リズムの乱れ，寝酒の習慣などが明らかとなった．意欲低下や倦怠感から就業継続がかなり負担になっていることも明らかになった．抑うつ気分や意欲低下をはじめ，抑うつ症状はうつ病の診断基準を満たしていた．また気分高揚や睡眠欲求の減少，他者への攻撃性や易怒性，時に破壊的な行動をとるなど，躁・うつの混合状態ともいえた．

診断
- すなわち精神科的にみると，躁うつ病といえた．よって，感情の安定化を図る薬物療法を提案し，本人もこれに同意したため，気分安定薬であるバルプロ酸ナトリウムを開始した．同時に断酒を指導した．

【治療経過】

(1)怒りの矛先は精神科へ

　精神科の併診により，整形外科外来への攻撃性は鎮火した．問題は解決したかにみえた．しかし，これで一件落着ではなかったのである．

　整形外科と精神科外来を併診し始めて3年が経ったある日，A氏は頭痛と背部痛を訴え，仕事終わりに時間外外来を受診した．事務当直の職員は精神科受診歴があるとみると，整形外科でなく精神科の当直医を呼んだ．出てきた当直医が精神科医だと

知ると,「身体症状で来ているのになぜ精神科医が出てくるのか」と立腹し,「この病院は私を差別するつもりか」などとまくしたてた.整形外科および精神科の指導医が出ていき,協議のうえ,抗精神病薬の服用を促したが「なぜ私が精神科の薬を飲まないといけないのか」ととりつく島がなかった.精神科医立会いのもと整形外科医が診察し,器質的には問題がないことを確認しその夜は帰宅した.

ところがその日以降,精神科B医師やスタッフに対しても敵意が向けられるようになり,「どうせ先生も私を迷惑な患者と思っているんでしょう」などと皮肉めいたことを言うようになった.それでもB医師はやはり平身低頭で,わざわざ別枠をとり1時間から日によっては2,3時間も不満を聞き続けた.これにより,A氏は結果的に若い主治医を"独り占め状態"にしたうえで,病院に対して不平不満をいくらでも吐き出せる状況を得た.B医師は事態の悪化を恐れてひたすら受容的に話を聞いた.

(2)主治医の疲弊

最初のうちはとことん付き合っていたB医師もそのうちさすがに疲れてきた.なんといっても1人の患者に毎週のように1〜2時間とられるのは厳しい.実際,病棟業務をはじめ他の通常業務にも支障が出るレベルの負担なのである.

A氏の話といえば9割方が病院に対する不平不満で,堂々巡りの内容が多い.少しでも反論すると,「あなたそれ言い訳？ なんなら採血のことを問題にしてもいいのよ」などと脅しめいたことまで言った.さすがにB医師は「ご勝手にどうぞ.これ以上あなたの面倒は見きれません」と告げた.B医師にはこれ以上一方的にA氏の苦情を聞くことが非生産的に思え,また,もはや治療と呼べるものではないとも感じていた.

A氏は「医者がそんなことを言っていいと思ってるの？ あなた自分が言ったこと,忘れなさんなよ」と捨て台詞を吐いて診察室を後にした.

それからしばらくA氏は外来に姿を見せなかった.

(3)診療拒否疑惑と上司への釈明

翌月のある夕刻,その日の業務をあらかた終えて医局に戻ったB医師はやはり精神科医である上司の診療部長から呼び出された.「こんなものが当局から来てるんだが,身に覚えはあるかね？」と,手渡されたのは厚生局からの疑義照会のような文書であった.見るとそこには,自分がA氏の診療拒否をしたという.それとともに患者を傷つける,医師として不用意な発言を受けた,とも書かれており,事実確認を含めた説明を求めるものだった.

B医師は診療部長にことの経緯を細かく説明し理解を求めた.しかし診療部長の返事は意外なものだった.

「ちゃんと患者さんの話を聞いてやらんといけないよ,B先生.この患者さんは君に診療を拒否されたと言っている.われわれ医師は,医師法で診療拒否は禁じられているはずだ」

第4章 怒り・興奮　**65**

「診療拒否なんかしていません．話だってどの患者さんよりも長時間かけて毎回面接しています」

診療部長は一瞬眉をひそめたが，

「新院長の新年訓示にもあったとおり，うちの病院は患者の満足度向上や権利擁護の推進を運営方針として掲げているのを先生も知っているね．その方針からしても，患者から苦情が出ないようにしてもらわないと困るよ」

「いえ，私は精一杯，患者のために努力しているつもりです」

診療部長は咳払いをすると，

「先生が努力しているのは否定しないけどね，実際に患者は先生から心外なことを言われ傷ついた．さらに先生からこんな患者は面倒を見きれないとサジを投げられたとお怒りなんだ．われわれの努力もあるが，精神科なんだから，患者がどう感じるか，それが一番問われるんだよ」

「でも，私にはこれ以上，あの不毛な面接を続けることが治療的とは思えません……」

B医師の声は小さかった．診療部長は別の書類に目を通しながら言った．

「とにかく，来月は病院機能評価も控えているんだ．先生も知ってのとおり，機能評価取得は新院長の悲願なんだよ．こんなときに厚生局に目をつけられてみなさい．それこそうちの科が評価認定に水を差すことになる．それで認定が流れでもしたら，当科の院内での評価は地に落ちる」──．

B医師が一身上の都合を理由に地元病院へ転職していったのは翌年の春であった．

(4) 主治医の交代と患者との治療契約

B医師に代わって赴任した中堅のC医師は，赴任早々A氏の担当を引き継いだ．初回面接の開口一番，

「これからあなたをB先生に変わって担当するCです．よろしく．早速なんだけど，私の診察を受けていただくにあたって2，3確認事項があるけど，いいかな？」

確認事項と言われA氏は怪訝な顔をした．

「はあ，何ですか，確認事項って？」

C医師は用意した紙を差し出した（図1-10）．

「何ですか，これは．一方的に，偉そうに．こんな面倒な約束，B先生のときはなかったよ．誰がこんな条件受け入れられるか」

と，A氏は紙をくしゃくしゃに丸めて床にポイと捨てた．

C医師は黙って拾い，しわくちゃになった紙を丁寧に伸ばしながら言った．

「B先生のときと違うのはわかっています．私はB先生ではないのでね．でもAさん，この約束抜きには，私はあなたの治療を担当することはできません．条件内容が不当と思われるなら，内容についてあなたと協議することはできます．もっとも私は全く当たり前のことしか提案したつもりはありませんが．これは治療契約といって，医師と患者が治療について，あらかじめ約束ごとを決めておくものです．そして，両者はそれに従って治療を行っていくというものです．治療は医師と患者の共同作業だ

66　第1部　依頼患者の診方と対応

診察を受けていただくにあたっての確認事項

① 診察は原則予約制です．時間外では当直医が必要最低限の診察・処置のみ行います

② 入院の適応は，患者さんの希望もありますが，医学的判断により，最終的に主治医が判断します

③ 際限のない診察時間はとれません．ほかの患者さんとのバランスも考慮し，通常の外来診療の範囲内において行います

④ 以上を守れない場合，当科での診療が続けられないことがあります

⑤ この確認内容は今後，必要に応じて改訂されることがあります．ただし，その都度説明し同意を得ることとします

　　　　○年×月△日　患者氏名　　　　　　主治医氏名

図1-10　本症例で使われた治療契約

から，一方的ということはありません．両者がともに精神的な安定と社会適応の向上を目指した共同作業をやっていくのです．私達は敵同士ではありません．私は1つの同じ目標に向かって進むサポーターでありたいと思っています」

　A氏は黙って聞いていたが，その目に安らかな光はなかった．この医者はどういうつもりでこんなことを言うのだろう，と人を値踏みするような目つきであった．

「これ，持ち帰って考えて来てもいいですか」

「どうぞ」

　A氏は書類フォルダをカバンから取り出すと紙を収めようとした．看護師らしい整頓の精神がみてとれた．

「それ，くしゃくしゃになってしまいましたね」

　C医師は新しく紙を素早く印刷するとA氏に手渡した．C医師はA氏がゆっくりと診察室のドアを閉めて去るのを見送った．これがC医師による初回面接であった．

(5)15分の診察で服薬・飲酒などを指導

　2週間後，A氏は予約通りに外来に現れた．

「先生，サインしてきましたよ．これでいいんでしょ．よろしくお願いしますね」

「うん，これで結構です．ご理解ご協力ありがとう」

　C医師は手早くサインすると，外来クラークにコピーをとらせた．

「では，これがあなたの手持ち分です」

「で，先生，今日はどれくらい時間とってくれるの？ 1時間？」

「いや，1時間は厳しいな．自由診療じゃないからね．ほかの患者さんもいるから外来時間は基本15分程度でお願いしたい」

第4章 怒り・興奮 **67**

「え，たったそれだけ？」

「それだけって，定期的な外来診察はそんなものですよ．だから15分間を有効に使わなきゃ」

「15分なら，私，他の病院のほうがいいかな……」

「それは患者さんに選択権があることだから，最終的にはあなたが決めればいい．でも，何万円もとる自由診療ならいざ知らず，ほかも似たり寄ったりかも知れないよ．まあ，有効に使えば15分も捨てたもんじゃないよ．かなりのことが相談できる．そのためには毎回，相談内容を整理して来てもらえるといい」

A氏はどこか不服そうに，バッグに付けられた大きなマスコットをいじっていたが，やがて視線を上げた．

「じゃ，まずこのイライラをどうにかして欲しいです」

「B先生がバルプロ酸という気分安定薬を出していますね．この薬は？」

「飲んでいますよ，適当に．お酒も飲むけどね」

「それじゃ，ダメです．私の外来に罹って処方を受けている間は，飲酒は御法度とします．このバルプロ酸という薬は毎日継続して徐々にイライラや衝動性，気分の波を落ち着ける効果が見込めます」

「あれもダメ，これもダメってうるさいね，先生．わかったわよ」

「それから，あなたは昼間お仕事されてますね．ICUの看護師でしょ．大変な仕事ですね」

「いや，ICUはやめて，今春から外来に回されました．ICUはさすがに負担が大きすぎて．B先生が診断書を書いてくれて，師長に相談したんです．今は夜勤もありません」

「そう，それはよかったね．じゃあ薬も定期的に飲みやすいから，お酒はやめてもらって，生活リズムを整えるところからやっていこう．では，今日はこれくらいで」

ちょうどそのとき，外来看護師が，次の患者カルテを持って来た．待合ではもう6人待っている．A氏の診察を始めて30分が経過していた．

「え，もう終わり？ 家のこととか，母親とのこととかまだまだいろいろ話したいんですけど」

C医師は積まれたカルテファイルに目をやった．1つには「仕事でお急ぎです」という看護師のメモが付いていた．

「それは緊急性がある話？」

「緊急，じゃないですけど……．わかりましたよ，もう時間なんでしょ．じゃあ次回話させてください」

「うん，悪いね．では次回予約は○月×日の△時から，でいいね？」

「はい，はい」

その後，A氏の通院は定期化した．1回あたりの診察時間も15分とはいかないが，30分を超えることはほとんどなくなった．B医師は，服薬遵守や飲酒問題，診察時間に対しては厳格な態度を崩さなかったが，基本的にはA氏の健康的な面を助長す

るようなスタンスをとった．A氏は，病院スタッフに"噛みつく"ことが全くなくなったわけではないが，徐々に安定化していった．

【本症例の解説】

本症例は，整形外科からの依頼患者である．

本症例では，父親がアルコール依存症であり，父親が飲酒しては，母親に暴言・暴力をふるうという家庭環境があった．父親の暴力のため，母子は実家に逃げ帰るほどであった．幼いA氏にとって，家庭が修羅場となることで，心に傷を受けそれがトラウマ（心的外傷体験）となっていったことは容易に推測できる．

このような児では，「両親が不仲なのは自分のせいだ」としばしば自責的に考えてしまう傾向がある．これが慢性化すると，健康的な心理発達が阻害され，対人関係などに影を落とす．常にびくびくと何かに脅えるように不安であったり，過度に相手に下手に出たり，そうかと思うと傲慢になったり，攻撃性を内包していたりと，とかく情緒が不安定な青年となる可能性がある．

A氏もこのような精神世界で幼少期を過ごした可能性があり，小学校高学年時には情緒不安定から一時不登校となっている．中学になっても対人関係での不安定さは残り，目上の者に従順である一方，弱い者には強く出ていじめる側に回るなどしている．高校になると表面的には情緒は安定し，父親に対する怒りの感情を意識でき，心理的に父親から独立できたという．二度と自分のような子ども時代を繰り返して欲しくない，という思いから当初は小児科の看護師を志望したという．

A氏の心には，こういった健康的な面がある一方で，他者への怒り——これはもしかすると父親に対する未処理の葛藤の表れかもしれないが——，対人関係における感情制御の欠如，すなわち衝動性などが社会生活上問題となるレベルで顕在化した．

その発端となったのが，通院中の整形外科外来での新人看護師による採血の不手際だった．自身が看護師として，経験年数を積み，ベテランとなっていたため，新人看護師のちょっとした手元の狂いや要領の悪さが目に付いたのだろう．

同業者だからこそ，見逃すという余裕は，このときのA氏にはなかったのかも知れない．その背景には，自身も多忙を極めミスの許されないICUの厳しい職場環境に身をおき，ストレスにさらされていたことが考えられる．仕事の負荷，そのものが悪いこともあるが，A氏のストレス対処能力（ストレス・コーピングという）はあまり高くなかったのかもしれない．

ストレス対処能の低下および衝動性の欠如が結果として，看護師への暴言となった．

怒りが内包された心理状態に過度の仕事の負荷がかかったことで，心理的な余裕がなくなったのだろう．つまり，極端にいえば何でもきっかけとなりえたわけだが，自身が看護師だけに，患者として受診した際に，怒りが放出されたとも取れる．これは，ある意味A氏が状況を見極めていた，ともいえるのである．というのは，自分が看護師として勤めている職場で怒りを放出すれば，たちまち問題となり，自分の社

第4章　怒り・興奮　69

会的立場が危うくなる．

　自身の行動の結果に対する見通しを有していたことは，現実検討能力が保たれていたことを意味する．これは診断上，精神病の存在を否定する1つの材料といえる．

　精神病による怒り，すなわち幻覚や妄想に左右された言動・行動による攻撃性（精神運動興奮）では，前後の脈絡を欠いたり，突飛で，了解不能なことも多い．

　自己肥大や他者への敵意・攻撃性，衝動制御の欠如などは，躁うつ病の存在を示唆する．A氏も激しい敵意と攻撃性，興奮があり，躁状態とも呼べる状態であった．

　ところで，A氏には問題飲酒もあった．イライラしたり，眠れないと酒を飲んで寝ることも多かったという．アルコールによる気分の易変性，衝動性の欠如という可能性も考えられる．つまり，A氏の怒りや興奮は，アルコール関連障害の色彩もあるのである．さらに，A氏の病理の複雑性が明らかとなったのが，整形外科外来に加えて精神科外来の併診を始めて3年たったある日の時間外外来の受診でのエピソードである．怒りや興奮を有する患者への対応で落とし穴となりやすいのが，この時間外外来や当直帯での診療である．時間外や当直帯では，勝手知ったる主治医が不在のことも多い．場合によっては外部から来た見ず知らずの当直医がその場限りの診察をする場合もありうる．

　考えてみれば，時間外や当直帯での診療というのは，いろいろな問題の起こりやすい，双方にとって非常に高リスクな状況といえる．当番医あるいは当直医は素早く過去のカルテを見返し，過不足なく情報を収集して，ニュートラルな態度で患者に接することが求められる．いわばユニバーサル・デザイン的な態度，つまり，初見の誰にでもわかりやすくやさしい態度で接することが求められる．なおかつ，適切な判断・対処も求められる（深夜だろうが，徹夜明けの早朝だろうが，それが求められる）．

　精神科の患者は，心気症状といって，身体の不調や病気を過度に訴えたり，心配から過分な検査を要求したりしがちである．逆に痛みや感覚の自覚に乏しい，あるいは適切に言語化できない場合もあり，身体症状の評価や見立てが難しいケースも少なくない．

　このような事情から，特に当直帯では身体的な訴えであっても精神科の受診歴があると，精神科に回されることは少なくない．

　ところが，A氏のように，これを面白くなく思う患者もいるのである．この日のA氏は気分の波や不眠といった精神症状ではなく，頭痛と背部痛という身体症状を脳外科，あるいは整形外科医に診てもらうつもりで来院した．ところが，出てきたのは精神科の当直医だった．当直医にしても，呼ばれて診察しようとしているのに，「なぜお前なんだ？」という態度を示されると，およそ面白くはないであろう（これは人間として自然で，仕方ないことと思われる）．しかし，ここは今一歩踏みとどまって，自分の陰性感情をモニターすべきところでもある．

　怒りや興奮に対峙する臨床場面では，このいわゆる逆転移の処理は非常に大事である．放っておけば，怒りは伝染・拡散し，負の連鎖を生む．陰性感情は陰性感情を呼ぶのである．

最近は病院も「患者様の権利，満足度」などと謳い，サービス業という意識が強い．勢い「患者様」などと呼び，苦情が出ようものなら平謝り，改善努力いたします，と言わんばかりの文化が浸透している．そのこと自体は間違いではなかろう．しかし，こと精神科の臨床の観点からすると，過度に下手に出たり，特別待遇したりすることは，患者に負の学習を与えることになり，しばしば非治療的ですらある．

実際，Ｂ医師は平身低頭で，毎回のように１～２時間も時間をとり，延々と患者の話を傾聴し続けたが，かえって患者の不健康な部分を助長してしまっている．結果として，そこまでしているのに，Ａ氏からは感謝されるどころか，ちょっとした不手際で激昂を買い，挙句には役所に苦情を持ち込まれる始末である．

ここで指摘しておきたいのは，Ａ氏にはアルコール使用の問題(外因性要因)，躁うつ病という気分障害(内因性要因)に加え，パーソナリティ障害(心因性要因)もあり，病像が複雑だった点である．境界性パーソナリティ障害の要素のある患者では，しばしば医療現場は混乱する．それは時にスタッフ間に亀裂を引き起こすこともあり難題である．Ｂ医師にとって悲劇だったのは，上司である診療部長からの理解・評価が得られなかったことである．部長は，監督官庁からの問い合わせが来た時点で，Ａ氏とＢ医師の臨床現場で何が起きているかを理解しようとせず，折からの病院評価のことも念頭に管理者としてとにかく事なかれ主義に走ってしまった．結果として，Ｂ医師は心理的に追い詰められ，いわば hopelessness の心理状態となり，職場を後にした．こんなに苦労してやっているのに，なぜわかってもらえないんだ，やっていられない，となったのである．

このように，パーソナリティ障害の怒りが医療側に向けられた場合，しばしば医療現場は混乱し，時にスタッフ間に亀裂を引き起こすこともある．訴訟社会になりつつある今日，こうしたリスクは増している．後ろ盾を失った医師は，現場で孤軍奮闘することになるが，これはかなりつらい．あまり表には出ないが，このような理由で職を変わる医師も案外いるのではなかろうか．

このように怒りの臨床では，症状の評価や治療技術もさることながら，上司や同僚といった職場ラインによるケア，あるいは多職種連携やスタッフ間の意思疎通も非常に大切である．つまり，リスクマネジメントが必要な臨床課題なのである．

次に，Ｂ医師の後任としてＡ氏の主治医となったＣ医師の対応をみてみよう．

Ｃ医師は赴任前にＢ医師の転職劇を聞き，治療契約設定の必要性を認識した．境界性パーソナリティ障害では，理想化とこきおろしの二極化と称されるように，対人関係が非常に不安定である．ささいなことで揚げ足をとり，無理難題をふっかけたりするので医療現場はしばしば混乱する．主治医と当直医のささいな方針の不一致に激昂されたり，よかれと思って出した処方薬が自殺の道具にされてしまったり，とトラブル続きということにもなる．うまくマネジメントしないと医療者が攻撃の対象となり疲弊してしまう．

そのようなトラブルを避け，治療を建設的なものにする手段として，治療の最初のほうで設定すべきなのが，この治療契約で，端的にいうと医師と患者の約束ごとである．

A氏とB医師の治療の混乱を知ったC医師は，とりあえずの治療契約を作成し，A氏との初回面接で提示，治療を進めていくうえでの条件を明確化した．これにより，診察時間や頻度，時間外での処遇など，治療上あいまいだった部分がはっきりし，お互いの責任の範囲やとるべき行動が意思共有された．さらに文書化のよいところは，初見の当直医が診ても方針がはっきり示されていてわかりやすい点だ．医師・患者双方の自署があるので，聞いていない，知らないは通じない．

さらに，ポイントなのは，治療契約は必要に応じて改訂がありうるという点である．治療がすすめば，条件処遇も変わりうる．これは医療者側にすれば新たな脅威に対する防御になると同時に，患者側にも治療の進展具合や医療者との信頼関係を感じてもらうツールにもなる．この点は意外と大切で，パーソナリティ障害の患者は概して社会的に孤立しがちで内面的に満たされず自暴自棄になりやすい．頑張って治療契約を守り，そのことを治療者から正当に評価されるという体験は，患者の心理的健康度を増し，さらなる健康度アップの動機づけとなるのである．

先生が自分を見てくれる，きちんと努力を評価してくれる，という認識が患者に湧けばしめたものである．いわば治療同盟と呼べる関係になることで，パーソナリティ障害の治療はグッとスムーズになる．

先入観をもたず真摯な対応を

怒りや興奮に対峙する臨床ではまず，果たしてそれは精神症状なのかどうかという点，つまり疾病性が高いかどうかが，対応の分かれ目となる．仮に疾病性が低いなら，その怒りや興奮は，病院よりむしろ社会のルールや法律で対処されるべき問題で，われわれ精神科医の出番ではないかもしれない．

いずれにせよ，患者や周囲の言い分を，先入観をもたずによく聞き真摯に対応する態度が肝要であろう．精神症状なら，それ（傾聴）だけでもすでに治療的なはずである．

●文献

1) 吉川和男：攻撃性と司法精神医学―攻撃性の評価．精神科治療学 21：825-834, 2006
2) Monahan J, Steadman H：Violence and mental disorder-Developments in risk assessment. The University of Chicago Press, Chicago and London, 1994
3) 上田秀一，榊原伸一，中舘和彦，ほか：攻撃性の神経回路―セロトニンニューロン系を中心に．臨床精神薬理 11：219-226, 2008
4) Nelson RJ, Trainor BC：Neural mechanisms of aggression. Nat Rev Neurosci 8：536-546, 2007
5) 稲田俊也（編）：併存症状のアルゴリズム[1]激越・興奮・暴力．各種ガイドライン・アルゴリズムから学ぶ―統合失調症の薬物療法．pp57-58, アルタ出版，2006
6) Miller A, Hall CS, Buchanan RW, et al：The Texas Medication Algorithm Project antipsychotic algorithm for schizophrenia：2003 update. J Clin Psychiatry 65：500-508, 2004

（新開隆弘）

72

第 **5** 章

慢性疼痛・線維筋痛症

● 慢性疼痛とは

1 | 定義と分類

　疼痛とは，人間のもつ一種の主観的感覚であり，臨床において最もよく観察される症状の1つでもある．世界保健機関(WHO)は疼痛を，「組織の実質的あるいは潜在的な傷害に結びつくか，このような傷害を表す言葉を遣って述べられる不快な感覚・情動体験」と定義している．

　疼痛は，まず急性疼痛と慢性疼痛に分類できる．また，後者はさらに，炎症によって引き起こされる炎症性疼痛(骨・関節炎性疼痛など)と，末梢神経系や中枢神経系の損傷によって引き起こされる神経障害性疼痛(neuropathic pain)に細分することができる．

　神経障害性疼痛は「体性神経を司る神経系の損傷または疾患に伴って生じる慢性疼痛」と2011年に国際疼痛学会により改めて定義され，神経障害性疼痛は一種の疾患であると強調された．

　また，神経障害性疼痛は，発症の特徴に基づき自発性神経障害性疼痛と誘発性神経障害性疼痛に分類することができる．前者の発症は末梢神経の刺激によらない疼痛症状であり，後者は，外部からの刺激によって誘発される疼痛症状であり，軽微な触圧覚や一般的な冷熱刺激といった末梢自然刺激に対する明らかな異痛症(allodynia)や日常の疼痛刺激に対する過敏な反応である痛覚過敏(hyperalgesia)が主な症状である．

　一部の神経障害性疼痛は，基礎疾患に由来する症状の1つであるが，ほとんどの神経障害性疼痛は，交通事故といった予期せぬ外傷，武器や機械による外傷，手術などに起因する末梢神経系に対する直接的な刺激によって引き起こされる慢性疼痛である(表1-9)．これらの痛みは，本来の疼痛意義である組織障害の警告という意味はすでに失われており，苦痛としての痛み自体が障害となり患者の生活の質(quality of life；QOL)の著しい低下が引き起こされる．

　わが国における慢性疼痛保有率は13.4%であり，患者は約1,700万人いるとの報告がある[1]．平成22(2010)年度厚生労働省の国民生活基礎調査によれば，多くの国民が慢性の痛みを抱えており，それがQOLの低下をきたす一因となっている．一方，痛

表 1-9　慢性疼痛をきたす主な疾患

1) 患者数が多い既知の疾患に伴う慢性の痛み	例) 変形性脊椎症・関節症，椎間板ヘルニア，頸肩腕症候群，関節リウマチなどにみられる痛みの一部
2) 原因や病態が十分に解明されていない慢性の痛み	例) 線維筋痛症，複合性局所疼痛症候群 (complex regional pain syndrome；CRPS)，脳卒中後疼痛，帯状疱疹後神経痛，手術後疼痛症候群など
3) 機能的要因が主な原因となって引き起こされる上記以外の慢性の痛み	例) 慢性頭痛，過敏性腸症候群，婦人科的疾患，歯科口腔外科的疾患などにみられる痛みの一部

みの客観的指標は確立されていないため，痛みを抱える国民の多くは，周囲の人たちから理解を得られにくく，1 人で悩んで生活しているなどの実態が指摘されており，これらへの対策が社会的課題となっている．慢性の痛みは患者の QOL を著しく低下させ，就労困難を招くなど，社会的損失が大きいとされる．また，有効性が乏しいにもかかわらず，旧来の消炎鎮痛薬による治療が実施されていたり，痛みから解放されないために，患者が多くの医療機関を渡り歩いて診療を受けていたりする場合もあることなどが指摘されており，適切な痛み対策が求められている．

2 │ 痛みと精神医学的・心理学的要因

　痛みは慢性化するに従い，罹患部位の器質的異常や身体機能だけの問題ではなくなり，精神医学的要因，心理学的要因，社会的な要因が複雑に関与して，痛みを増悪させ，遷延させることになる．そのため，痛み診療においては，診療科の枠組みを超えた総合的かつ集学的な対応が求められる．また，医師や看護師などの医療従事者は，患者個々の背景に合わせたきめ細かい治療内容，治療目標などを設定する必要がある．痛みの自覚においては，精神医学的・心理学的な要因が少なからず関与しており，客観的所見があっても，そうした要因が大きく影響していたり，客観的所見と主観的症状に乖離が生じていたりする事例に対しては，身体疾患に対する治療だけでなく，精神医学的・心理学的な介入も必要になる．現状では，精神科や心療内科の医師が，痛み診療に早期に介入することはきわめて少なく，精神医学的・心理学的アプローチは広く普及していない．また，患者側も，精神医学的・心理学的な要因が，痛みの成立に影響を及ぼし，慢性化，遷延化を招きうることへの認識が乏しいと考えられる．

　痛みに対してまず重要なのは慢性化させないことであり，痛みに対して早期に適切な対応を行うことが重要である．そのためには，痛み専門医のみならず一般身体科医についても，痛みに対する診療レベルを研修などにより向上させる必要がある．一般身体科医であっても，痛み診療の入口，慢性化する前，慢性化してしまった後のそれぞれの段階で，器質的要因，精神医学的・心理学的要因などについて適切に評価し，対応できることが望まれる．

線維筋痛症とは

1 | 定義と疫学

　線維筋痛症(fibromyalgia；FM)は，広範囲の部分に慢性疼痛が持続し，体幹部の特異的な圧痛点を有し，多彩な身体的・機能的・精神的な症状を呈する比較的新しい疾患概念であり慢性疼痛のなかの1つの疾患である．

　1990年に米国リウマチ学会が診断基準を作成している．それによると，広範囲に及ぶ痛みが3か月以上続いていて，全身にある18か所の圧痛点を4 kg/cm^{2}の力で押したときに11か所以上痛みがあることでFMと診断していた(図1-11)[2]．

　2010年に米国リウマチ学会が新たな診断基準を提案した．それによると，①定義化された慢性疼痛の広がりが一定以上あり，かつ臨床徴候重症度スコアが一定以上あること，②臨床徴候が診断時で同じレベルで3か月間は持続すること，③慢性疼痛を説明できる他の疾患がないこと，この3項目を満たす場合にFMと診断できる[3]．

　米国では人口の2％，女性で3.4％，男性は0.5％，リウマチ科に通う患者のうち15％がこの病気であるという統計がある．日本では2007年の厚生労働省の調査から，有病率は人口の約1.7％，患者数は200万人程度と推定されている．全体の75％以上が女性で特に20～60歳の中高年の発生率が高いといわれている．日本では一般医の25～30％しかこの病名を知らず，患者がこのFMという病名を教えてくれる医師に会うまでに平均6～8件の病院を回ることとなってしまう，ドクターショッピングをする代表的疾患ともいわれている．

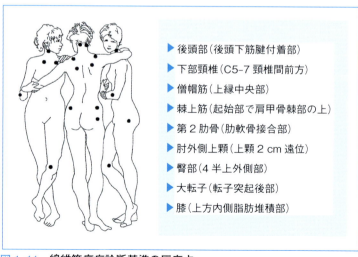

図1-11　線維筋痛症診断基準の圧痛点
(Wolfe F, Smythe HA, Yunus MB, et al：The American College of Rheumatology 1990 Criteria for the Classification of Fibromyalgia. Report of the Multicenter Criteria Committee. Arthritis Rheum 33：160-172, 1990)

2 | 主症状

FM とは筋骨格筋の痛みを主体とした多様な慢性疼痛に加え，不眠や抑うつ状態など種々の精神症状を伴う中枢性の神経障害性疼痛に起因する．

中高年の女性を中心に，主に体幹部や肩関節に始まり徐々に全身の筋や関節などの結合組織に広範囲に QOL の低下のみならず生活機能障害をも引き起こす．

最近提唱されるようになった機能的身体症候群とは，明らかな器質的原因によって説明できるものではなく，身体的訴えがあり，それを苦痛と感じており，日常生活に支障をきたすことによって特徴づけられる．FM はこの機能的身体症候群に含まれる疾患である．心因性疼痛やうつ病との鑑別が必要になる．FM の疼痛はうつ病や心因性疼痛などとの疼痛と比較して非常に激しく，次第に日常生活まで障害されることが多く，疼痛のため睡眠障害や着座不能となることもある．

また，"疼痛"と"うつ状態"の関係が螺旋状に悪化する病像は"painful-depression"と呼ばれている．すなわち，痛みが意欲の低下をもたらし，うつ状態を引き起こし，それがさらに強い痛みとなる，といったいわゆる"痛みの悪循環のデフレスパイラル"という状態である．FM はこの"うつ状態"が病態に強く関与すると考えられる．

3 | 病態

Melzack と Wall[4]は 1965 年"痛みの関門制御説"を提唱した．その 2 年後，Wall はラット脳幹中心灰白質や周辺の神経核ニューロンが脊髄の侵害受容ニューロンの活動を抑制することを見出だし，中枢神経系に下行性痛覚抑制機構が存在することを示唆した（図 1-12）．以来，痛覚抑制系の研究は神経科学の諸分野に広がり，抑制系の機構のさまざまな側面から検討され始めた．なかでも刺激誘発鎮痛を開発した研究は，脳の特定部位の刺激によって誘発された鎮痛は四肢躯幹の広域に現れ，しかも痛覚以外の系にはほとんど影響を与えないことを報告し，この抑制系が構造および機能上精緻に分化したものであることを立証した．1970 年代にはエンケファリンをはじめとする内因性モルヒネ様ペプチド類（opioid peptides）が発見され，これらを含有するニューロンがノルアドレナリン（NA）やセロトニン（5-HT）ニューロンと同様痛覚抑制系の主要な構成要素として機能していることが明らかにされ，現在もそれぞれが果たす役割について解析が行われている．下行性疼痛抑制系は終脳から脊髄末節にわたる数条の神経回路であるが，侵害情報伝達の抑制，遮断は脊髄後角のレベル，すなわち第 1 次痛覚神経線維の脊髄入力部において主に実行される．第 1 次痛覚伝導神経線維は小径有髄の Aδ 線維と無髄の C 線維の 2 種で，両者は脊髄灰白質第 II 層，すなわち後角膠様質において，その部位の構成細胞（膠様質細胞；SG 細胞）とグルタミン酸作動性興奮性シナプスを形成する．

一方，最近の FM の研究では FM 患者においては脳内血流の局在の変化がみられることや中枢神経系において NA，5-HT，サブスタンス P といった神経伝達物質や

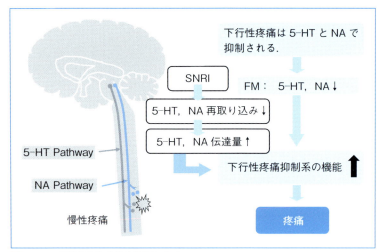

図 1-12 下行性疼痛抑制系と痛み

NK₁（neurokinin-1）受容体，NMDA（*N*-methyl-D-aspartate）受容体に変化が認められること，さらに精神的要因が潜在的にみられることから，FM の病態は下行性疼痛抑制系による中枢神経系の疼痛伝達機構が主な原因ではないかと考えられている（図 1-12）．

要するに下行性痛覚は NA，5-HT で抑制されるが，FM の疾患では NA，5-HT が減少しており下行性痛覚の抑制が阻害され疼痛が出現すると考えられている．

4 ｜ 線維筋痛症と精神科疾患の関連

Arnold らの報告によると，FM に多く合併する精神科疾患は，大うつ病，双極性障害，パニック障害，PTSD，社会恐怖症，強迫性障害，不安性障害，神経性食思不振症である[5]．FM と診断されたときに大うつ病が合併している割合は 30〜50％である．最近の報告では，大うつ病の合併する割合は 78％ と高い値を示し，双極性障害の合併も多く，25.2％ との報告もある（表 1-10）[6]．

大うつ病と FM との鑑別も困難な場合も多いが，表 1-11 に症状についてまとめた．基本的には，大うつ病は精神症状が改善した場合は疼痛も軽快するが，FM の疼痛は，QOL を低下させるような激痛が広範囲に持続している．抗うつ薬の反応性が FM は大うつ病と比較して，少量で副作用が出やすく，忍容性が悪い．

FM の認知機能については，ワーキングメモリー，認識記憶，言語知識，言語流暢性は同年代のコントロール群と比較して機能低下を認めたが，情報処理速度はコントロール群と比較して有意差を認めなかった．FM の認知機能障害は疼痛の程度と相関し，うつ病や不安症状とは相関を認めなかった[7]．

心身の過労や身辺の環境変化がストレスになっていることを認識しにくく，言語化できない人の場合に身体症状として現れることがあるとの失感情症の概念がある．

第5章 慢性疼痛・線維筋痛症　77

表1-10　精神疾患との合併率

	オッズ比（95% CI）
大うつ病	2.7
気分障害	6.2
強迫性障害	14
パニック障害	5
PTSD	12
社会恐怖	8.9
不安障害	6.7

(Wilke WS, Gota CE, Muzina DJ：Fibromy-algia and bipolar disorder：a potential problem? Bipolar Disord 12：514-520, 2010 より)

表1-11　線維筋痛症と大うつ病の症状の比較

	線維筋痛症	大うつ病
疼痛：部位	限局〜広範囲に波及あり	限局性，広範囲に波及しない
：強度	中程度〜重度	軽度〜中等度
：転帰	軽快〜慢性化，遷延性	数か月で寛解，反復性
	（うつ合併でも同期しない）	（うつ期に同期）
：契機	なし〜あり（ストレス）	なし〜あり（季節，ストレス）
：増悪因子	疲労，気候，気温，ストレス	疲労，ストレス，時に気候
ADL低下の原因	疼痛	抑うつ，精神運動抑制，昏迷
随伴症状	不眠，疲労，倦怠感，朝のこわばり，抑うつ，しびれ，自律神経失調，過敏性大腸炎，口渇，不安，頻尿，レイノー，心気，知覚過敏	抑うつ，精神運動抑制，自律神経失調，不眠，不安，倦怠感，疲労，食思不振，口渇，心気，自責感，自殺念慮，朝の不調
性差，好発年齢	女性，中年以降，まれに若年	女性，中年以降，まれに若年
薬：反応性	少量	基準量〜比較的大量
：有効性	多くは軽快，不変，寛解はまれ	ほとんど寛解，遷延例では軽快
：副作用	少量で出現しやすい	忍容性あり

※色文字は重要項目を示す.

FMで失感情症を合併しているのは44%でリウマチ疾患の21%と比較して高かった[8].

　FMの診断は大うつ病などの気分障害を鑑別することが必要である．大うつ病は気分が改善すれば，疼痛はそれほど長い時間持続することはないが，FMの疼痛は気分の変動に関係なく長期間持続することが多い．

　DSM-5の診断基準では，身体症状症と診断されることになったが，他の医学的診断と同時に診断されることを除外しないため，FMと身体症状症と診断は同時に併存が可能である．

78　第1部　依頼患者の診方と対応

薬剤の鎮痛機序からの病態の検討

1 | 抗うつ薬

　慢性疼痛患者には一般に NSAIDs はあまり効果的ではなく，抗うつ薬，抗けいれん薬が効果的である．FM に対して，米国食品医薬品局(FDA)の適応承認を得ている薬物は，デュロキセチン，ミルナシプラン，プレガバリンのみであり，そのうち2剤がセロトニン・ノルアドレナリン選択的再取込み阻害薬(SNRI)である．したがって，最も研究が進んでいる治療薬は抗うつ薬であり，なかでもデュロキセチン，ミルナシプラン，venlafaxine といった SNRI の有用性に言及したものが多い．これらの報告では疼痛に対して約 50〜80% の有効性を認めている．なぜ抗うつ薬が鎮痛効果をもたらすかはさまざまに考察されているが，FM の疾患では下行性痛覚抑制のメカニズムから考察すると，減少していた NA，5-HT が SNRI にて増加するため，下行性痛覚抑制が正常化するために疼痛が減少する説が有力である．

　興味深い報告に，うつ病を合併している FM とうつ病を合併していない FM のデュロキセチンに対する効果を検討したものがあるが，デュロキセチンによる疼痛の改善においては，うつ病の合併有無は関係ないとの結果であった[9]．したがって，抗うつ薬が疼痛改善に直接作用することを示している．

　三環系抗うつ薬，SNRI，SSRI の効果を比較したメタ解析の結果では，三環系抗うつ薬の改善率は，25〜37% であるとの解析結果であった[10]．三環系抗うつ薬は，疼痛，倦怠感，睡眠障害に対して有効であり，SNRI は，疼痛，睡眠障害，抑うつ気分，HRQOL(リウマチ性疾患を対象とした QOL レベルの指標)に対して有効であった．SSRI は統計的にはすべての項目で有意な差を認められなかった[9]．したがって，メタ解析の結果からは，SSRI より三環系抗うつ薬，SNRI のほうが疼痛や睡眠障害の改善には有効であった．

　しかし，双極性障害の症例に三環系抗うつ薬を処方すると躁状態になる可能性があるので注意を要する．

2 | ガバペンチン，プレガバリン

　ガバペンチンは Ca^{2+} チャンネルの $\alpha_2\delta$ サブユニットに特異的に結合する薬物である．1,200〜2,400 mg/日の用量でのプラセボ対照二重盲検無作為試験をした結果は，30% 以上疼痛が改善した割合は，プラセボ対照群の 31% に対して，ガバペンチンは 51% と疼痛改善に対して有効であった[11]．しかしわが国ではてんかん薬としての適応しかなく，慢性疼痛には適応外処方となる．

　プレガバリンは新規 $\alpha_2\delta$ ligand の GABA 作動薬であり抗てんかん薬として開発された薬物である．5つのプラセボ対照二重盲検無作為試験をメタ解析した結果，疼痛緩和，倦怠感，不安，睡眠障害，HRQOL スコアの改善は有意に有効であったが，抑

第 5 章　慢性疼痛・線維筋痛症　　**79**

うつ気分の改善は認められかなかった[12]．用量については，300，450，600 mg/日の間では用量依存性に効果を認めた．有害事象はめまい，眠気，浮腫，体重増加が主であった．わが国で，神経障害性疼痛，FM への適応を取得している．プレガバリンは眠気，ふらつき，めまいの副作用があるので，25 mg/眠前から開始し，眠気など慣れてきてから次第に 25 mg ずつ増量していき，最低用量として 100〜150 mg 程度から疼痛緩和作用が出ることが多いので，100〜150 mg/日まで増量し効果を判定する必要がある．状況によっては 450〜600 mg/日まで増量しなければ効果が出ない症例もある．長期の副作用としては，食欲亢進による体重増加があるが，用量依存性の副作用であるので，あわてずに次第に減量していくと食欲亢進も軽快する．

3 ┃ トラマドール

　オピオイド系 μ 受容体作動薬の一種であると同時に，5-HT や NA の再取り込みを抑制する機能をもつ．いくつかの強力なオピオイド受容体作動薬と比較すると，トラマドールの鎮痛効果は弱いかもしれない．

　トラマドール/アセトアミノフェン合剤であるトラムセット®（改善が 62%）では，FM に対してプラセボ（改善が 48%）より有効であった[13]．しかし，トラムセット® 1錠中の含有量は，トラマドール 37.5 mg，アセトアミノフェン 325 mg であり，FDAは医療従事者に対し，アセトアミノフェンの含有量が 325 mg を超える処方配合剤の処方および調剤の中止を推奨している．アセトアミノフェンの服用量が 325 mg を超えた場合，肝障害リスクの上昇を上回る利益の増加を示す有効なデータはないとしているので注意が必要である．アセトアミノフェンに対して注意を要するのは消化性潰瘍や血液異常の既往がある人，肝機能障害，腎機能障害，心機能異常，気管支喘息，合併症，妊婦などである．

　しかし，トラマドールの慢性疼痛への長期投与後の依存，乱用を引き起こすことの問題については，まだ結果が出ていない．また，時々幻覚を引き起こすことがあるので，過去に精神病症状がある症例には十分注意が必要である．

4 ┃ ブプレノルフィン経皮吸収型製剤

　本剤は，弱オピオイド薬物の一種であり，μ-オピオイド受容体に対し部分アゴニストとして作用する．非オピオイド鎮痛剤の投与を含む保存的治療では十分な鎮痛効果が得られない患者で，かつオピオイド鎮痛剤の継続的な投与を必要とする日常生活動作障害を有する慢性疼痛の管理にのみ使用することが可能である．副作用は悪心（62.5%），嘔吐（35.7%），便秘（33.7%），傾眠（30.3%），適用部位瘙痒感（28.6%）などである．

　近年オピオイドも慢性疼痛の適応が追加になっているが，基本的には，長期に服用した場合の薬物依存の問題はまだ結論がでていないので慎重に使用するほうが望まし

いと思われる．オピオイドを使用する前には，ロールシャッハテストなどの心理テストや心理精神的背景，精神症状を考慮したうえでの使用がよいと考える．

Case 1 ● うつ病と診察されていたが FM であった 50 歳代女性

NSAIDs は効果がないが，プレガバリンが有効だった

患者データ
- 初診時年齢：52 歳．
- 性別：女性．
- 既往歴：特記事項なし．
- 家族歴：特記事項なし．

現病歴
- 元来神経質で強迫的な性格であった．X−2 年交通事故により，頸腕症候群と診断されて整形外科で牽引，リハビリをしていた．しかし頸部痛は悪化し，次第に両上肢痛，背部痛，腰部痛，両下肢痛が始まる．ロキソプロフェンなどの NSAIDs はほとんど効果なく，疼痛悪化にて NSAIDs の服用量を自己判断で増量し，胃痛が出現し，近医にて胃潰瘍と診断されオメプラゾールを処方され，非ステロイド系抗炎症薬 (non-steroidalanti-inflammatory drugs；NSAIDs) の服用を中止するように指示された．ペインクリニックを受診し，神経節ブロックを施行されたが，疼痛は変化なく，次第に悪化していった．夜間寝ていても疼痛にて目が覚めるようになり，途中覚醒後，寝られなくなった．疼痛のため，長時間の歩行もできなくなり，家事も次第に困難となってきた．買い物も通常は持てていた荷物を持つと上肢の疼痛が悪化し，荷物も持てなくなったため，外出も出来なくなり，自宅のソファーで横になっていることが増えた．うつ病ではないかと家族に言われ精神科に受診となった．X−1 年に精神科では DSM-5 にて身体症状症と診断され，フルボキサミンを 60 mg/日まで処方された．その後はやや症状が落ち着くも疼痛は持続し，睡眠障害も持続していた．

初診時所見
- X 年に本院に初診となった．睡眠は睡眠導入剤を服用しても，疼痛にて途中覚醒が数回あり，その後浅眠が持続した．疼痛のため，抑うつ気分，意欲低下を認め，日常生活の支障としては，30 分以上の歩行は，下肢の疼痛が悪化し困難であった．包丁を持つと前腕痛著明にて料理の支度もできない状態が持続していた．1 時間以上座っていたり，横になっていても圧迫されるところの疼痛が悪化し同じ姿勢を保持するのが困難であった．

診断
- 血液検査，頸部 MRI などに問題はなかった．圧痛点 16 点/18 点であり，3 か月以上の広範囲の慢性疼痛が持続しており，線維筋痛症と診断した．

第5章 慢性疼痛・線維筋痛症　　81

【治療経過】

　プレガバリン 25 mg/日・眠前から併用され，当初は起床時に眠気を認めたが，次第に眠気は軽快した．プレガバリンを夕食後，眠前を中心に 25 mg ずつ次第に増量し 150 mg/日まで増量後は疼痛，睡眠障害ともに改善し，QOL の改善も認めた．

【本症例のまとめ】

　この症例のように，FM には，NSAIDs はほとんど効果がないことが多いが，医師のほうも知識がない場合が多く，NSAIDs が処方され，疼痛がひどいあまりに自己判断にて NSAIDs を増量し，胃潰瘍などの副作用を起こすことが多く認められる．このような場合には NSAIDs は危険である．FM は神経ブロックも効果がないか，あっても短時間のことが多い．わが国で FM の保険適応を取得している薬物は，プレガバリンのみである．その他の治療薬は SNRI，ミルタザピンのようなセロトニン，ノルアドレナリンに作用する薬物が有効といわれている．プレガバリンだけで疼痛が改善されない場合は抗うつ薬の併用が有効なことがある．プレガバリンの併用が有効でない場合などは，慢性疼痛の適応を取得しているブプレノルフィン経皮吸収型製剤，トラマドールの併用も考える必要がある．

他科との連携と依頼患者の診方

　他科から依頼された患者の多くが，なぜ精神科に診察に行かなければならないのかと思い，自分は精神科疾患ではないと憤慨している．また疼痛緩和ができずにドクターショッピングを繰り返す患者も多く，そのような患者は，特に強く医療に不信をもっているので，少しでも不安をもつと次回来院しなくなる．しかし疼痛が少しでも取れることを強く希望している．

　そこで初めは，長時間続く疼痛は本人にしかわからないほどの強いストレスであり，時には周りの人も理解が困難なことが多いことに注意しながら，疼痛を中心に問診をとり，前医までの治療の有効性について聴取する．慢性疼痛は，心の病ではなく脳の問題であることを伝える．つまり，疼痛があるところには，炎症などの問題がなく，疼痛を感じる脳が疼痛に対して非常に敏感になっているために生じていることを伝える．当初は疼痛のためにパニック状態になっていることも多く，不安が強い場合には，疼痛時に服用する頓用薬として抗不安薬が有効なことがあるが，長期間使用すると依存形成しやすいので注意を要する．また緊急時の対応として救命救急センターなどに受診しても，疼痛緩和のための応急処置はできず，かえって疲労がたまり疼痛が悪化することが多くあることも説明しておくことが大切であると考える．

　診察時には，疼痛について患者がなるべく客観的に自分をみつめられるように心がける．つまり，どういうときに疼痛が悪化し，また軽快するのか，疼痛と関連する他の要因がなかったか，ストレスにより疼痛が悪化したかなどを毎回聞き，自ら冷静に疼痛と向き合えるようにするのがコツだと考える．初めからいろいろなことを伝えて

もパニックになっているときは受容できないので，疼痛が少しでも軽快した頃を見計らい，今後の治療の見込み，治療のゴールについてよく話し合うことが大切だと思われる．

慢性疼痛の治療には，1人ですべてを抱え込まないために，整形外科医，内科医，麻酔科医，リハビリ師，臨床心理士などとのリエゾン治療，チーム医療が有効だと思われるので，密に連絡を取れる環境が望ましい．

慢性疼痛の治療のゴール

慢性の痛みに苦しむ患者においては，自身の痛みを受容することにより症状の軽快が得られることがしばしば経験されており，痛みの消失を目的（＝ゴール）とするのではなく，患者が痛みと向き合い，受容することも重要である．慢性の痛みは，原因疾患のみならず，生活環境，行動様式，個人の性格などを反映して多彩な表現をとるために，個々の症例に応じてきめ細やかな対応が求められる．痛みを完全に取り除くことは困難であっても，痛みの適切な管理と理解を行うことによって，痛みを軽減しQOL を向上させることは可能である．

精神科医こそ慢性疼痛を診療すべき

慢性疼痛と FM の治療法はほとんど同じである．慢性疼痛ほど精神科医が診なければ診断，治療とも困難な疾患はないと思われる．患者や他科からの精神科の偏見が減ってきた現代において，さらに慢性疼痛に対する精神科医への需要が多くなり，また精神科医的な関わりが治療上重要になると思われる．特に今後さらに超高齢社会になるにつれて，高齢者の ADL を低下させているのが慢性疼痛であることが多くなり，患者も年齢が原因で疼痛が起こっていると思っている患者も多くなる．このような場合の疼痛緩和は ADL の向上だけでなく，認知機能の維持にも貢献できると考える．

● 文献
1) 服部政治，木村信康，山本一嗣，ほか：日本における慢性疼痛を保有する患者に関する大規模調査．ペインクリニック 25：1541-1551, 2004
2) Wolfe F, Smythe HA, Yunus MB, et al：The American College of Rheumatology 1990 Criteria for the Classification of Fibromyalgia. Report of the Multicenter Criteria Committee. Arthritis Rheum 33：160-172, 1990
3) Wolfe F, Clauw DJ, Fitzcharles MA, et al：The American College of Rheumatology Preliminary diagnostic Criteria for fibromyalgia and measurement of symptom severity. Arthritis Care Research 62：600-610, 2010
4) Melzack R, Wall PD：Pain mechanisms：a new theory. Science 150：971-979, 1965
5) Arnold LM, Hudson JI, Keck PE, et al：Comorbidity of fibromyalgia and psychiatric disorders. J Clin Psychiatry 67：1219-1225, 2006
6) Wilke WS, Gota CE, Muzina DJ：Fibromyalgia and bipolar disorder：a potential problem? Bipolar

Disord 12：514-520, 2010

7）Park DC, Glass JM, Minear M, et al：Cognitive function in fibromyalgia patients. Arthritis Rheum 44：2125-2133, 2001

8）Steinweg DL, Dallas AP, Rea WS：Fibromyalgia：unspeakable suffering, a prevalence study of alexithymia. Psychosomatics 52：255-262, 2011

9）Arnold LM, Rosen A, Pritchett YL, et al：A randomized, double-blind, placebo-controlled trial of duloxetine in the treatment of women with fibromyalgia with or without major depressive disorder. Pain 119：5-15, 2005

10）Arnold LM, Keck PE Jr, Welge JA：Antidepressant treatment of fibromyalgia. A meta-analysis and review. Psychosomatics 41：104-113, 2000

11）Arnold LM, Goldenberg DL, Stanford SB, et al：Gabapentin in the treatment of fibromyalgia：a randomized, double-blind, placebo-controlled, multicenter trial. Arthritis Rheum 56：1336-1344, 2007

12）Häuser W, Bernardy K, Uçeyler N, et al：Treatment of fibromyalgia syndrome with gabapentin and pregabalin--a meta-analysis of randomized controlled trials. Pain 145(1-2)：69-81, 2009

13）Bennett RM, Kamin M, Karim R, et al：Tramadol and acetaminophen combination tablets in the treatment of fibromyalgia pain：a double-blind, randomized, placebo-controlled study. Am J Med 114：537-545, 2003

（長田賢一）

第 **6** 章

身体愁訴

　精神科には，精神症状ばかりでなく身体症状を訴えて受診する患者が少なからずあり，また身体科において加療中である患者が，精神面での評価や加療のために紹介されてくることも多い.

　身体科からの紹介のパターンとしては以下のようなものが考えられる.

1) 身体症状があるが，身体的な検査で異常が認められないため主治医が精神的な原因であると考えて精神科を紹介するケース

2) 身体疾患として治療をしており，改善しないために精神科を紹介されたが，実は精神疾患による症状であるケース

3) 身体疾患として治療をしているが，精神疾患も併存しているため精神面の治療を求めて精神科を紹介するケース

4) 身体疾患があるが，その発症や増悪に心理的ストレスが関係している狭義の心身症であるケース

　1)～4)それぞれのケースで対応が異なるが，まず身体科から紹介された2症例を提示する.

Case 1 ● 下腹部の痛みを訴えた10歳代女性

心因性には思えないけれど……

> **患者データ**
> ・初診時年齢：15歳.
> ・性別：女性(中学生).
> ・主訴：下腹部痛.
> ・既往歴：特記事項なし.
> ・家族歴：特記事項なし.
> ・生活歴：特記事項なし.
> ・生育歴：特記事項なし.
>
> **現病歴**
> ・半年ほど前から，時々であるが急に下腹部の激痛が起こるようになった. 比較的す

第6章 身体愁訴 **85**

ぐによくなるが，1時間くらい持続することもあった．

- 原因の精査のために大学附属病院の内科に入院した．一通り検査を行ったが異常は認められなかった．しかしながら入院中も腹痛は時々起こり，痛み止めの経口薬もあまり効果がないことが多かった．試しに生理食塩液を痛み止めと説明して注射したところ，30分くらいで効くことがあった．以上の結果から内科の主治医は腹痛の原因は心因性であると考え，同院心療内科に紹介となった．

初診時所見
- 身体症状や病歴は内科からの情報と同様であった．表情は明るく，普通の女子中学生という印象であった．生活歴，生育歴，家族関係，友人関係，疾病利得など特に誘因となるような心理的背景は認められなかった．健康調査票 (cornell medical index；CMI)，状態-特性不安検査 (state trait anxiety inventory；STAI)，うつ性自己評価尺度 (self-rating depression scale；SDS)などの心理テストでも異常を認めず，腹痛が心因性と思われる所見は得られなかった．

診断
- 身体症状症疑い．

【治療経過と予後】

腹痛が積極的に心因性と思われる所見がないため，内科でさらに詳細な検査の実施をしてもらうように依頼し，心療内科でもフォローアップをすることとした．

後日内科において尿路造影検査を行ったところ，尿管結石が発見された．さらに結石が排出され以後腹痛が全く消失した．

【本症例のまとめ】

本症例は，内科医がルーチンの検査のみを実施した範囲では異常がないこと，また痛みが通常の薬剤で効果がなく，生理食塩液の注射が効果があるようにみえたことからプラセボ効果ありと判断し，心因性の腹痛と診断したものである．しかしながら当科での心理的な面からは，性格や背景からは積極的に心身相関を思わせる所見は得られなかった．そこで身体疾患が十分に検討されていないのではと判断したというものである．

身体科の医師が十分な検査をすべきではあるが，単なる除外診断だけで心因性と考えるのではなく，紹介された心療内科や精神科では積極的に心身相関が認められるかどうかを見極める必要があると考えられる．

Case 2 ● 食欲不振などで慢性胃炎と診断された 20 歳代女性

消化器症状の背後に隠れているのは？

患者データ
- 初診時年齢：26 歳．
- 性別：女性．

- 主訴：腹痛.
- 既往歴：特記事項なし.
- 家族歴：特記事項なし.
- 生活歴：特記事項なし.
- 生育歴：特記事項なし.

現病歴
- 6か月ほど前から，時々鈍い上腹部痛が起こるようになった．胃のもたれる感じ，食欲不振があり市販の胃薬を服用していたがあまり改善しないため近くの消化器内科を受診した.
- 血液検査や胃カメラなどで明らかな胃潰瘍などの所見などは認められなかった．慢性胃炎という診断で6か月間種々の抗潰瘍薬，健胃薬，鎮痙薬などを処方されたが改善は顕著ではなかった．以上の結果から消化器内科の主治医は腹痛の原因は心因性であると考え，心療内科に紹介となった.

初診時所見
- 身体症状や病歴は内科からの情報と同様であった．表情は暗く，病気のためにやや衰弱した様子であった．生活歴では，現在の会社に就職したが，同僚との人間関係があまりよくなく，また，年度末で多忙な時期に発症したことがわかった．消化器内科で治療を続けながら仕事は続けていたが，治療をしてもなかなか改善しないため不安な状態であった．次第に不眠，食欲不振が強くなり，仕事への意欲も低下していた．心理テストではSTAIで不安傾向が認められ，SDSでは中等度の抑うつ傾向が認められた.

診断
- うつ病.

【治療経過と予後】

　うつ病による消化器症状と考えられたため，消化器内科で処方されていた薬剤は継続しながら抗うつ薬の追加投与と支持的カウンセリングを開始した．3〜4週目から腹部症状は改善し，不眠や食欲不振が改善してきたため，消化器内科で処方されていた薬剤は中止，抗うつ薬のみとした．さらに半年間の抗うつ薬の投与で精神症状も改善したため，抗うつ薬も漸減中止として以後経過観察とした.

【本症例のまとめ】

　本症例は，内科医が身体症状のみに注目し，身体疾患として治療を行ったためにうつ病を見逃し，症状が改善しなかったものである.

　心療内科紹介時点では，すでに身体的な検査は十分なされていたので，病歴，生活歴を詳細に取り直し，仕事上のストレスが発症や増悪に関係していることがわかった．また心理テストでは不安と抑うつ傾向が認められた．以上から本症例の症状はうつ病による身体症状，いわゆる「仮面うつ病」と考えられた．抗うつ薬の投与で精神症状だけでなく身体症状も改善した.

　身体科の医師が十分な検査をするのは当然であるが，身体疾患としての改善が顕著でない場合，心因性疾患も疑い早期に精神科や心療内科にコンサルトする必要があった症例と考えられる.

第6章　身体愁訴　**87**

表 1-12　家族歴や生活歴で聴取すべき項目

1) 過去および現在の家族に関する情報
　a．ライフサイクル上の各時期における家族関係，患者と家族との関係
　b．学校や職場での適応状況
2) 現在の適応状況
　a．家庭，職場，学校，近隣などの対人関係
　b．家庭，仕事，学校，近隣などでの役割，課題の達成度や満足度
　c．余暇の過ごし方，生活習慣，健康管理

〔有村達之：インテーク面接．久保千春（編）：心身医学標準テキスト　第3版．pp77-83，医学書院，2009 をもとに作成〕

身体症状が主訴の精神疾患の診断方法

　身体症状を主訴として，精神科や心療内科の外来を受診した場合，まず身体面から病歴，現症，検査所見の検討を十分に行う．身体面の検査が自分の科で十分にできない場合は，身体科に依頼する必要がある．次に心理社会面の検討が重要である．家族歴や生活歴の聴取，ストレス因子の検討が必要である．聴取すべき項目を表 1-12 に示す[1]．

　心理的問題を身体症状として表現し，その治療を求めようとする患者は，一般医にとって診断および治療において困難と苦痛を感じる．治療関係がうまくいかない場合，かえって患者や家族の不安・医療不信を強め，ドクターショッピングなどの不適切な医療行動につながる場合もある．そこで診断のポイントとして以下のような点が重要である．①過去にどのような医療行動をとってきたかを評価する，すなわち重大な疾患に至ることがないにもかかわらず医療機関を転々とする既往がある場合や，②患者の受動的依存感情や潜在的医療不信感が治療者にある種のネガティブな印象を与えるために，医療者が患者に対して陰性の逆転移感情を抱くような場合には精神的な問題があると考えたほうがよい[2]．

　また診察時の印象だけでなく，客観性の担保と経過の把握のために，不安や抑うつの程度が数値化できる心理テストの実施を行う．可能であれば周囲から情報を得たり，本人の行動観察や経過観察も必要である．このように身体面，心理社会面からの情報を総合的に判断して病態を把握し，治療目標や治療方針を決定する必要がある．表 1-13 に身体愁訴を示す鑑別すべき疾患を示す[3]．

　しかしながら，このような手順を踏んでも心因性と確定しにくい場合がある．その場合，身体疾患の除外診断だけでなく，積極診断として，ストレスや不安，抑うつなどによって身体症状が増悪し，リラックスやカウンセリングなどで身体症状が改善する「心身相関」があることの確認をすることも重要である．また精神疾患や心因性疾患の患者では，不安や抑うつになりやすい傾向，被暗示性が高い傾向，理解力が低い場合や攻撃的な性格などのため人間関係にトラブルを起こしやすい傾向などが多いことにも注意する必要がある．身体化をきたしやすい性格として佐藤は表 1-14 などの特徴があると述べている[2]．

　また，治療的診断として，抗不安薬や抗うつ薬を投与することで身体症状が軽快し

88　第 1 部　依頼患者の診方と対応

表 1-13　身体愁訴を示す疾患の鑑別

- 脳および身体疾患による精神障害
- 物質使用障害(アルコール，覚せい剤)
- 統合失調症
- 妄想性障害(身体型)
- うつ病
- 不安症，パニック症
- 解離症，変換症/転換性障害
- 身体症状症(心気障害，疼痛性障害)
- パーソナリティ障害
- 詐病
- 作為症/虚偽性障害
- ほか

〔沼田吉彦：精神疾患患者の身体的救急(内科・外科)．日本医師会雑誌特別号 131：S189-191，2004 をもとに作成〕

表 1-14　身体化をきたしやすい性格

1) 不安の背景にある問題点(葛藤)を自覚しても，うまく言葉で表現できない傾向
2) 周囲の人間関係上，過剰な気配りをして気楽に振る舞えず疲れやすい性格
3) 内向的で自己内省と完全欲が強く，自己の心身の動きや状態，異変に注目してとらわれ，心配する不全感が強い性格

〔佐藤　武：精神科医によるリエゾン医学．久保千春，中井吉英，野添新一(編)：現代心身医学．pp590-596，永井書店，2003 より〕

たり消失したりする場合は心因性と考えられる．さらにプラセボの投与で身体症状が軽快したり消失したりする場合も心因性と考えられる．しかしプラセボの使用については患者を試すことになり，医師-患者関係に悪影響を与える場合もあるので注意して行う必要がある．

身体症状を呈しやすい精神疾患

　心身症は，身体疾患が心因によって発症・増悪する疾患であるが，身体疾患がない精神疾患でも身体症状を呈する疾患は多い．主な疾患について述べる．

1 | パニック症

　不安症群の疾患では身体症状を呈する場合が多いが，特にパニック症では顕著である．パニック発作の症状を表 1-15 に示す．症状から比較的診断は容易な場合は多いが，過換気症候群，うつ病や転換性障害などの精神疾患，また甲状腺機能亢進症や狭心症などの身体疾患との鑑別も必要である[4]．

2 | うつ病

　身体症状を主訴として受診するうつ病患者は，抑うつ気分，行動や思考の制止，興

第6章 身体愁訴 **89**

表 1-15 **パニック症におけるパニック発作での身体症状**

1）動悸，心悸亢進，または心拍数の増加
2）発汗
3）身ぶるいまたはふるえ
4）息切れ感または息苦しさ
5）窒息感
6）胸痛または胸部の不快感
7）嘔気または腹部の不快感
8）めまい感，ふらつく感じ，頭が軽くなる感じ，または気が遠くなる感じ
9）寒気または熱感
10）異常感覚（感覚麻痺またはうずき感）

〔宮田正和：パニック障害．上島国利，久保木富房（監修）：改訂レジデントハンドブック・Case Study 抗不安薬・睡眠薬・抗うつ薬・気分安定薬の使い方．pp315-319，アルタ出版，2006 より一部改変〕

味関心の減退などの精神症状のほかに，さまざまな身体症状を示すことがある．このような身体症状が前景に立って精神症状があまり目立たないものは，「身体症状という仮面」を被ったうつ病という意味で「仮面うつ病」と呼ぶことがある．よくみられるうつ病での身体症状には，DSM-5 の診断基準に含まれるものとして，①食事療法をしていないのに有意の体重増加，ほとんど毎日の食欲の減退または増加，②ほとんど毎日の不眠または睡眠過多，③ほとんど毎日の疲労感，があるが，そのほかに性欲低下，頭痛・頭重感，口渇，動悸，便秘・下痢，目のかすみ，耳鳴り，肩こり，めまい感，聴覚過敏，咽頭の絞扼感，手指のしびれ・冷感・ふるえ，腰痛，腹痛，月経不順，アルコール不耐症などがある．いずれも訴えに相応する客観的所見が見出されず，身体的治療を行っても改善しない．診断は抑うつ気分や興味関心の喪失などの精神症状に気づき，症状の日内変動を確認することが必要である．本疾患はうつ病であるので，抗うつ薬による薬物療法が著効を示す[5]．

3 | 身体症状症

身体的訴えや症状は認めるが，それを説明する器質的および精神的所見がない．しかもその症状は本人にとって著しい苦痛を伴い，社会的，職業的，または他の領域における機能の障害を引き起こすが詐病ではない．このような臨床的特徴をもつ疾患群は身体症状症と呼ばれている．DSM-5 では疾患の分類や呼称が変更されたが，DSM-IV-TR では身体化障害，転換性障害，心気症，身体醜形障害，疼痛性障害などが含まれていた[6]．これらの疾患では身体感覚の増幅（somatosensory amplification）がある．すなわちある身体感覚に注意が向かうことによって，それが強まり，さらに注意が集中するという悪循環が生じる．このようにして，ある身体感覚が次第に増強し，慢性化することになる[2]．

なお DSM-5 での分類を表 1-16 に示す[7]．

90 第1部 依頼患者の診方と対応

表1-16 身体症状症および関連症群

- 身体症状症
  疼痛が主症状のもの（従来の疼痛性障害）
- 病気不安症
- 変換症/転換性障害（機能性神経症状症）
- 他の医学的疾患に影響する心理的要因
- 作為症/虚偽性障害
- 他の特定される身体症状症および関連症
- 特定不能の身体症状症および関連症

〔飛鳥井 望，市川宏伸，岩田仲生，ほか：DSM-5病名・用語翻訳ガイドライン（初版）．精神神経学雑誌116：429-457, 2014より〕

身体症状が主訴の精神疾患の治療方法

　精神科や心療内科に紹介された患者は「自分の病気は体の病気なのになぜ精神科（心療内科）に紹介されなければならないのか」というような不信感や不満感をしばしばもっている．そのためまず身体症状についての十分な検査で重篤な身体疾患のないことがわかっていること，身体疾患があっても心理的因子が関わっていることを丁寧に説明する必要がある．心因性ということがどうしても納得してもらえない患者については，場合によっては一度身体科に差し戻し，身体的診断と治療を十分行ってもらい，検査で症状を裏づけるような異常がないこと，身体的な治療で症状が改善しないことを本人が確認し自ら心因性ではないかと思うまで待つ必要がある場合もある．

　また「（身体科の）主治医から見捨てられたのでは」という不安感や怒りを感じている場合がある．その場合は身体科の主治医と連携を十分にとり，併診を行いながら徐々に身体科の比重を少なくする配慮が必要な場合もある．

　次に薬物療法であるが，身体的な対症療法を行っても，薬物が効果のないことが症状理解に有効な場合がある．逆に適切な向精神薬を加えることで症状が改善し，それによって信頼を得ることが可能となる．

　ある程度の信頼関係が得られたらカウンセリング，認知行動療法，リラックス法（自律訓練法など）などの心理療法を行う．また症状を悪化させる生活習慣の改善も必要である[6]．

　もともとは純粋な身体疾患であっても，症状による苦痛，病気や予後への不安，生活の困難から二次的に精神症状を起こすことも多い．身体疾患がベースにある患者の身体疾患の治療をしている主治医が，その患者の身体疾患から起こる精神症状や合併している精神疾患の治療を依頼してくる場合も多い．この場合は身体科の医師と十分な連携をとりながら精神症状の治療にあたる必要がある．

他科の医師へのフィードバック

1 主なパターン

　冒頭で述べたように身体科から紹介される場合にはいくつかのパターンがあるた

め，フィードバックの仕方もそれぞれで多少異なる．ここでは3つの例を挙げる．

(1)本来は身体疾患であるのに十分な身体疾患の精査がなされず，その症状の説明を心因性とされている場合

身体科の主治医には，今後も心因の検索は続けるが，現状では心因の割合は少ないようであるので，もう少し身体的な要因の精査を続けてもらいたいと依頼する．また患者には決して身体科の医師を非難するような説明をしてはならない．

(2)精神疾患のための身体症状の場合

基本的に精神科や心療内科で引き受けるが，患者が精神疾患のみによる症状とされることに抵抗感が強い場合には，しばらく両方の科で併診しながら，徐々に精神科や心療内科での診療割合を増やしていくようにする．患者にもその治療方針を伝える．

(3)身体疾患のある心身症や身体疾患に精神疾患が合併している場合

身体科と，精神科や心療内科がそれぞれの専門性を発揮するためには両科の併診が必要である旨を患者に伝え，身体科の主治医と十分な連携をとる．

症状のバランスを考え診療にあたる

身体症状を訴えているが，背後に心因性のものがあると考えられ紹介されてくる患者は少なくない．身体症状が本当に心理的な原因によるものなのかを見極め，精神疾患と身体疾患のそれぞれの症状のバランスを十分に把握し，身体科が主として診たほうがよいのか，精神科や心療内科が主として診たほうがよいのか，あるいは両科が連携して診たほうがよいのかを考え，患者の診療にあたる必要がある．

●文献
1)有村達之：インテーク面接．久保千春(編)：心身医学標準テキスト 第3版．pp77-83，医学書院，2009
2)佐藤 武：精神科医によるリエゾン医学．久保千春，中井吉英，野添新一(編)：現代心療内科学．pp590-596，永井書店，2003
3)沼田吉彦：精神疾患患者の身体的救急(内科・外科)．日本医師会雑誌特別号 131：S189-191，2004
4)宮田正和：パニック障害．上島国利，久保木富房(監修)：改訂レジデントハンドブック・Case Study 抗不安薬・睡眠薬・抗うつ薬・気分安定薬の使い方．pp315-319，アルタ出版，2006
5)境 洋二郎，丹羽真一：精神疾患との鑑別と精神科への紹介のタイミング．永田勝太郎(編)：心身症の診断と治療―心療内科 新ガイドラインの読み方．pp81-82，診断と治療社，2007
6)六浦裕美，中井吉英：身体表現性障害とは．永田勝太郎(編)：心身症の診断と治療―心療内科 新ガイドラインの読み方．pp16-18，診断と治療社，2007
7)飛鳥井 望，市川宏伸，岩田伸生，ほか：DSM-5 病名・用語翻訳ガイドライン(初版)．精神神経学雑誌 116：429-457，2014

（宮田正和）

第 **7** 章

睡眠障害

Case 1 ● 就寝時刻を早めた後に睡眠不足を訴えた 60 歳代男性

めまいの原因は睡眠不足？

患者データ
- 年齢：64 歳.
- 性別：男性.
- 主訴：X 年 9 月，睡眠が浅くスッキリしない，便通も悪くうつ病になってしまったのではないかと心配ということで当院の睡眠センターを受診した.
- 生活歴・生育歴：理科系大学院卒後，大企業の技術開発の職に就く. 60 歳で退職後，X−1 年 3 月 (63 歳) まで子会社の役員を務めた. 子供は 2 人とも独立し，現在は妻と 2 人暮らし. 既往歴，家族歴ともに特記すべきことなし.

現病歴
- X−1 年 3 月で退職してからは，23 時に就床し 5 時半には起床する生活であった. X 年 4 月 15 日，起床時からめまいが出現したため，総合病院耳鼻科を受診した. 耳鼻科的精査では特記すべき異常はなかったが，MRI で小脳に梗塞像が発見されたため，神経内科に入院となった. ワーファリン療法を行い 2 週間で退院した. 睡眠不足が悪いのではないかと思い，5 月初旬に退院してから 21 時頃には就床してしまうことが増えた. 日中の外出回数が減った. その後，眠った気がしない，熟眠感がないという訴えが増えてきた. さらに，次第に排便回数が減り，1 回の便の量が減ったと気にするようになった. かかりつけ医から便秘薬を出してもらうようになった. 7 月になると，さらに 20〜21 時に就床することが増え，入眠困難も訴えるようになってきた. うつ病になってしまったのではないかと心配で，睡眠薬を処方してもらおうかとも思ったが，妻から，いったん使用を始めたら一生服用するようになると言われ怖くなった. このため，当院の睡眠センターを紹介され X 年 8 月初診となった.

初診時所見
- 初診 1 か月前から，20〜21 時には就床するが，なかなか寝つけない. 寝つけたとしても 2 時間半くらいで目覚めてしまう. その後はうとうとし 1 時間おきに目が覚め，リフレッシュ感なく 5 時半に起床している. 面接時には，表情は豊かであり，抑うつ気分や興味の関心の低下はみられず，読書に熱中しているときには，いやなこと

第 7 章 睡眠障害 **93**

も忘れていると述べた．内科からの紹介状で血液・血清生化学検査での異常はなし．

診断 ● 不眠症．

【治療経過と予後】

不眠は，X 年 4 月までの 23 時に就床し 5 時半起床の 6 時間半の臥床時間では，起こらなかったのが，退院後に就床時刻が 20～21 時と早くなってから起きていることから，23 時に就床し 5 時半起床の生活に戻すように指導した．年齢からみて夜間の正味の睡眠時間がこの程度であることを説明し，厚生労働省の「健康づくりのための睡眠指針 2014」を渡して読んでくるように話した．便秘対策も兼ねて，午前と午後に目標を決めて外出することを勧めた．これにより，4 週間の経過で不眠は改善した．便秘についてはまだ気になるらしく，近医からの便秘薬を頓用的に使用しているという．

【本症例のまとめ】

神経内科入院後に，身体的な自信がなくなり，就床時刻を早くしてから徐々に熟眠感の低下，入眠困難が起こってきた症例である．もともとの睡眠習慣に戻すことで不眠が改善した．

Case 2 ● 薬を飲んでも眠れないと訴える 30 歳代女性

下肢が熱くて落ちつかない

患者データ ● 年齢：35 歳．
● 性別：女性．
● 主訴：睡眠薬を服用しても効果がない頑固な入眠困難を主訴に受診した．
● 生活歴・生育歴：大学卒業後事務職として勤務していた．31 歳で結婚後はパート勤務．出産後，X－2 年からは就労していない．就床は 23～24 時で起床は 6 時～6 時半．子供の夜泣きに悩まされることはない．夫は育児に協力的．

現病歴 ● 30 歳以降，ときどき入眠困難になることがあったが，数日くらいで軽快するため特に受診することもなかった．X－3 年第 1 子の妊娠初期に今回と同様の症状を感じたが，つわりが起こる頃に自然に軽快した．X－3 年 12 月に出産．
● X 年 6 月頃，就寝時に両側の下腿が熱いような不快な感覚でじっとしていられず，入眠困難が著しくなった．寝床を離れてトイレに行ってきたりするとおさまるが，横になるとまた異常な感覚に悩まされる．朝 3 時を過ぎた頃～6 時までは，比較的よく眠れる．こうした状態が 3 週間にわたって続くため，近医内科を受診した．このときには，眠れないために下肢の異常感覚が生じていると思って，不眠が治れば下肢の異常感覚も改善すると考えたため，これについては訴えなかったという．超

短時間作用型のベンゾジアゼピン受容体作動性睡眠薬を投与された．多少ぼんやりするものの，ほとんど効果がなく，入眠できずソファーに座って足踏みをしているようになった．これに加えて，抗不安薬が2剤追加されたが状態は変わらず，7月には眠たいのに落ち着いていられないと訴えるようになった．夜間になると眠れない苦痛を強く訴え，落ち着かず動き回ることがあるため，内科医は焦燥型うつ病を疑い，大学病院の精神神経科を紹介した．このためX年8月に当科初診となった．

初診時所見 • 詳しく問診すると，以前から下腿に熱感を感じて寝つきが悪くなることがあったこと，妊娠初期にこれがひどくなったことなどが聴取された．患者は，不眠によってこうした異常感覚が生じていると思い，これまで医師にこのことを訴えたことはなかったという．面接において，感情の表出は自然で，抑うつ気分や焦燥感は認めなかった．本人は夜になると苦しくなり，どうしたらよいかわからなくなると述べた．

診断 • レストレスレッグス（むずむず脚）症候群．

【治療経過と予後】

初診時の血液検査，血清生化学検査では貧血はなかったが血中フェリチン9.8 ng/mLと著しく低下していた．このため鉄剤を投与開始した．3週ほどで，徐々に下腿の異常感覚は改善してきたが，まだ就床した後に異常感覚で寝つけないことがあるとのことだったため，ドパミン受容体作動薬のプラミペキソール（0.125 mg）1錠を投与したところ，特に睡眠薬を服用することなく入眠できるようになった．血清フェリチン値は44.5 ng/mLと正常値を示し，異常感覚も軽快したため，レストレスレッグス症候群についてよく説明し，10月にはプラミペキソール（0.125 mg）1錠の投与を中止した．

【本症例のまとめ】

レストレスレッグス症候群の症例であるが，患者本人が異常感覚を訴えなかったために，診断が困難であった．

わが国における睡眠の問題

睡眠の問題は頻度の高い愁訴の1つである．最近の一般人口を対象とした疫学調査から，わが国において成人のおよそ5人に1人は入眠困難，中途覚醒，早朝覚醒など夜間の睡眠困難，つまり不眠の訴えをもち[1,2]，20人に1人が睡眠薬を使用している[3]ことが報告されている．高齢者や身体疾患をもった患者においては睡眠困難の頻度はより高く，睡眠薬使用も多い[4]．さらに，わが国において成人の40人に1人が日中の耐えがたい眠気の訴えをもっていることが報告されている[5]．

他科から睡眠の問題に関して，精神科が依頼を受けた場合には，訴えから症候をとらえ，鑑別診断を行ったうえで，治療方針を決定することが求められる．本章では，不眠症の背景や概念，病態理解について解説し，睡眠困難や日中の眠気を伴う原発性睡眠障害の鑑別診断について述べたうえで，近年作成されたガイドライン[6,7]を踏まえ，不眠症の生活指導および薬物療法についてまとめる．

第 7 章　睡眠障害　　95

不眠症とは

　　DSM-5[8]において不眠症(不眠障害)とは，入眠困難，睡眠維持困難(中途覚醒)，早朝覚醒など睡眠困難の1つ以上を伴った睡眠の質あるいは量の不満足であり，そのために臨床的に意味のある苦痛，または社会的，職業的，教育的，学業上，行動上または他の重要な領域における機能の障害を引き起こすもので，1週間に3夜以上，3か月持続するものとして定義される．すなわち，適切な時間帯に床で過ごす時間が確保されているにもかかわらず，睡眠困難があり，これによって日中に生活の質(quality of life；QOL)の低下がみられる状態である．QOL の低下を中心に不眠症を考えることは臨床的に大きな意味をもつ．不眠治療では，眠れないことにこだわる患者の目を，眠れないために起こった QOL の低下に向くよう指導し，不眠により損なわれた日中の QOL を改善することが治療のゴールとなる．

不眠症の病態

1 | 寝床で過ごす時間と不眠

　　健常人の生理的睡眠時間は一定の範囲内にあり，寝床の中で長い時間過ごしても生理的な睡眠時間を大きく超えて長く眠ることができるわけではない．たくさん眠ろうと生理的な睡眠時間を超えて長く床に就いていると睡眠が全体に浅くなり，中途覚醒が増える[9]．

　　若年成人の正味の夜間睡眠時間は7時間程度であり，高齢になるほどこれが短くなっていき，65歳以上になると6時間程度となる(図 1-13)[10]．これと同時に，睡眠の深さは，睡眠の前にどのくらい長く覚醒していたか，つまり睡眠不足の程度に影響される．睡眠に対する要求が強い場合には深くなり，これが弱いと浅くなる．図 1-13 に示される生理的な睡眠時間を超えて寝床で過ごすと，睡眠維持困難や浅眠が増える．睡眠維持困難を行動学的に治療するため寝床で過ごす時間を制限するのが，認知行動療法の一種である睡眠時間制限療法である[9]．

　　最近の身体的疾患と睡眠時間の関連に関する疫学研究では，6～7時間ないし7時間程度の睡眠をとっている人は高血圧，糖尿病，高脂血症などの身体疾患罹患の頻度およびリスク，うつ病罹患の頻度が，短時間睡眠や長時間睡眠の人と比べて少ないことが明らかにされている[4]．

　　これらから不眠症治療の目標睡眠時間は年齢に応じ6～7時間に設定し，就床から起床までの寝床で過ごす時間は7時間以内にすることが重要である．

2 | 情動興奮と不眠

　　ストレスを受けると，一過性に不眠が起こる．しかし，このときの対処が適切でな

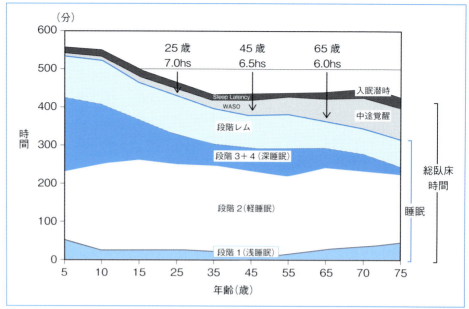

図 1-13 年齢別の夜間睡眠時間
65編の終夜睡眠ポリグラフ検査を用いて客観的に夜間睡眠量を調べた研究から，5～102歳の健常人3,577人（5～19歳：1,186人，20～102歳：2,391人）の睡眠についてまとめたもの．10代前半では8時間，25歳で約7時間，その後20年経って，45歳では約6.5時間，さらに20年経って65歳になると約6時間というように，成人してからは20年ごとに30分ぐらいの割合で夜間睡眠量が減少する．脳波的には，加齢により深睡眠が減少し，軽睡眠や浅睡眠が増えることがわかる．
(Ohayon MM, Carskadon MA, Guilleminault C, et al：Meta-analysis of quantitative sleep parameters from childhood to old age in healthy individuals：developing normative sleep values across the human lifespan. Sleep 27：1255-1273, 2004 より一部改変)

いとこれが慢性化して不眠症に発展する．寝つけないで苦しい思いを経験すると，眠りに対するこだわりが強くなる．このような場合，寝床につくと今晩は気持ちよく寝つけるかどうかということが一番の気がかり・関心になる．このため頭がさえてさらに寝つけなくなる[11]．つまり，不眠を恐れる気持ちが強いために入眠時の情動的興奮が増強され，入眠を妨げる．入眠困難に対する認知行動療法である刺激制御療法では，眠たくなるまで寝床に就かないことと，寝つけない場合には寝床を離れることで，寝つけない恐怖を断ち切る治療法である[9]．

3 | 概日リズムと不眠の関連

睡眠のタイミングは体内時計の発振する概日リズムによってコントロールされている．概日リズムからみて最適な睡眠時間帯の前後の時間帯では，覚醒度が高く睡眠が抑制され，これにより昼夜の覚醒と睡眠のめりはりが保たれている[12]．就床前に睡眠が抑制される時間帯は，覚醒度維持時間帯（wakefulness maintenance zone）と呼ばれ，早朝の体温最低時刻からおよそ6～9時間前にあたる（図 1-14）．もう1つは，覚醒度上昇時間帯（wake-up zone）と呼ばれ，起床後に目を覚ましていく時間帯であり，

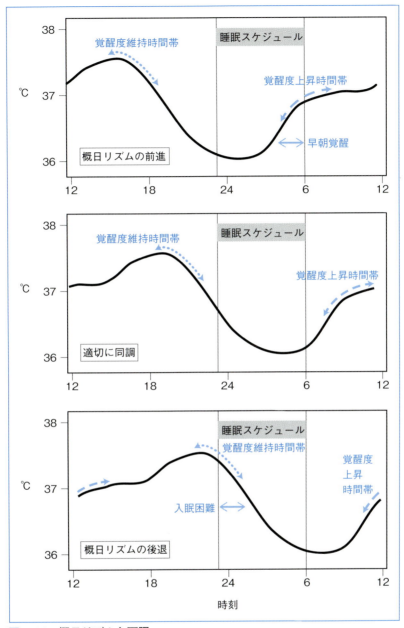

図 1-14 概日リズムと不眠
深部体温の概日リズムと睡眠が適切に同調している状態（中段）と比べて，概日リズムが前進していると，覚醒度上昇時間帯が4時頃から始まり早朝覚醒が起こる（上段）．概日リズムが遅れていると，覚醒度維持時間帯も遅れ，就床時刻に重なり，睡眠が抑制され入眠困難が起こる（下段）．
(Lack LC, Gradisar M, Van Someren EJ, et al：The relationship between insomnia and body temperatures. Sleep Med Rev 2：307-317, 2008 をもとに作成)

体温上昇期に相当し，通常は最低体温出現時刻から4～7時間後にあたる（図 1-14）．23時半～6時半の間の時間帯に毎日規則的に夜間睡眠をとっている人の場合，体温の最低時刻は4時頃になるのが通常であることから，覚醒度維持時間帯は，18～22時，

覚醒度上昇時間帯は8～12時にあることになる(図1-14中段).

　加齢などで概日リズムが前進してくると覚醒度上昇時間帯のために早朝覚醒が起こる(図1-14上段).長期的休暇中の夜更かし生活などで概日リズムが遅れた場合に,望ましい時間帯で睡眠をとろうとすると覚醒度維持時間帯のために入眠困難が起こる(図1-14下段)[12].

睡眠困難の訴えを受け止める

　臨床の現場では,「眠れない」と患者が訴えてくることを受け止め,具体的な対応および治療に結びつけることが重要である.不眠の治療にあたっては,初回面接で苦痛を受容したうえで詳しい身体的ならびに精神的診察を行い,睡眠困難の原因を明らかにする.わかる範囲で,睡眠困難の原因や治療の方針を説明し,不安を和らげ,安心して治療に専念できるように配慮する.薬物療法を主に行っていくときでも,これらは非常に重要なポイントとなる.

1 | よく話を聞く：精神療法的配慮

　不安が入眠困難,睡眠維持困難,早朝覚醒などの睡眠困難を起こすとともに,睡眠困難自体が苦痛であり,不安を引き起こす.さらに睡眠困難は日中における心身両面の不調感を引き起こし,これらを伴う場合は不眠症と定義される.患者は自分の睡眠困難が何に起因するのかわからず,これが周囲にわかってもらえないことについて苦痛と不満を抱いている.医療者に詳しい話を聞いてもらえないと不信感を抱き,その苦しさがわかってもらえない,誰も自分のことを理解してくれないと,不安をいっそう募らせる場合もある.こうした不安は,睡眠困難をさらに悪化させることになる.

　したがって,睡眠困難を訴える患者に対しては,鑑別診断や生活指導などに入る前に,患者の訴えに耳を傾け,その苦痛に対して十分な共感を示す必要がある.よく話を聞くことは,夜間の睡眠困難の実態を詳しく知り,その原因を明らかにするために必要であるだけでなく,治療を行うための医師-患者間の信頼関係を確立するためにも重要なことである.

2 | つらさを受けとめる

　睡眠困難をもつ人たちは,心身の不定愁訴が多いことが特徴的である.筋肉痛や頭痛,消化器症状,日中の不調感などがよくみられる[13].最新の国際分類においても,眠れないだけでなく,眠れないことによる日中のQOL低下を伴うものを臨床的な不眠症として扱うこととしている[8].睡眠困難を主訴に外来に来た患者は,眠れないという苦しさだけではなくて,随伴症状による身体的なあるいは精神的な面での苦痛をもっているので,この点に留意して診察し,こうした日中のQOL低下についても受

けとめることが必要である.

睡眠困難が一晩のなかでいつ起こるかという観点から，夜間睡眠を入眠困難，中途覚醒，早朝覚醒に分けて把握する.

日中の睡眠に直接関連した症状としては，まず起床困難があるかどうかを確認する．朝目覚められず起きられない場合は，ある一定の状態と関わっていることが多い．たとえば，リズムがずれていて，寝つきが悪くて朝も起きられないといえば，概日リズム睡眠障害の睡眠相後退症候群が疑われる.

睡眠困難の訴えで受診してくる場合には，ただ寝つけないとか，ただ目が覚めるのではなくて，睡眠の質が落ちているという自覚がある場合が多いので，休息感・熟眠感の欠如について確認する.

眠れないため実質的に睡眠時間が短くなってしまうと，日中の倦怠感・眠気が出てくる．目は覚めているのに床から出られない離床困難という症状は，うつ病の患者によくみられる．うつ病では，早朝に覚醒しても，床から出て気晴らしができず，布団の中でくよくよ悩んでいたり，あるいは考えごとをしてうつらうつら過ごすということが多い.

睡眠習慣に関する情報

高齢者であること，健康感がないこと，ストレスを感じていること，日常生活でストレス対処がうまくできないこと，運動習慣がないこと，無職が不眠の起こりやすさと関連していることが日本の調査からわかっている[1]．つまり，不眠は生活習慣との関わりが強い．日常の生活パターンについての情報はぜひ得ておくべきである.

1 | 何時間眠ろうとしているのか

先に述べたように，加齢変化によって正味の睡眠時間が減ってくる[10]．しかし，このことについては必ずしも一般には認識されていない．患者が何時間眠ろうと思っているのかということは，不眠の治療方針の決定や生活指導を行ううえで大切なポイントになる.

2 | 就床時刻と起床時刻の確認

忙しい臨床診療のなかではこうした基本情報を尋ねるのを忘れがちである．心にとめて，確認するようにする．交代勤務や就労時間の変化による不規則な睡眠時間が不眠の原因となっていることも多いので注意する.

3 | どのくらいの頻度で起こるのか

　全く眠れないと訴えてくる患者も，よく聞いてみると，通常の不眠症の場合は，訴えているように眠れない日が多いが，週のうちに1～2日は眠っているという人が多い．全く同じような不眠が毎日続く場合には，後に述べる特異的睡眠障害を疑う．このように頻度でとらえて評価することが重要である．DSM-5の不眠障害で1週間に3夜以上であることが診断基準に含まれている[8]．

4 | 思い当たる原因，同じ頃に何か変化があったか

　不眠が起こり始めた時期と同じ頃に起こった変化を尋ねる．身体疾患があるか，身体疾患とともに不眠が起こり始めたのか，身体疾患の治療薬を服用し始めたら不眠が起こってきたのか，精神疾患に伴い起こってきたのか，何らかのライフイベント（精神的なショック，ストレス，職場の環境が変わった，引越しなど）があったのかなどについてチェックする．

● 特異的睡眠障害の除外

　鑑別診断が行われていないために本来の睡眠障害に対する適切な治療が行われず，睡眠薬が投与され，その効果がみられないために多剤併用に陥っている場合が多くある[14]．鑑別すべき睡眠障害としては以下のものがある[11]．いずれにおいても，不眠の原因となっている病態の治療が必要であり，ベンゾジアゼピン受容体作動性の睡眠薬投与では症状の改善が限定的である．特異的睡眠障害の鑑別診断における現実的なポイント（自覚症状，他覚症状）を示す．

1 | 睡眠時無呼吸症候群

　日中の眠気，息苦しさ，起床時の口渇や頭痛などとともに，熟睡感欠如や中途覚醒が出現することがある．激しいいびきと呼吸停止が観察される．ベンゾジアゼピン受容体作動性の睡眠薬は筋弛緩作用のため無呼吸を悪化させ，症状を増悪させることがある．成人の3％程度にみられる．治療は，経鼻持続陽圧呼吸(continuous positive airway pressure：CPAP)や歯科装具により睡眠中の気道を確保することで症状が改善する．

2 | レストレスレッグス(むずむず脚)症候群

　下肢に異常感覚が生じ，動かさずにはいられなくなり，入眠困難や熟眠感欠如，時に日中の眠気も出現する．成人で1～3％にみられるため，この症状については必ず

第7章　睡眠障害　**101**

尋ねる必要がある．治療は，フェリチンの低下がある場合には，鉄剤の投与を行う．プラミペキソールやロチゴチンなどのドパミン作動薬，ガバペンチンエナカルビルで異常感覚を抑えることが主体となる．

3 | 周期性四肢運動障害

睡眠中に，四肢が周期的にぴくつく不随意運動が出現し，中途覚醒や熟眠障害，日中の眠気が出現する．下肢のぴくつきを自覚していない患者が多い．夜間睡眠中に下肢を中心としたぴくつきが観察できる．不随意運動を抑えることが治療の主体である．

4 | 概日リズム睡眠障害

主に20代までの若年者にみられる睡眠相後退症候群は，概日リズムが後退するため，夜中から早朝一定の時刻にならないと入眠できない一方でひとたび眠りにつくとぐっすり眠ってしまい昼頃にならないと起きられない．高齢者では，若年者と反対に概日リズムの前進により睡眠時間帯が極端に早まって夕方から眠ってしまい，夜中には完全に目覚めてしまうという睡眠相前進症候群がみられる．これらでは，高照度光療法やメラトニン作動薬により，概日リズムの異常な後退や前進を矯正することが治療の中心となる．

5 | 薬剤抵抗性不眠

入眠困難で睡眠薬の多剤併用が起こりやすいものとしては，レストレスレッグス症候群，睡眠相後退症候群がある．レストレスレッグス症候群では，異常感覚がわかれば診断は容易だが，Case 2のように不眠のために異常感覚が出現していると患者が思い込み，異常感覚について訴えない場合がしばしばあるため注意が必要である．いずれの場合も，ベンゾジアゼピン受容体作動性睡眠薬が無効なことが多く，このために薬剤が大量に投与されている症例がある[14]．

中途覚醒で薬剤の効果がみられないために多剤併用が起こりやすいのは，周期性四肢運動障害，睡眠時無呼吸症候群である．周期性四肢運動障害では，患者が不随意運動を自覚せず中途覚醒のみを訴えてくることがあるので注意が必要である．通常ベンゾジアゼピン受容体作動性睡眠薬の効果が限定的なため多剤投与になりやすい．さらに，抗精神病薬の追加投与を行うと抗ドパミン作用のため，かえって不随意運動が悪化する場合がある[11, 14]．疑われる場合には，睡眠中の下肢の動きを家族に観察してもらうことが第一である．確定診断には終夜睡眠ポリグラフ検査が必要となる．睡眠時無呼吸症候群では日中の眠気を主訴として来院する場合が多いが，時にいびきや呼吸停止についての自覚がなく中途覚醒のみを訴えて来院する場合がある．この場合も家

102　第1部　依頼患者の診方と対応

族に睡眠中のいびきや呼吸停止について観察してもらうことが必要となる．確定診断には終夜睡眠ポリグラフ検査が必須である．

　難治な早朝覚醒としては，睡眠相前進症候群は，主に高齢者に多くみられるもので，20時以降まで起きていられず夜中の2～3時には覚醒してしまう．体内時計のリズムが前進しているために起こるもので，ベンゾジアゼピン作動性睡眠薬で対処が困難であり，長時間作用性の睡眠薬投与で日中の持ち越しが起こりやすい[14]．夕方の時間帯以降の高照度光療法や早朝の光をサングラスなどで避けることが治療となる．

不眠症の非薬物療法

1 ｜ 睡眠衛生教育

　睡眠衛生教育とは，睡眠に関連する問題を解消し，良好な睡眠を促進あるいは妨害するような生活習慣や環境要因についての正しい知識や情報を提供して，睡眠の改善を図る治療法である[15]．実際に，不眠症患者を例にとると，睡眠に関する誤った知識や考え方が多くみられ，それらに基づく睡眠習慣が不眠を生じさせ，さらに慢性化させている場合が多い．こうした症例においては，睡眠衛生教育による睡眠習慣への介入が不眠の改善にきわめて重要である．

2 ｜ 認知行動療法

　不眠症に対する非薬物療法として最も注目されているのは，認知行動療法である．これは，薬物療法と併用できるばかりでなく，薬物離脱に際しても臨床的に有効である．刺激制御療法と睡眠時間制限療法について説明する[9]．

（1）刺激制御療法
　慢性不眠症患者のなかには，寝室以外の場所では眠ることができるが，いざ寝室で床につくと眠れないと訴える患者がいる．こうした場合，床について眠れなかったというこれまでの体験や記憶に条件づけられ，患者のなかで床につくという行動がかえって目を醒ますという悪循環ができている．刺激制御療法では，こうした条件づけられたパターンを断つために，寝具や寝室は夜間睡眠と性行為以外に使わないようにする．さらに寝室で眠れず苦しむという望ましくない条件づけの形成を防ぐため就床しても入眠できないときは離床するよう指導する．治療法のゴールは，就床から入眠の時間をできうる限り短くすることである．

　これに加えて臨床においては，起床時刻を一定にし，起床後すみやかに太陽光にあたることを徹底させることが重要である．

(2)睡眠時間制限療法

　不眠症患者は，少しでも眠ろうと長く床の中で過ごしていることが多い．これが，浅眠感や中途覚醒の原因となっている場合がある．睡眠時間制限療法は就床から起床まで床の上で過ごす時間（床上時間）を制限し，床上時間と身体が自然に要求する睡眠時間とのギャップを少なくするとともに，軽度の断眠効果を利用することで不眠を改善する治療法である．

　臨床場面では，まず患者に2週間の睡眠日誌を記録させ，実際に眠れている時間の平均（平均睡眠時間）を算出し，床上時間を平均睡眠時間にあわせて制限する．5日ごとに，床上時間のうちどのくらい実際に眠れたかを評価し，75％以上睡眠がとれるようになったら，15分床上時間を延長するという操作を繰り返す．治療法のゴールは熟眠感が得られることに設定する．患者は「8時間眠らないといけない」などのように睡眠時間そのものにこだわりをもっている場合が非常に多いため，先に述べた睡眠衛生に関する理解が前提条件となる．このときの睡眠時間の目標値は，6〜7時間程度に設定するが，高齢者の場合には30分〜1時間程度短めに設定したほうがよい．

　睡眠薬の減量にあたっては，超短時間あるいは短時間作用性の睡眠薬の場合には漸減法，中・長時間作用性の睡眠薬の場合には，隔日法を用いることはよく知られている．睡眠薬の減量・離脱にあたって，先に述べた睡眠時間制限療法のテクニックを応用し，床上時間を1時間程度短くすることで，睡眠時間を制限しながら行うと減量をスムーズに行うことができる．患者が8時間睡眠に対するこだわりをもっている場合，これを解消しない限り，減量および離脱は困難である．隔日法を用いて休薬日を作る場合には，刺激制限療法を併用し休薬日には眠たくなってから床につくよう指導することが成功のポイントとなる．

不眠症の薬物療法

1│睡眠薬治療

　服薬時刻，就床時刻，起床時刻などの睡眠習慣について具体的に指導する．ベンゾジアゼピン受容体作動性睡眠薬の場合は，服薬時刻から就床時刻までを20分以内にする．就床時刻から起床時刻までの時間を長くとも7時間を超さないように設定する．長く眠らせようとするほど睡眠薬投与量が増加する．「就床時服用」などのような漠然とした指示を出さない．

　ベンゾジアゼピン受容体作動性睡眠薬は，少量から投与し，毎日服用とし，最初は1週間以内に来院させ副作用およびその効果について確認したうえで，必要なら徐々に増量する．基本的に単剤投与とする．

　ベンゾジアゼピン受容体作動性睡眠薬を選択する場合，不眠のタイプに応じた作用時間，抗不安作用，脱力・ふらつきなどの筋弛緩作用による副作用を考える．腎機能や肝機能の低下している患者には，活性代謝産物のない薬剤を用いる．表1-17に睡

104　第1部　依頼患者の診方と対応

表 1-17　睡眠薬投与の原則

	入眠困難 （超短時間型，短時間型）	中途覚醒，早朝覚醒 （中時間型，長時間型）
● 神経症的傾向が弱い場合 ● 脱力・ふらつきが出やすい場合 　（抗不安作用・筋弛緩作用が弱い薬剤）	ゾルピデム ゾピクロン エスゾピクロン ラメルテオン	クアゼパム
● 神経症的傾向が強い場合 ● 肩こりなどを伴う場合 　（抗不安作用・筋弛緩作用をもつ薬剤）	トリアゾラム ブロチゾラム エチゾラムなど	フルニトラゼパム ニトラゼパム エスタゾラムなど
● 腎機能障害，肝機能障害がある場合 　（代謝産物が活性をもたない薬剤）	ロルメタゼパム	ロラゼパム

〔梶村尚史：2)ベンゾジアゼピン受容体作動薬，I 薬物治療．睡眠障害の診断・治療ガイドライン研究会，内山 真（編）：睡眠障害の対応と治療ガイドライン 第2版．p111，じほう，2012 より一部改変〕

表 1-18　睡眠薬の副作用

持ち越し効果	翌朝以降まで，眠気，精神作業能力低下が出現 確保したい睡眠時間に比べ相対的に作用時間の長い薬物が多く用いられた場合
健忘	服薬後から入眠まで，中途覚醒時，翌朝覚醒後の出来事の健忘（前向性健忘） アルコールとの併用，1度入眠した後に覚醒して仕事などをした場合
反跳現象・退薬症候	中止時に著しい不眠，重篤な場合，不安焦燥，振戦，発汗，せん妄 作用時間の短い睡眠薬を急激に中断した場合，背景に器質性疾患がある場合
筋弛緩作用	睡眠薬服用後の中途覚醒，起床時などに脱力が出現 ω_2 受容体を介した作用，高齢者では転倒の原因

〔梶村尚史：2)ベンゾジアゼピン受容体作動薬，I 薬物治療．睡眠障害の診断・治療ガイドライン研究会，内山 真（編）：睡眠障害の対応と治療ガイドライン 第2版．pp106-115，じほう，2012 より〕

眠薬投与の原則を示す[16]．

　認知症や脳血管障害などの脳器質性の障害をもつ場合には記憶障害・奇異反応が生じやすいため注意を要する．メラトニン受容体作動薬はこのような副作用をもたないため第1選択となる[16]．

　オレキシン受容体拮抗薬も脱力やふらつきなどの副作用が出現しにくいことが報告されている．

　いずれの薬剤を用いる場合にも，アルコールとの併用の禁忌，服薬時刻と就床時刻について具体的指示を与えるとともに，副作用について十分説明しておく．副作用として重要なのは，持ち越し効果，健忘，反跳現象・退薬症候，筋弛緩作用である（表1-18）．

2│2剤併用する場合の注意点

　患者の不眠の訴えが入眠困難と中途覚醒，入眠困難と早朝覚醒と2つ以上のタイプ

を併せもっているときには，超短時間作用型と中間作用型，あるいは超短時間作用型と長時間作用型などの作用時間の異なる睡眠薬の併用が行われることがある[14]．入眠困難と熟眠感不足が合併している場合にも，超短時間作用型と中長時間作用型の併用が現実に行われている．しかし，先に述べた睡眠時間への思い込みなどに基づく誤った睡眠習慣の結果として，こうした不眠症状が起こっている可能性に注意が必要である．不眠患者では，自覚的睡眠不足を補おうとして長く床の中で過ごすようになることは先に述べた．こうした場合に，睡眠薬投与により入眠困難が改善すると，今度は，長く寝床で過ごしているために二次的に中途覚醒や熟眠感欠如が出現することがある．最初に薬物投与を開始するときから，寝床で過ごす時間を7時間程度にコントロールするよう指導し，単剤で治療することが原則である．

　近年，ベンゾジアゼピン受容体作動性睡眠薬の副作用として問題となるω_2受容体に関連した筋弛緩作用をより弱め，ω_1受容体選択性を高めた薬剤が開発されている．非ベンゾジアゼピン系に分類されるゾルピデム，ゾピクロン，エスゾピクロンやベンゾジアゼピン系のクアゼパムなどがこれにあたる[16]．これらの薬剤は，高齢者などで脱力による転倒が考えられる場合には投与しやすい薬物であるが，これまでのベンゾジアゼピン系睡眠薬と比べて，ω_2受容体への作用が少ないため相対的に抗不安作用も弱いことが予想される．特に，超短時間作用型のゾルピデム，ゾピクロン，エスゾピクロンでは，就床前の不安の強い神経症性不眠の場合には，効果を発揮しにくい場合がある．こうした場合には，夕食後などに，作用時間の比較的短い抗不安薬を前もって投与しておき，そのうえで就床前に睡眠薬を投与する工夫などが考えられる．しかし，このような併用投与を行ったほうが筋弛緩作用などの副作用防止により有利か，あるいはω_1受容体およびω_2受容体に同等の作用をもたらす通常のベンゾジアゼピン受容体作動性睡眠薬を投与したほうがよいのかについての検討はなされていない．

　熟眠感欠如に対して，ベンゾジアゼピン受容体作動性睡眠薬があまり有効でない場合や持ち越し効果のために使用しにくい場合に，アミトリプチリン，ミアンセリン，トラゾドンなどの鎮静作用の強い抗うつ薬を投与することがある．米国では，トラゾドンが市場に出現して以来，不眠症に対する鎮静的抗うつ薬の投与が増加している[17,18]．これらの作用機序はH_1受容体阻害作用や$5-HT_2$受容体阻害作用によるものと考えられている．これらの薬剤は，必ずしも入眠作用が強くないため，超短時間作用型あるいは短時間作用型の睡眠薬との併用が行われていることがある．鎮静作用の強い抗うつ薬をベンゾジアゼピン受容体作動性睡眠薬と併用する場合には，アミトリプチリンやトリミプラミンなどの三環系抗うつ薬では末梢性抗コリン作用により消化管活動が抑制されるために，ベンゾジアゼピン受容体作動性睡眠薬の吸収が遅れる可能性がある[18]ことを考慮しておく必要がある．

3 | 管理（再診間隔，再診時検査，投薬中止の目安）

　米国において，医療保険によっては1か月を超えた睡眠薬の処方をカバーしないこ

とがしばしば紹介されてきた[18]．この背景には，連邦司法省の薬物規制局による scheduled drug に指定されているように，ベンゾジアゼピン受容体作動性睡眠薬の依存性薬物としての性質に対する考え方がある．しかし，90年代後半からいくつかの長期投与による治験が積み重ねられ，その結果に基づき米国においては投与に関する制限は現在なくなってきている．最近は，睡眠薬の長期使用は長期という理由だけで不適切と考える必要はないとされるようになった．2005年以降は，投与量の段階的増大がみられないようならば，慢性不眠症患者への睡眠薬の投与を一定時間経ったからといって機械的に中止する医学的あるいは科学的な理由はないと考えられるようになっている[18,19]．

　最終的に睡眠薬の減量や離脱ができるかというのは患者によく尋ねられる質問である．睡眠薬服用により睡眠が確保できるようになり，睡眠に関するこだわりが改善した場合，また服用し忘れても眠れたという体験が何回かあった場合には，減量を考える．ただし，不眠治療のゴールは不眠およびそれによる QOL の低下を改善することであり，たとえば適切な用量の睡眠薬でこれが達成されている場合には，離脱だけにこだわる必要はない．

　睡眠薬の減量法には漸減法と隔日法がある[7,16]．超短時間型や短時間型など作用時間の短い睡眠薬では，徐々に減量しながら中止にもっていく漸減法を用いる．漸減法では，薬の用量を2〜4週おきに3/4錠，1/2錠，1/4錠という具合に減量していき，減量により再び不眠が出現すればその前の用量に戻して対応する．睡眠薬の減量にあたって，患者が8時間睡眠に対するこだわりをもっている場合，これを解消しない限り，減量は困難である．睡眠時間を年齢相応にするよう入床時刻と離床時間を指定して，床の中で過ごす時間を成人なら7時間弱，高齢者なら6時間程度に制限しながら行うと減量をスムーズに行うことができる．

　作用時間の長い睡眠薬では，1日服薬を中止しても薬の血中濃度がゆっくりと下降するため，作用時間の短い睡眠薬に比べると反跳性不眠や退薬症候が起こりにくい．したがって，中間時型や長時間型など作用時間が長い睡眠薬では，一定量まで減量できたら，睡眠薬を服用しない日を設けて，その後は休薬期間を徐々に伸ばして中止にもっていく隔日法を用いることがある．隔日法を用いて休薬日を作る場合には，服用しないという心理的影響が必ず出現する．不眠の症状が改善して睡眠が十分に安定している人でも，眠れなかったらどうしようなどと考えてしまい，かえって寝つきが悪くなったりする．このため休薬日には眠たくなってから床につくよう指導するか，あるいは1時間就床時刻を遅らせることが成功のポイントとなる．

　本章では，DSM-5における不眠障害について背景や概念，不眠症の病態理解について解説し，精神科における不眠症診断および治療の問題点について，睡眠薬の多剤併用や長期使用防止の視点からまとめた．

● 文献

1) Kim K, Uchiyama M, Okawa M, et al：An epidemiological study of insomnia among the Japanese general population. Sleep 23：41-47, 2000

2) 降籏隆二，今野千聖，鈴木正泰，ほか：一般成人における不眠症状と性差について．女性心身医学 19：103-109, 2014

3) Kaneita Y, Uchiyama M, Takemura S, et al：Use of alcohol and hypnotic medication as aids to sleep among the Japanese general population. Sleep Med 8：723-732, 2007

4) Uchiyama M, Inoue Y, Uchimura N, et al：Clinical significance and management of insomnia. Sleep Biol Rhythm 9：63-72, 2011

5) Kaneita Y, Ohida T, Uchiyama M, et al：Excessive daytime sleepiness among Japanese General population. J Epidemiol 15：1-8, 2005

6) 厚生労働科学研究・障害者対策総合研究事業「睡眠薬の適正使用及び減量・中止のための診療ガイドラインに関する研究班」，日本睡眠学会・睡眠薬使用ガイドライン作成ワーキンググループ（編）：睡眠薬の適正な使用と休薬のための診療ガイドライン─出口を見据えた不眠医療マニュアル．2013

http://www.jssr.jp/data/pdf/suiminyaku-guideline.pdf（日本睡眠学会ホームページ）

7) 三島和夫（編）：睡眠薬の適正使用・休薬ガイドライン．じほう，2014

8) American Psychiatric Association：Diagnostic and statistical manual of mental disorders, 5th ed (DSM-5). American Psychiatric Publishing, Washington D.C., 2013〔日本精神神経学会（日本語版用語監修），髙橋三郎，大野 裕（監訳）：DSM-5 精神疾患の診断・統計マニュアル．医学書院，2014〕

9) 山田尚登：2) 認知行動療法，Ⅱ非薬物治療．睡眠障害の診断・治療ガイドライン研究会，内山 真（編）：睡眠障害の対応と治療ガイドライン 第2版．pp137-144, じほう，2012

10) Ohayon MM, Carskadon MA, Guilleminault C, et al：Meta-analysis of quantitative sleep parameters from childhood to old age in healthy individuals：developing normative sleep values across the human lifespan. Sleep 27：1255-1273, 2004

11) 内山 真：1) 不眠が主訴の場合，Ⅳ睡眠障害の鑑別診断．睡眠障害の診断・治療ガイドライン研究会，内山 真（編）：睡眠障害の対応と治療ガイドライン 第2版．pp67-75, じほう，2012

12) Lack LC, Gradisar M, Van Someren EJ, et al：The relationship between insomnia and body temperatures. Sleep Med Rev 2：307-317, 2008

13) Kim K, Uchiyama M, Liu X, et al：Somatic and psychological complaints and their correlates with insomnia in the Japanese general population. Psychosomatic Medicine 63：441-446, 2001

14) 内山 真：臨床医はどんな時に多剤を併用しているか？─臨床的経験から─睡眠障害．精神科治療学 18：930-933, 2003

15) 山田尚登：1) 睡眠衛生教育，Ⅱ非薬物治療．睡眠障害の診断・治療ガイドライン研究会，内山 真（編）：睡眠障害の対応と治療ガイドライン 第2版．pp131-136, じほう，2012

16) 梶村尚史：2) ベンゾジアゼピン受容体作動薬，Ⅰ薬物治療．睡眠障害の診断・治療ガイドライン研究会，内山 真（編）：睡眠障害の対応と治療ガイドライン 第2版．pp106-115, じほう，2012

17) 内山 真：不眠症におけるシンプル処方．臨床精神医学 43：71-77, 2014

18) 内山 真：不眠症薬物療法の今日的問題点．臨床精神薬理 9：1971-1983, 2006

19) NIH State-of-the-science Conference on manifestations and management of chronic insomnia in adults. National Institute of Mental Health, 2005

（内山 真）

第8章

レビー小体型認知症と
特発性正常圧水頭症

　認知症は他科からの診療依頼が多い精神疾患の1つであるが，その依頼目的は診断の確定と精神行動障害の治療，対応であることが多い．認知症患者の原因疾患にはさまざまなものがあるが，近年，最も頻度が高いアルツハイマー病（Alzheimer's disease；AD）に対しては，診断法，治療法，対応法について周知されてきたためか，精神科専門医療機関に紹介されてくる症例数が減少している印象がある．また2番目に多い血管性認知症（vascular dementia；VaD）は，脳血管障害の後遺症として出現することが多いため，精神科よりは卒中内科，神経内科に紹介されることが多い．3番目に多いレビー小体型認知症（dementia with Lewy bodies；DLB）は幻視や妄想のような精神症状が病初期から顕著となりやすいため，精神科に紹介されることが多い．また認知症診療で重要なことは「治る認知症」を見逃さないことである．特に，特発性正常圧水頭症（idiopathic normal pressure hydrocephalus；iNPH）は精神科医が知っておくべき疾患である．そこで本章では DLB と iNPH に絞って，他科から紹介されてきたときの診療のポイントについて解説する．

Case 1 ● 幻視と妄想が目立った 80 歳代女性

幽霊が見えたとき，どう対応する？

患者データ
- 初診時年齢：81 歳.
- 性別：女性.
- 主訴：本人…人が見える，家人…左記に加え妄想，見当識障害，物忘れ.
- 既往歴：高血圧症.

現病歴
- X 年 2 月頃より，駐車場にある石を見て，「犬がいる」といった錯視や「寝室に子供を抱いた女の人が立っている」という幻視が夜間を中心にみられるようになった．そしてこの女性は夫の昔の愛人で，子供はその愛人との子供であると信じていた．家族が，何度否定しても納得することはなく，「皆が私に何かを隠している」「その女性が襲ってくる」と信じていた．また周囲の状況や場所に対する認識が明確なときがある

第8章　レビー小体型認知症と特発性正常圧水頭症　**109**

かと思えば，非常に障害されているときもあった．これらの症状をかかりつけの内科で相談したところ，精神症状の治療と精査のために当院当科紹介となった．

初診時所見
- 礼節は保たれ，診察場面で粗大な了解障害は認めなかった．神経学的には左上下肢の歯車様筋固縮を認めた．朝のめまいとふらつきを訴えたため，シェロングテスト (Schellong test) を行ったところ陽性となった．

検査結果
- Mini-Mental State Examination (MMSE) は 27/30 (場所の見当識で−2，ダブルペンタゴンの模写で−1)．Wechsler Memory Scale-Revised (WMS-R) の全般性記憶指数は 70，遅延再生指数は 79 で記憶障害は軽度であった．これに対して注意集中指数は 60 と低下が著しかった．脳波検査では基礎波が 6.5 Hz で徐波化し，また 2.5 Hz，100 μV の徐波の混入を認めた．頭部 MRI では，全般性の脳萎縮を認めた．脳血流 SPECT では，両側後頭葉の血流低下を認めた．心筋交感神経シンチグラフィ (^{123}I-MIBG) の心筋上縦隔比は早期像で 1.48 (正常：2.67〜3.14)，後期像で 1.20 (正常：2.69〜3.73)，washout rate 72.0% (正常：13.1〜41.5%) で心筋交感神経の高度障害を認めた．

診断
- 精神症状として幻視を，神経学的所見として筋固縮と起立性低血圧を認めた．認知障害については，注意障害，見当識障害，視覚認知障害は明らかであったが，記憶障害は比較的軽度であった．また，認知機能に変動を認めた．脳波では徐波化を，頭部 MRI では全般性の脳萎縮を，脳血流 SPECT では後頭葉の血流低下を，^{123}I-MIBG でも障害を認めた．以上より DLB と診断した．ただし認知症は軽度で早期であると考えられた．

【治療経過と予後】

まず，患者と家族に本疾患についての十分な説明を行った．患者と家族に本疾患のことをよく理解してもらい，適切な対応をとってもらうためである．本疾患には保険適応のある治療薬としてドネペジルが認可されているためこれを使用した．投与後，認知機能の変動が減少し，認識がよい時間が増えた．しかし幻視は減少したものの残存し，これは幽霊でいつか自分を襲ってくるに違いないと患者は思い込み恐怖感をもっていた．そこで，患者に対して，脳血流 SPECT 写真の後頭葉の血流低下部位を指し示しながら，後頭葉は脳内に入った視覚情報が何であるかを分析する場所であること，患者にはこの部分の機能低下が生じているために幻視が起きることを説明した．そして実際は幽霊でないため患者を襲ってくることはないことを保証した．さらに，見えるけれど音は聞こえないはずであること，触れられないはずであること(触ろうとすると消えることが多い)を患者に話し理解を求めた．その後，患者は幻視が見えたときには主治医の説明を思い出し，幽霊ではないと自分に言い聞かせるようになり，ついには恐怖を感じなくなった．本疾患では抗精神病薬に対する過敏性を有するため，周辺症状(behavioral and psychological symptoms of dementia；BPSD)に対してこのように抗精神病薬を可能な限り使用せずに治療，対応することは特に重要である．また起立性低血圧に対しては弾性ストッキング着用で対応することとした．さらに介護保険制度を利用して，週数回のデイケアに通うことも勧めた．

110　第1部　依頼患者の診方と対応

【本症例のまとめ】

　本患者の認知障害は軽度で日常生活は自立できていたため認知症レベルではなかった．当初は精神病圏の疾患も鑑別診断に挙げていたが，神経心理学的検査および神経画像検査の結果より DLB と診断できた．

● レビー小体型認知症

1 ｜ 概念・定義

　病理学的には大脳皮質を含む広範な中枢神経系に多数のレビー小体が出現し，臨床的には，進行性の認知症とパーキンソニズムを主症状とする変性性疾患である．発現機序はよくわかっていない．

2 ｜ どのような患者の依頼が多いか

　認知症の鑑別診断目的の依頼が多い．あるいは幻視，妄想などの精神症状が強いため，これらの治療，対応目的で紹介されてくる患者も多い．

3 ｜ 診断・鑑別診断のポイント

　診断基準[2]を表 1-19 に示す．診断は3つの中核的特徴の有無のチェックから始めると行いやすい．そのほか，記憶障害が比較的軽度で，日常生活の出来事をある程度覚えていること(AD では覚えていることがほとんどない)，他の症状が明らかでない時点からレム睡眠行動異常症を経験していることも診断に有用である．また病初期から自分の家を自分の家だと思えない，妻が偽者だと言うなどの誤認妄想を認める場合も DLB を疑う．しかし DLB が疑われるが診断基準を満たさない患者も存在する．このような場合は，画像検査や髄液検査が有用で，脳血流 SPECT〔DLB では後頭葉の血流低下(図 1-15)，以下同様に DLB の所見〕，^{123}I-MIBG〔心筋細胞への取り込み低下(図 1-16)〕，DAT スキャン®(線条体への取り込み低下)，髄液中のアミロイドとリン酸化タウ測定(アミロイド β42 の低下なし，リン酸化タウの上昇なし)などが有用である．

4 ｜ 治療とケア

　認知障害に神経症状と精神症状を伴うため，家族の介護負担が増し，転倒などの事故が起こりやすい疾患であること，そのため早期から介護保険による介護サービスを使用すべきであることを家族に説明する．また症例提示のなかで例示したように，本疾患の特徴に応じた対応法を家族に説明し，実践してもらうことも重要である．さら

第8章　レビー小体型認知症と特発性正常圧水頭症　**111**

表 1-19　DLB の診断基準（第 3 回 DLB 国際ワークショップ）

(1) 中心的特徴〔DLB ほぼ確実(probable)あるいは疑い(possible)の診断に必要〕
　　正常な社会および職業活動を妨げる進行性の認知機能低下として定義される認知症．顕著で持続的な記憶障害は病初期には必ずしも起こらない場合があるが，通常，進行すると明らかになる．
(2) 中核的特徴(2 つを満たせば DLB ほぼ確実，1 つでは DLB 疑い)
　　a．注意や覚醒レベルの顕著な変動を伴う動揺性の認知機能
　　b．典型的には具体的で詳細な内容の繰り返し出現する幻視
　　c．自然発生の(誘因のない)パーキンソニズム
(3) 示唆的特徴(中核的特徴 1 つ以上に加え示唆的特徴 1 つ以上が存在する場合，DLB ほぼ確実．中核的特徴がないが示唆的特徴が 1 つ以上あれば DLB 疑いとする．示唆的特徴のみでは DLB ほぼ確実とは診断できない)
　　a．レム期睡眠行動異常症(REM sleep behavior disorder；RBD)
　　b．顕著な抗精神病薬に対する感受性
　　c．脳血流 SPECT/PET によって示される大脳基底核におけるドパミントランスポーター取り込み低下
(4) 支持的特徴(通常存在するが診断的特異性は証明されていない)
　　a．繰り返す転倒・失神
　　b．一過性で原因不明の意識障害
　　c．高度の自律神経障害(起立性低血圧，尿失禁など)
　　d．幻視以外の幻覚
　　e．系統化された妄想
　　f．うつ症状
　　g．頭部 CT/MRI で内側側頭葉が比較的保たれる
　　h．脳血流 SPECT/PET で後頭葉に目立つ取り込み低下
　　i．^{123}I-MIBG で取り込み低下
　　j．脳波で徐波化および側頭葉の一過性鋭波
(5) DLB の診断を支持しない特徴
　　a．局在性神経徴候や脳画像上明らかな脳血管障害の存在
　　b．臨床像の一部あるいは全体を説明できる他の身体的あるいは脳疾患の存在
　　c．高度の認知症の段階になって初めてパーキンソニズムが出現する場合
(6) 症状の時間的経過
　　(パーキンソニズムが存在する場合)パーキンソニズム発症前あるいは同時に認知症が生じている場合，DLB と診断する．「認知症を伴う Parkinson 病(Parkinson's disease with dementia；PDD)」という用語は，確固たる PDD の経過中に認知症を生じた場合に用いられる．実用的には，臨床的に最も適切な用語が用いられるべきであり，レビー小体病のような包括的用語がしばしば有用である．DLB と PDD 間の鑑別が必要な研究では，認知症の発症がパーキンソニズムの発症後 1 年以内の場合を DLB とする"1 年ルール"を用いることが推奨される．それ以外の期間を採用した場合，データの蓄積や比較に混乱を生じることが予想される．臨床病理学的研究や臨床試験を含む，それ以外の研究の場合は，DLB と PDD の両者は，レビー小体病あるいは α シヌクレイン異常症のようなカテゴリーによって統合的にとらえることが可能である．

(McKeith IG, Dickson DW, Lowe J, et al：Diagnosis and management of dementia with Lewy bodies：third report of the DLB Consortium. Neurology 65：1863-1872, 2005 より)

に DLB では記憶障害が比較的軽度であるため患者自身への対応も有効である．幻視，錯視は暗いところで起きやすいので，夜でも少し明るくしておいたり，服の掛かったハンガーや壁のシミのような錯視を誘発しやすいものは除去したりするのもコツである．ただし，以上のような対応法やドネペジルの投与で対応困難な BPSD に対しては，やむをえず抗精神病薬を使用することもある．しかし本疾患は抗精神病薬に対する過敏性を有しているため，転倒，骨折などが起こりやすい．使用の際には，ごく少量から開始することが大切である．

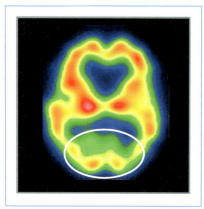

図1-15　DLBの脳血流SPECT画像
白楕円部分の後頭葉の血流低下を認める．

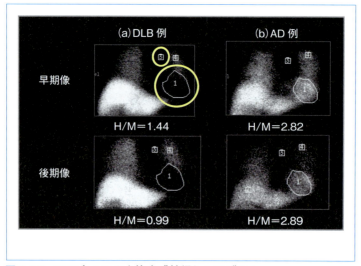

図1-16　DLBとADの心筋交感神経シンチグラム
(a) 68歳，男，幻視あり，(b) 78歳，男，夜間せん妄あり
早期像〔心筋/上縦隔比（H/M）正常値：2.67〜3.14〕
後期像（H/M 正常値：2.69〜3.73）
心筋は図では1の部分で測定，上縦隔は3の部分で測定

5 | 他科の医師にどのようにフィードバックするか

　認知障害だけでなく精神症状とパーキンソニズムに対する対応も必要であること，デイケアなどの介護サービスの利用が重要であることは必ず伝える必要がある．

第 8 章　レビー小体型認知症と特発性正常圧水頭症　　113

6 | 再発予防のためにできること

　DLB の啓発が進み，認知症を診療している人たちの間ではよく知られるように
なってきた．DLB は医療者，介護職員，家族介護者が連携し合って患者の生活を支
援することが特に重要な疾患なので，これは望ましいことである．疾患を治すこと，
進行を止めることはできないが，穏やかな生活を送ることを目標とし，BPSD の出現
を予見し，もしも出現しても軽症のうちに治療，対応を開始し重症化させないことが
大切である．

Case 2 ● つまずきやすさが物忘れに先行した 70 歳代女性

治療可能な認知症を見逃さない !!

患者データ
- 初診時年齢：79 歳．
- 性別：女性．
- 主訴：本人…物忘れ，歩行障害，尿失禁，家人…左記に加え，意欲低下．
- 既往歴：高血圧と高脂血症で内服治療中．

現病歴
- X－2 年 9 月，左橋のラクナ梗塞のために転倒，失禁あり．後遺症は残らなかった
  が，その後，長女と同居することになった．同居してみると，患者の歩行がゆっく
  りであり，つまずきやすいことに家人が気づいた．またその半年後より，同じ話を
  繰り返しする，過去と現在が混乱する，意欲が低下したことなどを家人が感じるよ
  うになった．また本人も，物忘れを自覚しだした．その後，さらにつまずきやすく
  なり，ふらつきも自覚し始めた．また家人が故意に患者の薬を隠す，間違った薬を
  飲ませようとするなどの被害念慮も認められるようになってきた．さらにテレビの
  リモコン操作がわからない，電話の使い方がわからない場面も観察されるように
  なった．X 年 2 月頃からは尿失禁も出現してきたため，近医内科で相談．認知症精
  査のために当院当科に紹介受診となった．

初診時所見
- 礼節は保たれ診察には協力的であったが，思考緩慢，動作緩慢を認めた．
- 神経心理学的には注意障害，健忘，見当識障害，理解障害を認めた．精神症状とし
  ては，家人に対する被害妄想を認めた．歩容は開脚歩行，小刻みで，継ぎ足歩行は
  できなかった．
- 夜間頻尿はあるが，尿失禁はないとのことであった．

外来検査結果
- MMSE は 17/30（見当識－6，3 単語記銘－1，Serial 7－3，3 単語の遅延再生－2（再認
  1/2，了解－1）．頭部 MRI を施行したところ，脳室系（Evans index 0.33）とシルビウ
  ス裂の拡大を認め，かつ高位円蓋部・正中部のくも膜下腔の狭小化を認めた．また
  T2 強調画像で，脳室周囲の白質高信号が顕著で，左橋にラクナ梗塞を 1 つ認めた．
  歩行障害，認知障害，排尿障害の 3 徴と頭部 MRI 所見から iNPH を疑った〔iNPH 診

療ガイドラインの診断基準[3,4]では，possible iNPH with MRI support に該当（表 1-20））．iNPH の 3 徴の重症度スケールである iNPH grading scale (iNPHGS)（表 1-21）では歩行 2，認知 3，排尿 1，生活上の自立度を示す modified rankin scale (mRs) は 3 で中等度の障害であった．髄液検査，および髄液排除試験を施行するために当院当科入院精査を行うこととした．

入院後検査結果
- 脳波検査と脳血流 SPECT 検査を入院後追加した．脳波検査では基礎律動は 8 Hz，20～30 μV で，両側前頭部に 2～3 Hz の徐波の混入が目立った．脳血流 SPECT 検査では中心傍回を除く前頭葉，側頭葉，頭頂葉，基底核，視床の両側性の血流低下と左海馬の血流低下を認めた．次に髄液排除試験を行った．髄液所見は，初圧 17 cmH$_2$O，無色透明，細胞数 1/μL，蛋白 33 mg/dL，糖 98 mg/dL（血糖 151 mg/dL）であった．髄液を 30 mL 排除した後，終圧は 3.5 cmH$_2$O となった．髄液排除前後の検査結果を比較したところ，timed up and go test (TUG) では，12.0 秒から 9.6 秒へと 10％以上の改善を認めた．また夜間の排尿回数が 3 回から 0 回になり，夜間頻尿が消失した．MMSE の改善は 17 点から 19 点で軽度であったが，Wechsler adult intelligence scale (WAIS)‒Ⅲ の符号課題の index は 4 から 7 に，WMS‒R の注意集中 index は 66 から 84 と著明に改善した．家人にも変化を確認してもらうため髄液排除後に外泊してもらったが，家人，本人ともに歩行障害の改善を実感した．加えて家人は，患者の表情が豊かになり，会話も円滑に行えるようになったと感じた．

診断
- 認知障害，歩行障害，排尿障害の 3 徴を呈し，かつ MRI で脳室系およびシルビウス裂の拡大と高位円蓋部のくも膜下腔の狭小化を認めたこと，さらに髄液検査で異常なく，髄液排除試験で症状に改善を認めたことより probable iNPH と診断した．

表 1-20　iNPH ガイドライン（2011）の診断基準（抜粋）

1. possible iNPH
   - （1）60 歳代以降に発症．
   - （2）歩行障害，認知障害および排尿障害の 1 つ以上を認める．
   - （3）脳室拡大（Evans index* ＞0.3）がある．
     - ＊Evans index：両側側脳室前角間最大幅/その同じスライスにおける頭蓋内腔最大幅．
   - （4）他の神経学的あるいは非神経学的疾患によって上記臨床症状のすべてを説明しえない．
   - （5）特発性である．

   possible iNPH with MRI support：possible iNPH の必要項目を満たし，かつ MRI で高位円蓋部および正中部の脳溝，くも膜下腔の狭小化が認められる場合このように呼ぶ．

2. probable iNPH
   - （1）Possible iNPH の必要項目を満たす．
   - （2）脳脊髄液圧が 200 mmH$_2$O 以下で脳脊髄液の性状が正常．
   - （3）以下のいずれかを認める．
     - ①歩行障害があり，高位円蓋部および正中部の脳溝，くも膜下腔の狭小化が認められる．
     - ②タップテスト（脳脊髄液排除試験）で症状の改善を認める．
     - ③ドレナージテスト（脳脊髄液持続排除試験）で症状の改善を認める．

3. definite iNPH
   シャント術施行後，客観的に症状の改善が示される．

（日本正常圧水頭症学会　特発性正常圧水頭症診療ガイドライン作成委員会：特発性正常圧水頭症診療ガイドライン第 2 版．pp34-35，メディカルレビュー社，2011 をもとに作成）

第8章　レビー小体型認知症と特発性正常圧水頭症　**115**

表 1-21　iNPH grading scale

重症度	歩行障害	認知障害	排尿障害
0	正常	正常	正常
1	ふらつき，歩行障害の自覚のみ	注意・記憶障害の自覚のみ	頻尿，または尿意切迫
2	歩行障害を認めるが補助器具（杖，手すり，歩行器）なしで自立歩行可能	注意・記憶障害を認めるが，時間・場所の見当識は良好	時折の尿失禁（1～3回/週以上）
3	補助器具や介助がなければ歩行不能	時間・場所の見当識障害を認める	頻回の尿失禁（1回/日以上）
4	歩行不能	状況に対する見当識は全くない．または意味ある会話が成立しない．	膀胱機能のコントロールがほとんどまたは全く不可能

（日本正常圧水頭症学会　特発性正常圧水頭症診療ガイドライン作成委員会：特発性正常圧水頭症診療ガイドライン第2版．p63，メディカルレビュー社，2011 より一部改変）

【治療経過と予後】

　患者本人と家族に上記疾患であること，髄液排除試験の結果からシャント術を行えば症状の改善が見込まれることを説明した．次に脳神経外科外来を受診させ，シャント術の手技，危険性などに関する説明を受けてもらった．そのうえで患者，家人ともにシャント術の施行を希望したため，圧可変式差圧バルブを用いた腰部腹腔シャント術を施行した．手術は成功し，シャント術の合併症も認めなかった．シャント術1年後，3徴のすべてが改善し，MMSE 28/30，WAIS-Ⅲの符号課題の index は 12，WMS-R の注意集中 index は 97，TUG 8.7秒，歩容は正常で継ぎ足歩行も可となった．iNPHGS では歩行1，認知2，排尿0，mRS は1で症状はあるが障害はないレベルと判定された．被害妄想も消失した．

【本症例のまとめ】

　iNPH 診療ガイドラインに沿って診療を進めていき，検査の結果から possible iNPH with MRI support → probable iNPH と診断し，シャント術をうけて最終的には definite iNPH と診断した典型的な患者である．iNPH の精神症状としては，アパシーが最も多いが，不安，興奮をきたすことも知られている．本例で認めた被害妄想は iNPH としてはまれな症状であるが，シャント術で改善したことより iNPH に関連した症状であったと考えられる．

● 特発性正常圧水頭症

1 | 概念・定義

　iNPH は，くも膜下出血や髄膜炎などの先行疾患がなく，歩行障害を主体として認知障害，排尿障害をきたす脳脊髄液吸収障害に起因した病態である．高齢者に多くみられ，緩徐に進行する．適切なシャント術によって症状が改善可能な症候群である．髄液吸収障害がどのような機序で生じるのかは不明である．

116 第 1 部　依頼患者の診方と対応

2 ┃ どのような患者の依頼が多いか

　認知症の診断目的で紹介されてくる患者が多い．しかし最近は，頭部 MRI で iNPH の所見を認めたため，シャント術の適応を評価して欲しいとの依頼も増えている．

3 ┃ 診断・鑑別診断のポイント

　iNPH の古典的な診断基準には，「脳脊髄液シャント術により症状が改善する」という項目がある．これではシャント術施行前に診断できないため，実際の臨床場面では使用しにくい．そこで iNPH 診療ガイドラインでは，iNPH の診断の確からしさによって表 1-20 のように 3 段階に分類診断している．そして症例呈示で示したように，検査結果に応じて段階的に確度が増していく．possible iNPH で iNPH を疑い，probable iNPH でシャント術を可能とし，さらにシャント術で改善を認めたら definite iNPH とし，臨床的に確定診断する．

　iNPH の診断には，(1) 3 徴の評価，(2) 頭部 MRI，(3) 髄液検査と髄液排除試験，が重要である．以下に鑑別診断に役立つ情報を含めながら解説していく．

(1)臨床症状

　iNPH の 3 徴は，高齢者では身体疾患に伴って呈しやすい症候であるが，認知障害が軽度な時期から歩行障害や排尿障害を認め，かつその原因が不明の場合は iNPH を鑑別診断に挙げなければならない．歩容は，歩幅の減少，開脚歩行，磁性歩行（足の上がりが低くなる，すり足になる）が特徴である．パーキンソン病との鑑別を要することがあるが，iNPH では開脚歩行であること，突進は少ないこと，歩行を補助するために反動をつけるかのように両上肢を前後に振る動作が観察されること，目印や号令，抗パーキンソン病薬による歩行の改善が乏しいこと，安静時振戦は目立たないことなどが鑑別の役に立つ．iNPH の認知障害はいわゆる皮質下性認知症のパターンで，思考緩慢や注意障害が目立つが，記憶障害は比較的軽度で，日常的な出来事を覚えていることが多い．3 単語記銘検査などにおいては，再生（ヒントなしに自ら思い出すことができる）では障害を認めるが，再認（いくつかの候補単語の中から正しく選択することができる，あるいは正答を聞いたときに，それが正答であると答えることができる）は保たれやすく，病初期から再生，再認ともに障害されやすい AD とは異なる．iNPH の排尿障害は過活動膀胱が多い．尿意切迫や頻尿が尿失禁に先行することが多い．

(2)頭部 MRI 所見

　iNPH の頭部 MRI 所見としては，脳室の拡大が最も重要な所見で，一般的に Evans index＞0.3 がその基準とされている（図 1-17）．脳室とともにシルビウス裂も

拡大する一方で，高位円蓋部，および正中部の脳溝・くも膜下腔を狭小化することが重要である（図 1-18）．また脳梁角は急峻（90 度以下）となる．また局所的な髄液貯留像（図 1-19）も iNPH の約 30％の症例に認められ[5]，診断に役立つ．

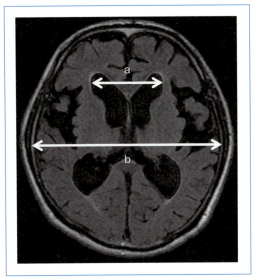

図 1-17　iNPH 例の頭部 MRI 水平断像と Evans index
・Evans index=a/b．これが 0.3 を超えるのが一般的な水頭症の脳室拡大の定義である．
・脳室系の拡大とシルビウス裂の拡大が著明である．

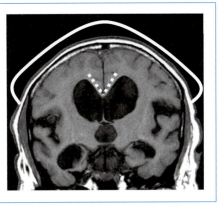

図 1-18　iNPH 例の頭部 MRI 冠状断像
・白実線で示した部位の脳溝が狭小化している．シルビウス裂，脳室系の拡大は明らかである．
・白点線で示した脳梁角は急峻化している．

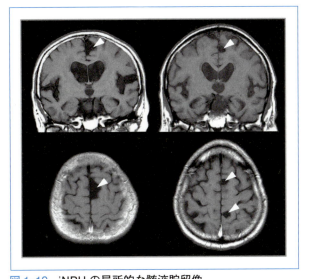

図 1-19　iNPH の局所的な髄液貯留像
矢頭が局所的な髄液貯留像である．1 つの画像で見ると局所的に見えるが，一部はシルビウス裂や脳底槽などから連続していることがある．

118 第1部　依頼患者の診方と対応

(3)髄液検査と髄液排除試験

　通常の診療ではこの2つの検査は同時に行う．やや太めの穿刺針〔iNPH診療ガイドライン[3,4]では19ゲージ以上を推奨〕で腰椎穿刺を行い，髄液を30 mL採取（排除）する．髄液の圧や性状は正常でないとならない．髄液排除試験では，この髄液排除の前後に歩行や認知機能の評価を行うのが一般的である．歩行の評価には，椅子から立ち上がり前方に3 m歩き，そこで360度方向転換し，また椅子の所に戻り座るまでの所要時間を測定するTUGが推奨されている．椅子からの立ち上がりができない患者に対しては，10 mの距離を往復歩行させて所要時間を計測する．排除前後で10%以上所要時間が短縮すれば陽性と判定される．認知検査についてはMMSEが最もよく使用され，3点以上の改善で陽性と判定される．その他，精神運動速度や前頭葉機能を評価する課題も有用で，それぞれWAISの符号課題，frontal assessment battery が用いられることが多い．

4 ｜ 治療とケア

　iNPHの治療法はシャント術のみである．術式としては脳室・腹腔短絡術（ventriculo-peritoneal；VPシャント術）が最も一般的である．最近，わが国で行われた多施設共同研究[5]で，iNPHに対する圧可変式差圧バルブを用いたVPシャント術の有効性と安全性が明らかになった．これによるとシャント術1年後にmRSで1段階以上という顕著な改善を認めた患者は100例中69例（69%）であった．またシャント術によって患者家族の介護負担が減少することも確認された．一方，シャント術に起因する重大な有害事象は3例のみで生じ，その内訳は硬膜下血腫，腸管穿孔，チューブの閉塞であった．

　シャント術をした後の生活指導も重要である．不活発な生活をしているとシャント術の効果が減弱する印象があるため，シャント術後にデイケアなどを利用して活発な生活の維持を図ることが必要である．

5 ｜ 他科の医師にどのようにフィードバックするか

　髄液排除試験が陰性であったり，陽性であっても身体の他の障害のためにシャント術を施行しなかったりした場合には緩徐進行性の慢性疾患に対する対応が必要となる．ビンスワンガー病（Binswanger disease）を思い浮かべていただくと最もよいと思う．すなわち意欲低下に伴う廃用症候群の予防が最も重要で，転倒，骨折などにも注意を要する．これを紹介元の先生に理解していただく必要がある．逆にシャント術を行った場合は，シャントチューブの管理のために脳外科に定期的に受診する必要がある．本章で提示した症例ではシャント術後にほとんどすべての症状が消失したが，3徴が残存することも多い．したがって，シャント術後も内科系医師の外来通院も並行して行うことが望ましい．

6 | 再発予防のためにできること

　iNPH は近年，わが国で行われた疫学研究によって，地域在住の一般高齢者の 1.1%[3] に存在すると報告され，これまで考えられていたよりも高頻度の疾患である．治療可能な疾患であるため，見逃さないことが主要で，そのために，iNPH の典型的な MR 画像を他科の医師に広く啓発することが重要である．

　認知症のなかでも特別な対応が必要な 2 疾患をとりあげ，標準的な診療手順を提示しながら解説した．本章の情報をすべての精神科医にもっていただきたいと思っている．さらに他科の医師とより円滑に連携できるようになるために，このエッセンスを他科の医師に伝えることもわれわれの役目であろうと考えている．これらのために本章の内容が役立てば幸いである．

● 文献
1) Mori E, Ikeda M, Kosaka K, et al：Donepezil for dementia with Lewy bodies：a randomized, placebo-controlled trial. Ann Neurol 72：41-52, 2012
2) McKeith IG, Dickson DW, Lowe J, et al：Diagnosis and management of dementia with Lewy bodies：third report of the DLB Consortium. Neurology 65：1863-1872, 2005
3) 日本正常圧水頭症学会　特発性正常圧水頭症診療ガイドライン作成委員会：特発性正常圧水頭症診療ガイドライン第 2 版．メディカルレビュー社，2011
4) Mori E, Ishikawa M, Kato T, et al：Guidelines for management of idiopathic normal pressure hydrocephalus：second edition. Neurol Med Chir 52：775-809, 2012
5) Hashimoto M, Ishikawa M, Mori E, et al：Diagnosis of idiopathic normal pressure hydrocephalus is supported by MRI-based scheme：a prospective cohort study. Cerebrospinal Fluid Res 7：18, 2010

● Further reading
• 武田雅俊（監），数井裕光，杉山博通，ほか（著）：認知症 知って安心！　症状別対応ガイド．メディカルレビュー社，2012
　原因疾患別，重症度別に認知症患者の BPSD に対する対応案を具体的に列挙し，まとめている．家族介護者への BPSD 指導にも役立つ．

（数井裕光）

第 **9** 章

アルコールや薬物依存症

　本章ではアルコール・薬物依存領域において他科からの依頼患者として遭遇する機会の多い，ベンゾジアゼピン系薬物（benzodiazepine；BZD）とアルコールの依存症例について紹介する．いずれにおいても，明らかに依存が問題となるケースだけでなく，他科で治療を受けている患者にしばしば見受けられる，患者本人にもその自覚がなく，周囲もそれと気づかない"隠れた依存"についても考えることとする．

● ベンゾジアゼピン系薬物

1 ｜ 特徴

　BZD は不安や不眠に対して速効性があり，確実な効果を発揮する．また，BZD の登場以前に使用されていたバルビツール酸誘導体などと比較して安全性も高い．このため，BZD は精神科のみならず多くの身体科でも処方されている．BZD の問題は，安全性が高く，患者も効果を自覚しやすいために，やめるタイミングを逃し，長期投与になりやすいことである．このようななかで，近年，患者自身でも認識しにくい鎮静，認知機能障害，運動機能障害，臨床用量依存の問題が指摘されている．BZD に関連した他科からの依頼では，BZD 依存の問題が多い．

2 ｜ 依存の類型

　BZD 依存には大きく分けて 3 つのタイプがある[1]．第一に，陶酔感を得るためのレクリエーション目的の乱用である．第二には，治療上の必要性から処方が開始されたものの，用量が増えていき，結果的に不適切な乱用となったものである．この場合には，患者が複数の医療機関を受診して BZD の処方を受けていることが多い．第三には，臨床用量依存と呼ばれる特異な病態で，このタイプが大多数を占める．第一と第二のタイプは，臨床用量よりも高用量の BZD を使用し，薬物依存の診断基準を満たす．すなわち，BZD への強い欲求（渇望）を示し，減量したり中止すると離脱症状が出現する．一方，第三のタイプ（臨床用量依存）は，臨床用量の BZD の処方を受けながら普通に生活しているものの，やめると中断後症候が生じるもので，やめなければ

第 9 章　アルコールや薬物依存症　　121

何の問題もない．通常は BZD への渇望もない．したがって，身体疾患の治療のために入院して，BZD が服用できなくなって初めて問題が顕在化する点で，他科からの依頼が生じやすいタイプといえる．

　ここで，BZD に対して本格的な依存を示す場合と，臨床用量依存を示す場合の 2 例を挙げて考える．

Case 1 ● BZD を治療目的で開始した後に依存へと発展し，アルコール乱用も合併した 40 歳代男性

ちょっと飲んでも効かないので……

患者データ
- 初診時年齢：44 歳．
- 性別：男性．
- 受診の経緯：親の代からの自営業を引き継いだものの，経営状態が悪く悩んでいた．このため，高血圧，高脂血症で通院していた内科から，不安，不眠に対してエチゾラム (デパス®) 1.5 mg とブロチゾラム (レンドルミン®) 0.25 mg の処方を受けた．
- 既往歴：高血圧・高脂血症．

現病歴
- 内科の処方で不安，不眠は部分的に改善したものの症状は持続することから，内科から BZD の処方を受けていることを伏せて精神科クリニックを受診して，さらに BZD の処方を受けた．最終的には，複数の医療機関から合計でエチゾラム 6 mg，ブロマゼパム (レキソタン®) 25 mg，ニトラゼパム (ベンザリン®) 20 mg，フルニトラゼパム (サイレース®) 4 mg の処方を受けるようになった．加えて，入眠時にアルコールも併用していた．過量の BZD 服用のために，昼間でもぼーっとすることが多く，精神作業能力の低下があり，朝も起床できなかったが，自営業のために何とか仕事は継続できていた．
- このような経過のなかで胆石症と胆嚢炎のために内科入院となり，過量で多剤の BZD やアルコールの摂取ができなくなったことから，不安，不眠，イライラ，振戦，頭痛，せん妄などの離脱症状が生じ，病棟スタッフに BZD の処方を執拗に要求するなど落ち着かないために当科に診察依頼となった．

診断
- BZD とアルコールの依存．

【治療経過と予後】

　BZD 依存とアルコール依存であることを患者と病棟のスタッフに説明し，依存症の治療が必要であることを告げた．本人の治療に対する同意が得られたことから，内科病棟では離脱症状の治療（BZD の投与）を中心に行った．内科退院後は，向精神薬の処方を他の医療機関で受けないこと，断酒すること，アルコール中毒者匿名会（Alcoholics Anonymous；AA）に通うことを条件に BZD を減量，中止していく治療を精神科で行った．

122　第 1 部　依頼患者の診方と対応

【本症例のまとめ】

　本症例は本格的な依存症であるが，これまで依存症の診断を受けることも，治療を受けることもないままに経過していた．その意味では，今回の入院を契機に依存症であることが明らかになった点で，治療介入のよい機会になったといえる．内科病棟のスタッフには，本症例の診断と内科病棟で可能な治療の説明を行い，主として離脱症状の治療を行った．依存症の治療は，内科病棟退院後に依存症の専門病院で行うか，当院精神科外来で行うか 2 つの選択肢があったが，向精神薬の処方を他の医療機関で受けないこと，断酒すること，AA に通うことに患者が同意したことから，当院精神科外来で治療を継続した．

Case 2 ● BZD 臨床用量依存の 30 歳代男性

薬を中止したら……

患者データ
- 初診時年齢：34 歳．
- 性別：男性 (会社員)．
- 受診の経緯：プロジェクトの責任者に抜擢されて仕事上の負荷が大きくなり，次第に不安，動悸，不眠などの症状が出現した．このため，精神科クリニックを受診した．
- 既往歴：特記するべきものはない．

現病歴
- エチゾラム (デパス®) の処方を受け，当初は，0.5 mg 錠剤を朝，昼，夕に各 1 錠服用していたが，1 日に 6 錠までは服用可能と説明されたことから，1 日 3 mg までの用量は守りながらも不安時に頓用で服用したり，就寝前に 2〜3 錠追加服用するようになった．不安，不眠などの症状は改善し，仕事にも慣れ，服薬を続けながら勤務していた．服薬開始して 2 年ほど経過した頃，職場の健康診断で心臓弁膜症の可能性を指摘され，大学病院で検査入院することになった．入院後，内科主治医との話し合いにより，処方を整理するため，エチゾラムの服用を中止した．しかし，その数日後から，不安，焦燥，不眠，振戦などの症状が出現し，当科の診察の依頼となった．

初診時所見
- 本人は，エチゾラムを服用しながら，副作用もなく，日常生活や仕事をこなしてきただけに，中止して状態が悪化したことに当惑していた．これまでの経過や症状の内容から，BZD の臨床用量依存に基づく離脱症状であることを説明した．エチゾラムは短時間作用型であることから，中止時に離脱症状が出現しやすい．また，速効性があり効果を自覚しやすいので心理的に頼ってしまうことから，まず，長時間作用型のロフラゼプ酸エチル (メイラックス®) に置換し，その後ロフラゼプ酸エチルを徐々に中止していく治療方針を説明した．

診断
- BZD 離脱 (BZD の臨床用量依存)．

第9章　アルコールや薬物依存症　**123**

表 1-22　**BZD 系薬物の離脱症状**

軽度な症状 （50％に出現）	重篤な症状 （20％に出現）
不安の増強 不眠 易刺激性 嘔気 動悸 頭痛と筋緊張 振戦 不機嫌	けいれん発作 混乱状態 運動知覚の異常 離人症，非現実感 筋れん縮 知覚刺激への閾値低下 精神病症状（せん妄含む）

(Owen RT, Tyrer P：Benzodiazepine dependence：A review of evidence. Drugs 25：385-398, 1983 より)

【治療経過と予後】

本人も納得したことから，エチゾラムを 1.5 mg（0.5 mg ずつ毎食後投与）とロフラゼプ酸エチルを 1 mg（就寝前投与）から再開し，1 か月後にエチゾラムを中止し，ロフラゼプ酸エチルを 2 mg に増量した．その後，1 か月ごとに，ロフラゼプ酸エチル 2 mg と 1 mg の交互投与，1 mg の毎日投与，1 mg の隔日投与を行い，最終的にロフラゼプ酸エチルを中止することができた．

【本症例のまとめ】

本症例は，BZD の臨床用量依存である．臨床用量依存では，BZD をいかに上手にやめるかという点がポイントになる．そのためには，BZD を服用することになった本来の疾患（不安症，不眠症など）が寛解状態にあり，生活・社会環境や人格特性に大きな問題がないことが条件となる．再燃する危険性のある場合や，BZD の中止を希望しない患者に無理に行うとうまくいかないことが多い．このような事情を患者や病棟の治療スタッフに説明し，十分に話し合うことが大切である．このケースでは，離脱症状に加えて心臓弁膜症による新たな不安がみられたことから，いったん，長時間作用型のロフラゼプ酸エチルに切り替え，その後漸減する方法を採用した．

3 ┃ 中止時の症状

BZD の離脱症状は**表 1-22** のようにまとめられる[2]．これを時系列的に示したものが**図 1-20** である[3]．BZD を中止した場合の症候は，症状の再燃，反跳現象，離脱症状の3種類に分けられる．まず，症状の再燃は，治療前に存在した不安や不眠などの症状がゆっくりと再発することであるが，症状の程度は治療前と同程度かそれ以下である．再燃が生じることは，原疾患が治癒していないことを意味する．これに対して反跳現象では，治療前と同じ内容の症状が，その程度が増強して現れる．一方，離脱症状では，もとの症状が増強して現れるのに加えて，離人症，知覚過敏，せん妄，け

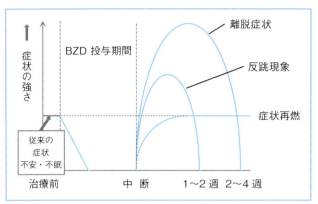

図 1-20　BZD 系薬物中断時の症候
〔石郷岡 純：ベンゾジアゼピン系睡眠薬の副作用と処方上の留意点．松下正明（総編集）：臨床精神医学講座 13 睡眠障害．pp148-158，中山書店，1999 より一部改変〕

いれんなど，それまでには認められなかった症状が出現する．

　離脱症状が出現する時期は，BZD の作用時間と関連している．すなわち，短時間作用型の BZD では減薬あるいは中止後の 3 日以内に，長時間作用型の BZD では 7 日以内に出現する．通常は，不安や不眠などで始まり，その後，離人症や知覚過敏などの症状が出現する．特に，光や音に対する知覚の過感受性が BZD の離脱症状に特徴的な症状とされる．重篤な場合には，けいれん，せん妄，精神病症状などが出現する場合があるが，このような重篤な離脱症状は，臨床用量の使用ではほとんどみられず，高用量の BZD の乱用例で出現する．

4 | 臨床用量依存

　BZD の臨床用量依存の定義として明確なものはないが，臨床実態を基に作成された案を表 1-23 に示した[4]．簡単にいえば，BZD の臨床用量依存とは，アルコールや覚せい剤のように強い欲求（渇望）があり，摂取量が増えていったり，社会生活に障害が生じるような"本格的な依存"ではない．使用を中止したときに初めて不安，不眠などの離脱症状が生じて表面化する"静かな依存"である．やめなければ，何の問題もない（通常の日常生活が維持されている）特異な依存である．唯一の問題は「BZD をやめられない」ということだけである．

5 | ベンゾジアゼピンの中止法

　BZD の中止法には漸減法，隔日法，置換法があり，それぞれについて図 1-21 に示した[5]．

表 1-23　BZD 系薬物の臨床用量依存の診断基準（案）

1. 不安や不眠などの治療目的で開始した臨床用量を 6 か月以上服用している．
2. 本来の症状は解消されて，寛解状態にある．
3. その間，使用量の著しい増加を認めない．
4. 中断によって反跳現象や離脱症状が生じる．
5. 計画的な漸減，中止により離脱症状の出現が避けられた場合に，BZD の服用なしで経過しうる．

〔井澤志名野，早川達郎，和田 清：ベンゾジアゼピン系薬物の使用原則と臨床用量依存の診断と治療．白倉克之，樋口 進，和田 清（編）：アルコール・薬物関連障害の診断・治療ガイドライン．p214，じほう，2002 より一部改変〕

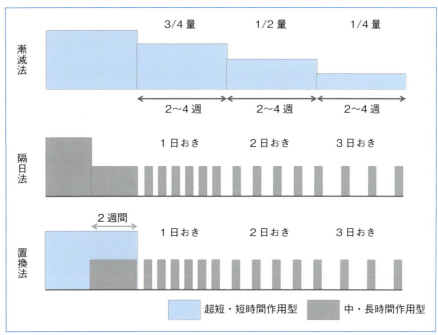

図 1-21　BZD の中止法

（内村直尚，比江島啓至：睡眠薬．精神 6：441-447, 2005 より）

(1) 漸減法

比較的作用時間の短い BZD で推奨される中止法である．BZD の用量を 1/4 ずつ 2〜4 週間かけて漸減していく．一般的に，1/2 までは減量しやすいが，その後は慎重に減量することが推奨される．多剤併用時には，半減期の短い BZD から中止したほうが離脱しやすい．

(2) 隔日法

中間作用型や長時間作用型の BZD では，半減期が長いため，服用しない日を 1 日，2 日，3 日と 2〜4 週間と徐々に増やしていく隔日法を用いることができる．

126　第1部　依頼患者の診方と対応

(3)置換法

　短時間作用型のBZDで漸減・中止がうまくいかない場合には，いったん長時間作用型のBZDに置換したうえで，漸減・中止法あるいは隔日法を用いて減量・中止を目指す．

● アルコール依存

　アルコールに関連して他科からの依頼が生じやすいケースを2例提示する．

Case 3 ● 入院後に易刺激的となった50歳代男性

隠れたアルコール依存症

患者データ
- 初診時年齢：52歳．
- 性別：男性（自営業）．
- 受診の経緯：自転車で走行中，車と接触事故を起こし，救急車にて当院を受診．

初診時所見
- 第4腰椎骨折の診断を受け，保存的治療のため整形外科に入院となった．ベッド上での安静が求められたが，入院2日目より落ち着かなくなり，ベッドから降りようとしたり，夜間も不眠で，イライラして不機嫌な様子である．
- 吐気があり，食欲も低下したため，点滴が開始されたが，じっとしていられず，点滴の継続も困難になった．整形外科病棟の看護師が対応に困り，精神科診察の依頼となった．

診断
- 診察時，明らかな病的な精神症状を認めないが，易刺激的であった．身体面の検査で，頻脈，高血圧，軽度の発汗を認めた．安静治療の必要性は理解しているが，落ち着きのなさと不機嫌さが認められた．病歴を聴取するなかで，30年来の飲酒歴があることが明らかとなった．ほぼ毎日，日本酒約3合を飲んで寝る．日常生活や仕事に支障はなく，肝機能にも異常所見はみられなかった．仕事仲間と飲酒すると，普段よりも飲みすぎてしまい，記憶がなくなったり，帰宅中に転倒してけがをしたことが何回かあった．ほかに該当する精神疾患がないことから，アルコール依存に伴う離脱症状としての不眠，イライラ，落ち着きのなさと診断した．

【治療経過と予後】

　離脱症状は不眠，イライラなどの精神症状と，頻脈，発汗などの自律神経症状が中心であることから，アルコールと交差耐性のあるBZDのジアゼパム（セルシン®）とニトラゼパム（ベンザリン®）を経口的に服用することで離脱症状の治療を行った．そして，過度の飲酒が今回の問題であることを説明し，飲酒コントロールの動機づけを行い，アルコール依存の治療は整形外科退院後に精神科外来で行うことになった．

第9章　アルコールや薬物依存症　　127

【本症例のまとめ】

このケースは，日常生活に支障が出るような飲酒ではなかったことから，本人も周囲もアルコールに関連した問題の認識がなかったが，入院して急な断酒となり，離脱症状が出現した「隠れたアルコール依存症」といえる．

Case 4 ● アルコール離脱による振戦せん妄を生じた50歳代男性

肝機能障害治療中も飲み続けた結果……

患者データ
- 初診時年齢：54歳．
- 性別：男性．
- 受診の経緯：アルコールによる肝機能障害のために治療を受けていたが，それでも飲酒を継続していた．このため，肝機能障害は悪化し，内科で入院治療を受けることになった．

初診時所見
- 入院して2日経過した頃から手指の振戦，発汗，頻脈がみられ，3日目の夜間には不眠で，布団に小さな虫がたくさんいるので替えてほしいと言ったり，カーテンの陰に誰かがいるなどと不穏になった．当直医が訪室すると，現在は昼間，ここは自分の家で，これから仕事に行かなければならない，と部屋から出て行こうとした．

診断
- アルコール依存で，急な断酒による離脱症状として振戦せん妄(小動物幻視，被害妄想，見当識障害)が出現している重症例と診断した．

【本症例のまとめと治療】

上記診断に基づき，BZDのフルニトラゼパム(ロヒプノール®)と抗精神病薬のハロペリドール(セレネース®)，ビタミンB$_1$を入れた輸液による治療を行った．入院治療中であるとの認識をもてなかったことから，一時的に身体拘束を施行した．経口ではジアゼパム(セルシン®)を処方した．看護スタッフには振戦せん妄の病態と対応，今後の見込みを説明し，治療の理解と協力を得た．

1 | アルコール依存症のスクリーニング検査

Case 3では，患者本人にも周囲にもアルコールに関連した問題があるとの認識がなかった．偶然，入院して断酒したことで問題が明らかになったケースである．このような症例では，離脱症状が焦燥，易刺激性，不眠程度のものであれば，アルコールの離脱症状とは認識されずに済んでしまうことが少なくない．

したがって，特に入院当初に，落ち着かず，不安，不眠があり，自律神経症状を認めた場合，アルコールの問題を考えることが大切である．樋口らの全国調査[6]や厚生

表 1-24　CAGE 質問表

1) あなたはこれまでに，飲酒を減らすべきだと感じたことがありますか(cut down)
2) これまで，誰かにあなたが飲酒することについて批判を受け，煩わしく思ったことがあります
   か(annoyed by criticism)
3) あなたはこれまでに，自分が飲酒することが悪いとか罪深いと感じたことがありますか(guilty
   about drinking)
4) あなたはこれまでに，朝起きて何よりもまず飲酒することで，神経を落ち着かせようとしたり，
   2 日酔いを紛らわそうとしたことがありますか(eye-opener drinks)

(Ewing JA：Detecting alcoholism：the CAGE questionnaire. JAMA 252：1905-1907, 1984 より)

労働省の患者調査[7]によると，アルコール依存症患者の数は全国で 82 万人にのぼる
と推計されるが，実際に治療を受けている数はわずかに 5 万人程度にすぎない．この
ことは，多くのアルコール依存症患者は専門治療を受けていないことを示している．
このような現状からも，アルコール依存症の前段階で発見するためのスクリーニング
検査を知っておくことは重要である．以下に代表的なものを紹介する．

(1) CAGE 質問表

　4 項目から成る簡便なスクリーニング検査である(表 1-24)[8]．2 項目以上に該当す
れば依存症の疑いがあるとされるが，早期介入の目的で 1 項目以上とすることもあ
る．CAGE の由来は，4 つの質問のキーワード(cut down, annoyed by criticism,
guilty about drinking, eye-opener drinks)の頭文字をとったものである．

(2) KAST(久里浜式アルコール症スクリーニングテスト)

　KAST は，本来アルコール依存症のスクリーニングを目的として久里浜アルコー
ル症センターで作成された(表 1-25)[9]．14 の質問項目から成り，日本では最も広く
用いられてきた．

(3) AUDIT(alcohol use disorders identification test)

　AUDIT は，世界保健機関(WHO)を中心に 6 か国の共同研究として開発，作成さ
れた 10 項目の質問から成るものである．表 1-26 にその日本語版を示す[10]．AUDIT
は，未だ医学的に明らかな障害は認めていないものの，持続していけば将来健康を害
する可能性のある危険な使用，および，すでに健康被害を招いている有害な使用の状
態にある飲酒者の同定を目的としている．したがって，KAST と比較してより軽症
の飲酒問題のスクリーニングに適している．

2 ｜ アルコール離脱症状の診断と治療

(1) アルコール離脱症状の経過

　アルコール離脱症状の経過は図 1-22 のように図式化される．まず，振戦(手のふる

第9章　アルコールや薬物依存症　129

表1-25　久里浜式アルコール症スクリーニングテスト（KAST）

	最近，6か月の間に次のようなことがありましたか	回　答	点　数
1	酒が原因で，大切な人（家族や友人）との人間関係にひびが入ったことがある．	ある ない	3.7 −1.1
2	せめて今日だけは酒を飲まないと思っても，つい飲んでしまうことが多い．	あてはまる あてはまらない	3.2 −1.1
3	周囲の人（家族，友人，上役など）から大酒飲みと非難されたことがある．	ある ない	2.3 −0.8
4	適量でやめようと思っても，つい酔いつぶれるまで飲んでしまう．	あてはまる あてはまらない	2.2 −0.7
5	酒を飲んだ翌朝に，前夜のことをところどころ思い出せないことがしばしばある．	あてはまる あてはまらない	1.1 −0.7
6	休日には，ほとんどいつも朝から酒を飲む．	あてはまる あてはまらない	1.7 −0.4
7	二日酔いで仕事を休んだり，大事な約束を守らなかったりしたことがときどきある．	あてはまる あてはまらない	1.5 −0.5
8	糖尿病，肝臓病，または心臓病と診断されたり，その治療を受けたことがある．	ある ない	0.2 −0.2
9	酒がきれたときに，汗が出たり，手がふるえたり，いらいらや不眠など苦しいことがある．	ある ない	0.8 −0.2
10	商売や仕事上の必要で飲む．	よくある ときどきある めったにない・ない	0.7 0 −0.2
11	酒を飲まないと寝つけないことが多い．	あてはまる あてはまらない	0.7 −0.1
12	ほとんど毎日3合以上の晩酌（ウイスキーなら1/4本以上，ビールなら大ビン3本以上）をしている．	あてはまる あてはまらない	0.6 −0.1
13	酒のうえの失敗で警察のやっかいになったことがある．	ある ない	0.5 0
14	酔うといつも怒りっぽくなる．	あてはまる あてはまらない	0.1 0

総合点	判　定（グループ名）
2　点以上	きわめて問題多い（重篤問題飲酒者）
0〜1点	問題ある（問題飲酒者）
−5〜0点	まあまあ正常（問題飲酒予備群）
−5　点以下	まったく正常（正常飲酒群）

〔角田　透：潜在するアルコール関連問題の推定について．河野裕明，大谷藤郎（編）：我が国のアルコール関連問題の現状―アルコール白書．pp42-53，厚健出版，1993〕

え），自律神経症状（発汗，頻脈，吐気など）が先行し，その後，イライラ，不眠，時に，けいれん大発作が飲酒中止後1〜2日後をピークに出現する（早期離脱症状）．その後，四肢の粗大な振戦，せん妄（幻視，幻聴を伴う意識の混濁，見当識障害），各種自律神経症状（発汗，頻脈，発熱など）を伴う振戦せん妄へと進展する（後期離脱症

第1部　依頼患者の診方と対応

表 1-26　AUDIT 日本語版

問1　あなたはアルコール含有飲料をどのくらいの頻度で飲みますか.
　　　0　飲まない　　　　　　　1　1か月に1度以下　　　2　1か月に2〜4度
　　　3　1週に2〜3度　　　　　4　1週に4度以上

問2　飲酒する時には通常どのくらいの量を飲みますか.
　　　0　1〜2ドリンク　　　　　1　3〜4ドリンク　　　　2　5〜6ドリンク
　　　3　7〜9ドリンク　　　　　4　10ドリンク以上

問3　一度に6ドリンク以上飲酒することがどのくらいの頻度でありますか.

問4　過去1年間に, 飲み始めると止められなかったことが, どのくらいの頻度でありましたか.

問5　過去1年間に, 普通だと行えることを飲酒していたためにできなかったことが, どのくらいの頻度でありましたか.

問6　過去1年間に, 深酒の後体調を整えるために, 朝迎え酒をせねばならなかったことが, どのくらいの頻度でありましたか.

問7　過去1年間に, 飲酒後罪悪感や自責の念にかられたことが, どのくらいの頻度でありましたか.

問8　過去1年間に, 飲酒のため前夜の出来ごとを思い出せなかったことが, どのくらいの頻度でありましたか.
　　　0　ない　　　　　　　　　1　1か月に1度未満　　　2　1か月に1度
　　　3　1週に1度　　　　　　　4　毎日あるいはほとんど毎日

問9　あなたの飲酒のために, あなた自身か他の誰かがけがをしたことがありますか.

問10 肉親や親戚, 友人, 医師, あるいは他の健康管理にたずさわる人が, あなたの飲酒について心配したり, 飲酒量を減らすように勧めたりしたことがありますか.
　　　0　ない　　　　　2　あるが, 過去1年間にはなし　　　4　過去1年間にあり

10項目の質問でそれぞれ0〜4点の点数がつけられており, 合計40点である. 問3〜8, 問9〜10は, 同じ回答選択肢のため, まとめて記載した. 1ドリンクは純アルコール10gであり, 例えばビール500mLの純アルコールは500mL×0.05(度数)×0.8(換算指数)＝20gである.
(廣 尚典, 島 悟：問題飲酒指標AUDIT日本語版の有用性に関する検討. 日本アルコール・薬物医学会誌 31：437-450, 1996 より)

状). 振戦せん妄は, 通常は7〜10日間程度で軽快するが, 個人差が大きく, 1か月以上遷延することもある. 肝硬変などの重篤な合併症がある患者や高齢者では, せん妄が遷延する場合が多い. さらに, 遷延性離脱症状と呼ばれる不安, イライラ感, 抑うつ, 焦燥などの精神症状が6か月〜1年持続することがある. この不快な状態が再飲酒への契機となることが知られている.

(2)アルコール離脱症状の治療

　アルコール離脱症状に対する治療は, アルコールと交差耐性のあるBZDの置換療法が一般的である. アルコールによる脳障害は摂取中よりもむしろ離脱中に生じるとされていることから, 離脱を予防ないし軽症化させることが重要である[11]. 振戦せん妄に進展し, 幻覚, 妄想, 興奮が強い場合には, ブチロフェノン系や, 非定型の抗精神病薬を使用する.

　また, 振戦せん妄は通常, 7〜10日間で消失するが, 遷延する場合にはウェルニッケ-コルサコフ症候群(Wernicke-Korsakoff syndrome)への移行が危惧される. ウェルニッケ脳症(Wernicke encephalopathy)では眼症状(眼振, 瞳孔異常), 失調症状(起立, 歩行困難), 意識障害が3大徴候で, コルサコフ症候群(Korsakoff syn-

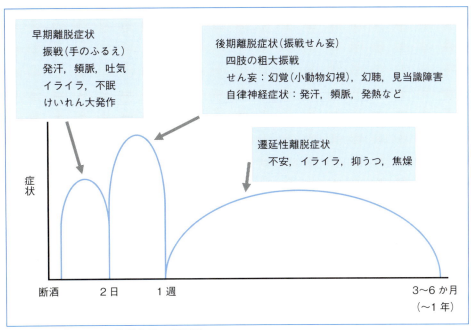

図 1-22　断酒による離脱症状の経過図

drome)では，健忘(前向性健忘と逆向性健忘)，見当識障害，作話が主症状である．ウェルニッケ-コルサコフ症候群に移行すると予後は不良となるため，その予防のためにビタミン B_1(サイアミン)を十分量投与(静脈内注射にて 100〜300 mg/日を輸液にて数日間投与し，経口摂取可能になれば 100 mg を 2 週間経口投与)することが大切である．

3 | アルコール関連問題への対応のポイント

　アルコールは嗜好品であり，アルコールに関連した問題は一般的に起こりうることを忘れてはならない．多くの場合，Case 4 のように，入院前からアルコールの問題が明らかであるが，なかには Case 3 のようにアルコール依存とは認識されておらず入院した後に問題が顕在化することがある．いずれの場合にも，入院して飲酒を継続できなくなるために，入院後早期(2〜3 日)から問題が生じる．具体的には，イライラ，不眠，せん妄(幻覚，妄想，見当識障害)などの結果，身体治療に必要な安静を保てないことでトラブルとなる．このようなケースでは背景にアルコールの問題を疑い，飲酒歴を聴取することが大切である．診断が確定されれば，当面は，アルコール離脱症状の治療が優先される．幻覚，妄想に影響されて危険な行動が制御できない場合には，隔離や身体拘束も一時的に施行することが必要となる．このような治療を可能にするためにも，身体科で問題となっている行動の背景や予測をその病棟の治療スタッフに説明し，理解してもらうことが重要である．また，これらの患者は，「身体

疾患の治療のために入院しているのであり，アルコール依存の治療のために入院しているのではない」という意識が強いことから，いたずらにアルコール依存症であることを強調するよりも，アルコールの問題があることを指摘するにとどめたほうがよい．そして，アルコール依存症の治療は身体科退院後に，改めて精神科で患者の意思を確認しながら行うことが勧められる．

● 文献

1) 稲田 健，石郷岡 純：ベンゾジアゼピン依存の臨床．福居顕二（編）：脳とこころのプライマリケア 8 依存．pp235-244, シナジー，2011

2) Owen RT, Tyrer P：Benzodiazepine dependence：A review of evidence. Drugs 25：385-398, 1983

3) 石郷岡 純：ベンゾジアゼピン系睡眠薬の副作用と処方上の留意点．松下正明（総編集）：臨床精神医学講座 13 睡眠障害．pp148-158, 中山書店，1999

4) 井澤志名野，早川達郎，和田 清：ベンゾジアゼピン系薬物の使用原則と臨床用量依存の診断と治療．白倉克之，樋口 進，和田 清（編）：アルコール・薬物関連障害の診断・治療ガイドライン．p214, じほう，2002

5) 内村直尚，比江島啓至：睡眠薬．精神 6：441-447, 2005

6) 樋口 進（主任研究者）：平成 15 年度研究報告書．厚生労働科学研究費補助金がん予防等健康科学総合研究事業「成人の飲酒実態と関連問題の予防に関する研究」，2003
http://www.mhlw.go.jp/topics/tobacco/houkoku/061122b.html

7) 厚生労働省大臣官房統計情報部：平成 17 年(2005)患者調査の概況，2005
http://www.mhlw.go.jp/toukei/saikin/hw/kanja/05/index.html

8) Ewing JA：Detecting alcoholism：the CAGE questionnaire. JAMA 252：1905-1907, 1984

9) 角田 透：潜在するアルコール関連問題の推定について．河野裕明，大谷藤郎（編）：我が国のアルコール関連問題の現状—アルコール白書．pp42-53, 厚健出版，1993

10) 廣 尚典，島 悟：問題飲酒指標 AUDIT 日本語版の有用性に関する検討．日本アルコール・薬物医学会誌 31：437-450, 1996

11) 松下幸生：アルコール依存症の治療—薬物療法を中心として．日本精神科病院協会雑誌 30：51-56, 2011

（宮田久嗣）

第**10**章

自殺企図

　近年，わが国においても総合病院におけるリエゾン精神医学は定着し，さまざまな施設で実践されている．なかでも，自殺企図により他科からコンサルトを受けるケースは，精神科医療における自殺予防の観点や他科からのニーズからみても非常に重要である．

　本章では，救急外来や病棟で起きた自殺企図例について 2 例を紹介し，他科から依頼された場合に必要と考えられることがらを概説する．

Case 1 ● 大量服薬により自殺企図に至った 50 歳代男性

管理職になってから仕事がうまくいかない

患者データ
- 年齢：57 歳．
- 性別：男性．
- 既往歴：特記なし．
- 家族歴：精神科遺伝負因なし．

生活歴
- 同胞 2 人の第 1 子．出生，発育に問題なし．小学校から高校時代の成績は上位であった．大学卒業後，大学院を修了し，鉄鋼会社に就職．30 歳で結婚し，1 人の子供をもうけた．妻・子供と 3 人暮らし．

現病歴
- X－10 年，仕事で他県に派遣されたが，生活になじめず，食欲低下，不眠が出現し，A 診療所を受診．うつ病の診断で休職，投薬治療を開始された．その後，家庭のある地元での加療を勧められ，B 病院を受診し入院加療された．X－9 年 4 月，職場に復帰したが，上司との関係不良を機に抑うつ気分，食欲低下，不眠が再発し，X－8 年 8 月 B 病院にて入院加療された．X－7 年 4 月に復職してから，一般職から管理職へ昇進し，仕事量が増えた．X－3 年頃より上司から叱責されることが増え，抑うつ気分，意欲低下，食欲低下，不眠が出現し，欠勤を繰り返していたが，同僚や産業医のサポートで何とか就業を続けていた．
- X 年 5 月より，仕事がうまくいかないと感じるようになったが，上司には相談でき

134 第1部 依頼患者の診方と対応

ず1人で悩むようになり，抑うつ気分，不眠が再燃していた．X年6月某日早朝，妻の外出後，処方されていたベンゾジアゼピン系睡眠薬を数百錠過量服薬．その後，帰宅した妻に発見され，救急搬送となった．

診断 ・うつ病．

【治療経過と予後】

意識障害が遷延していたため，救急外来にて気道確保，酸素投与，点滴を開始され，集中治療室に入室し，精神科へのコンサルトが行われた．意識清明となり，精神科医が診察を行った結果，身体的には入院継続の必要性はなかったが希死念慮が継続しており，再企図の危険が高い状態であると判断された．本人も精神科での加療継続に同意したため精神科病棟へ転棟となった．

【本症例のまとめ】

本症例では，意識障害が遷延している状態でも，集中治療室へ入室した段階から精神科医の介入が始まっている．主治医は精神科医がなるのか，もしくは救急医や集中治療部の医師がなるのかは各施設によって異なると思われるが，精神科医の早期介入が情報収集や覚醒時・不穏時の早期の診察や対応を可能にするという点で重要と考えられる．このケースでは希死念慮が継続し，かつ本人の治療同意が得られたため任意入院となったが，同意が得られない場合は精神保健指定医に診察を依頼し，医療保護入院を検討しなければならないだろう．

Case 2 ● 身体疾患が原因で自殺企図に至った50歳代男性

がんに伴ううつ病

患者データ ・年齢：54歳．
・性別：男性．
・既往歴：下顎歯肉がん．
・家族歴：精神科遺伝負因なし．

生活歴 ・同胞2人の第1子．出生，発育に問題なし．地元の高校を卒業後，家業を継いでいた．24歳で結婚し，1人の子供をもうけた．妻・娘と3人暮らし．

現病歴 ・生来健康であったが，X−3年夏頃より口腔内の痛みを認めるようになったため，近隣の歯科を受診したところ，口腔内腫瘍を指摘され，地元の歯科大学を紹介された．下顎歯肉がんと診断され，X−3年11月に下顎骨部分切除，頸部リンパ節郭清術，気管切開術を施行された．転移リンパ節を認め，術後化学放射線療法を施行されていたが，X−2年2月に舌根部に再発し，手術困難にて化学療法を施行されること

第10章　自殺企図　135

なった．インフォームド・コンセントでは化学療法は延命目的であることを説明され，その後，抑うつ気分，不眠，食思低下，希死念慮を認めるようになり，精神科併診が可能な総合病院耳鼻咽喉科に転医となった．うつ病と診断され，抗うつ薬，睡眠薬を処方され，うつ症状は改善傾向となっていた．

- 化学療法施行目的にX年11月に入院．X年12月某日夜間，院内のトイレのドアノブにタオルを巻き付け縊首行為を行っているところを巡回スタッフが発見し，耳鼻咽喉科主治医から精神科へコンサルトされた．診察時，意識清明であったが，興奮しており，両手で首を絞める行為が継続していた．精神保健指定医の診察の結果，切迫した希死念慮を認めており，精神科病棟へ転科転棟し，医療保護入院となり，身体拘束が実施された．

診断 ● うつ病．

【治療経過と予後】

拒薬があり，拘束を継続しながら抗うつ薬の点滴を開始した．次第に抑うつ気分，不安・焦燥，希死念慮は改善傾向となり，拘束解除され，抗うつ薬の内服を開始された．いったん中止となっていた化学放射線療法はその後，再開となるも再発を繰り返し，放射線肺炎や骨髄抑制も強く，積極的な治療継続は困難と考えられ，他院の緩和ケア病棟へ転院となった．

【本症例のまとめ】

本症例は切迫した希死念慮と精神運動興奮を認め，医療保護入院となり，かつ身体拘束を要した症例である．身体疾患にうつ症状の増悪が重なった事例であり，総合病院ではしばしば遭遇するケースと思われる．また担がん患者においては，最終的にターミナルケアや緩和医療へつなぐことも必要となるだろう．

● 自殺企図とは

以下，他科から自殺企図について依頼された際に必要となる概念や知識について概説していく．

1 ┃ 定義（自傷・自殺の定義）

自殺は，Walshら[1]によると「自殺の意図」と「致死性の予測（このくらいの損傷を加えれば死ねるだろうという予測）」に基づく行動であると指摘されている．
一方，自傷は「自殺以外の意図」と「非致死性の予測（このくらいの損傷ならば死ぬことはない）」に基づくと指摘されている．次に，自殺企図手段により自傷との関連について説明する．

136 第1部 依頼患者の診方と対応

(1)過量服薬

過量服薬は，自傷と自殺の間に位置する行動である．両者のいずれとも定義しがたい特徴がある．なぜなら身体損傷の状況の正確な予測は困難であり，また，効果発現に時間的遅延があるため，身体損傷の程度を調節することも困難であり，「自殺以外の意図」があるとも，また「非致死性の予測」が十分ともいえないからである．

Rodham ら[2]の調査では「死にたかった」という項目を選択した者の割合には有意差があり，自己切傷経験者では 40.2% であったのに対し，過量服薬経験者では 66.7% と明らかに高かったということが報告されている．

(2)自己切傷

自己切傷は，動脈や神経損傷を認めるもの以外は，「自殺以外の意図」「非致死性の予測」に基づく行動と考えられ，自傷に近いと考えられる．

Coid ら[3]によると，習慣的に自己切傷を繰り返す者は，自己切傷直後に血液中の metenkephalin 濃度が著しく上昇しており，ある種の身体的疼痛が内因性オピオイドの分泌を促進し，感情的苦痛を鎮痛する可能性を指摘している．

(3)自殺予告

自殺を予告する行為については，本気で死ぬ気がない証拠や一種の脅しと考えがちであるが，Shneidman[4]によると，自殺を意図する者の場合，「自殺しなければならないと考える一方で，救済されることを切望している」と指摘されている．

松本ら[5]によると，自殺の意図がある者のほうが意図しない者に比べ，予告してから過量服薬をすることが示されており，必ずしも予告することを自殺の意図が低いと見積もるべきではないとされている．

2 | 危険因子

他科から自殺企図で依頼を受けた場合，まず再企図のリスクがどのくらいあるのかを判断する必要がある．そのときに自殺企図の危険因子を知っておくことが再企図予測に重要である．

自傷行為の再企図に関するシステマティックレビューを行った Larkin ら[6]によると，129 の研究を調査した結果，危険因子として最も挙がっていたのは，過去の自傷行為であり，そのほか，パーソナリティ障害，絶望，精神科治療歴，統合失調症，アルコール乱用，薬物乱用，独居などであった．そのほか，衝動性，併存症の有無，問題解決能力の低下，性倒錯，現在の精神疾患治療状況，ストレスイベント，仕事・学校問題，対人関係，家族関係，経済問題，自傷行為に対する本人の姿勢が挙げられている．

また保護因子として野口ら[7]によると，女性，雇用，結婚，小さい子供，宗教への関わり，社会とのつながり，社会への信頼感，農村部居住，怒り・攻撃性を表に出す

第 10 章　自殺企図　　137

表 1-27　自殺の危険因子

- 過去の自殺企図・自傷行為歴
- 喪失体験：身近な者との死別体験など
- 苦痛な体験：いじめ，家庭問題など
- 職業，経済，生活問題：失業，リストラ，多重債務など
- 精神疾患・身体疾患の罹患
- ソーシャルサポートの欠如：支援者の不在，喪失など
- 企図手段への容易なアクセス：農薬・硫化水素の保持，処方薬のためこみ
- 自殺につながりやすい心理状態：絶望感，衝動性，自殺念慮，孤立感など
- 家族歴

〔日本精神科救急学会：精神科救急医療ガイドライン(3)，2009，http://www.jaep.jp/gℓ/gℓ_3_1504.
pdf より一部引用，改変〕

表 1-28　自殺の評価スケール

スケール	危険因子	カットオフ	感度	特異度
Buglass and Horton scale	アルコール問題，自殺未遂の既往，独居など	さまざま	＞80%	56〜67%
Edinburgh Risk of Repetition Scale	自殺未遂の既往，人格障害，アルコール問題，精神科治療歴など	男性 8 女性 6	17.1〜33.3%	84.0〜94.7%
Suicide Assessment Scale	悲嘆，自殺念慮など	24	61%	40%
SAD PERSONS	性別，年齢，うつ状態など	5	報告なし	報告なし
Corcoran, et al	自傷行為の既往，ドラッグ乱用歴	Low 0〜0.2 High＞0.45	80〜96%	81〜89%
Colman, et al	自傷行為歴，統合失調症，うつの既往	2〜3	73.9%	70.0%
Petrie and Brook	年齢，独居，性別など	報告なし	63.2%	67.9%
ReACT rule	自傷行為歴，独居など	4	95%	21%

(Larkin C, Di Blasi Z, Arensman E：Risk Factors for repetition of self-harm：a systematic review of prospective hospital-based studies. PLoS One：10, 2014 より一部改変)

文化などが挙げられている．

　また，厚生労働省ホームページに公開されている精神科救急医療ガイドラインに挙げられる危険因子は表 1-27 の通りである[8]．

　自殺リスクの評価スケールについては，これまで世界でいくつか公表されており，表 1-28 のようなものがある[7]．

　このなかで，1983 年に Patterson ら[9]によって開発された SAD PERSONS scale は簡便で覚えやすいことからわが国でも比較的精神科救急医療の現場で用いられている．これらにより，自殺の危険因子を評価することで，単に数値化するだけではなく，それらを念頭におきながら情報収集に努め，総合的な臨床判断を行うことができる（表 1-29）．

　また，疾患ごとにも自殺の危険因子が挙げられており，表 1-30 に示す．

第1部　依頼患者の診方と対応

表 1-29　SAD PERSONS scale

S（sex：性別）

　男性

A（age：年齢）

　20 歳未満と 45 歳以上

D（depression：うつ病）

　うつ状態も含む

P（previous attemps：自殺企図の既往）

　自殺企図，自傷

E（ethanol abuse：アルコール乱用）

　アルコール，薬物乱用

R（rational thinking loss：合理的な思考の欠如）

　幻聴，妄想など

S（social support deficit：社会的援助の欠如）

　社会的援助の欠如，職場での孤立，乏しい家族関係，他者の死，DV，失業，社会経済的地位の低下，経済的損失，病気・怪我による生活への影響

O（organized plan：組織的な計画）

　組織的な計画，致死性の高い手段（縊首，飛び降り，ガス）
　複数の手段，手の込んだ計画

N（no spouse：配偶者がいない）

　未婚，離婚，別居，死別

S（sickness：病気）

　慢性・消耗性疾患で大きな苦痛を感じている

各項目を 1 点として，10 点満点で自殺のリスクを評価する．
カットオフは 5 点とされており，結果の解釈の目安として，以下を示す．
　0～2 点：再企図の可能性は低い
　3～4 点：注意深く観察する
　5～6 点：精神科への入院を考慮する
　7～10 点：再企図の危険性が高い
(Patterson WM, Dohn HH, Bird J, et al：Evaluation of suicidal patients：The SAD PERSONS scale. Psychosomatics 24：343-345, 1983 より一部改変)

3 | 手段と重症度

　自殺企図の手段と重症度の関係について表 1-31 に示す．

　澤原ら[10]によると，自殺手段の危険性，身体的受傷度と精神障害の関連について調べたところ，身体的重症度よりも手段の危険性のほうが，精神障害の占める比率と相関しており，自殺企図においては企図手段の危険性の判断が重要であることが示されている．つまり，危険度の高い企図手段を用いた症例ほど精神科的介入が必要になるということである．

表 1-30　疾患別の危険因子

うつ病

（臨床的特徴）
- 持続的な不眠
- 自己への無関心
- 症状が重度（特に精神病症状を伴ううつ病）
- 記憶の障害
- 焦燥
- パニック発作

（危険因子）
- 25 歳以下の男性
- 発症早期
- アルコールの乱用
- 双極性障害のうつ病相
- 混合状態
- 精神病症状を伴う躁病

統合失調症

（危険因子）
- 雇用されていない若年男性
- 反復する再燃
- 悪化へのおそれ（特に知的能力の高いもの）
- 猜疑や妄想などの陽性症状
- 抑うつ症状
- 病気の初期の段階
- 早期の再燃
- 早期の回復（罹病期間が長くなるにつれ自殺リスクは減少する）

アルコール依存症

- 発症早期
- 長い飲酒歴
- 高度の依存
- 抑うつ気分
- 身体的な健康状態が悪いこと
- 仕事の遂行能力が低いこと
- アルコール依存症の家族歴
- 最近の重要な人間関係の途絶，喪失

4 | どのような患者で自殺企図が起きやすいか

　一般病棟でみられる自殺企図は身体疾患との関わりが深い．身体疾患と自殺の関わりについてはさまざまな総説があるが，自殺率の高い身体疾患として指摘されているのは，がん，HIV（human immunodeficiency virus）感染症，慢性腎不全（透析患者），神経疾患などである．

　福西ら[11]によると，身体疾患と精神疾患合併率について調査したところ，がん患者50 名中 22 名（44%）に精神疾患が合併しており，その内訳はうつ病 14 名（28%），適応障害 6 名（12%）などであり，また，HIV 感染患者では 194 名中 55 名（28.4%）に精神疾患が合併しており，その内訳はうつ病 26 名（13.4%），せん妄などの認知障害 22 名

140　第 1 部　依頼患者の診方と対応

表 1-31　自殺企図の手段と重症度

1) 薬物過量服薬	服薬量が致死量に達しているかどうかで重症度が異なる 服薬から処置までの時間, 胃洗浄や活性炭投与の有無でも異なる
2) 毒物服薬	農薬や殺虫剤は重症化のリスクが高い(有機リン中毒)
3) リストカット	動脈・神経・腱の損傷の有無により重症度が異なる
4) 熱傷	灯油や揮発油を用いたものは重症化のリスクが高い
5) 縊首	致死性が高い
6) 飛び降り	一般に 4〜5 階が生存と死亡の境目とされている

(澤原光彦：自殺企図症例の手段の危険性と身体的重症度の検討. 川崎医学会誌 28：143-155, 2002 より一部改変)

(11.3%)などであったという.

　つまり, 身体疾患そのものが直接的に希死念慮を生じさせているわけではなく, 身体疾患に罹患することによって, うつ病や適応障害, アルコール依存症などの精神疾患を合併し, その結果, 希死念慮を生じさせているということが考えられる.

(1)がん

　頭頸部(耳鼻科や脳外科領域)のがん患者では自殺率が一般人口の約 9 倍と高く, 他の部位の患者と比較しても約 4 倍であることが知られている. また, Allebeck ら[12]によれば, がんと診断されたときから時間が経過するほど自殺企図の危険率は低下するといわれており, がんと診断された 1 年以内の危険率は 15〜16 倍, 1 年以後は約 7 倍, 3 年以上で約 2 倍と低下し, 10 年後になると 0.4 倍と一般人口よりも危険率が低下することがわかっている.

(2)HIV 感染症

　HIV 患者の自殺率が高いことは以前から指摘されていたが, HIV に関連する治療の進歩により, 近年自殺率は徐々に減少しているといわれている.

(3)慢性腎不全(人工透析)

　Haenel ら[13]の報告によれば, 自殺企図の危険率は約 10 倍であったという. また, 透析拒否を自殺企図に含めると, 相対危険率は約 25 倍に上昇するという.

(4)神経疾患

　保坂[14]によると, 多発性硬化症(multiple sclerosis；MS)の患者は約 2 倍の自殺率, 脊髄損傷も約 4〜5 倍の自殺率といわれている.

　身体疾患患者のうつ病合併率とがん患者の精神疾患合併率を表 1-32, 図 1-23 に示す[15,16].

表 1-32　身体疾患患者のうつ病合併率

疾患	うつ病合併率(%)
外来患者	2〜15
がん	6〜39
心筋梗塞	15〜20
パーキンソン病	10〜37
脳血管障害	22〜50
アルツハイマー病	17〜22
HIV/AIDS	4〜35
糖尿病	11
関節リウマチ	12

（McDaniel JS, Brown FW, Cale SA：Assessment of depression and grief reactions in the medically ill. Stoudemire A, Fogul BJ, Greenberg DB(eds)：Psychiatric Care of Medical Parents, 2nd ed. pp149-164, Oxford University Press, 2000 より）

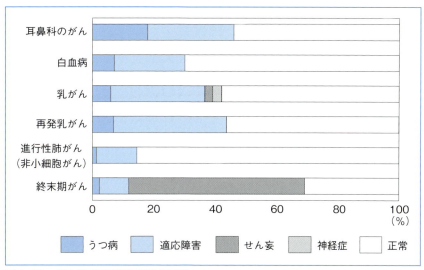

図 1-23　がん患者の精神疾患合併率
〔保坂 隆：日本におけるがん患者の精神疾患合併率と構造化された介入．松下正明(監)，福西勇夫(編)：先端医療とリエゾン精神医学．pp50-58，金原出版，1999 より一部改変〕

5｜自殺企図が起きた際の対応のポイント

　まずは自殺企図の発現までの経過について押さえておく必要がある．自殺の危険因子・準備状態に直接動機が加わって自殺企図へつながるといわれている（図 1-24）[17]．そのため，これまで述べてきた自殺の危険因子を確認するとともに，今回自殺企図の引き金となった直接動機を把握することが必要である．

自殺傾向（準備状態）

生物学的要因：躁うつ病，アルコール依存症，統合失調症，認知症など
心理的要因：人格障害，人間関係の歪みなど
社会的要因：経済変動，家庭的変動，季節変動など

← 直接動機

子供：環境の変化，親の喪失，叱責
青年：異性問題，前途不安，受験や就職の失敗
壮年：(男性)失職，転職，定年，事業失敗など
　　　(女性)夫との不和，嫁姑のトラブル，子供の非行など
老年：壮年の傾向，身体疾患など

↓

自殺

図 1-24　自殺企図発現までの経過
〔大原健士郎：自殺とは．大原健士郎，佐々木仁也(編)：自殺企図患者のケア―救急と精神面の対処法．pp1-13，金剛出版，1989 より一部改変〕

評価方法については，本人と面接を行い，表情や口調，会話内容から危険因子や直接動機を確認するとともに精神科に入院もしくは通院が必要か，家族のサポートが得られるかどうかを吟味する．面接における評価基準，注意点を表 1-33, 34 に示す[18,19]．

注意点については，決して1人にせず，精神科病棟であれば，モニターでの監視や隔離などの対処法を行い，一般病棟であれば，家族による付き添いを依頼する．また，危険物に注意し，紐，注射針，はさみ，ガラス製品など凶器となるものは身のまわりから遠ざけておく．また，本人のみならず，家族への対応も重要である．家族も気が動転し，死に追いやった罪悪感などから理解力が低下している場合もあるため，時間をかけて丁寧に説明を行う．また，再企図のリスクについての説明も重要である．予防のための注意は行うが再企図の可能性があることを説明し，一般病棟であれば，家族の付き添いを依頼する．帰宅となる場合でも，再企図のリスクがあり，精神科治療を受ける必要があることを説明する．なかでも精神科での入院治療を考慮したほうがよいと思われるケースを表 1-35 に示す[20]．

6　コンサルトされた医師にどのようにフィードバックするか

他科よりコンサルトされた場合，まず押さえておかなければならないのは，精神症状の原因が身体疾患によるものではないことを除外診断することである．このことをしばしば救急領域では「メディカル・クリアランス」と呼ぶ．Henneman ら[21]は，精神症状を有する患者に詳細な病歴聴取，身体所見，血液検査，血中アルコール濃度，薬物スクリーニング検査，頭部 CT，髄液検査の組み合わせをルーチンに施行したと

表 1-33　面接における評価基準

正常群	面接の最初から明るい表情，笑顔，口数多い 面接の最初から反省や感謝の言葉 動機について語る 「やらない」と強く約束できる
軽症群	面接の途中から表情が明るくなる，泣く 面接の途中から反省や感謝の言葉 動機について途中から語りだす 「やらない」と約束できる
中等症群	ポツリポツリとしかしゃべらない 反省や感謝の言葉が表面的 動機についてもあまり語らない 「やらない」約束に渋々うなずく
重症群	面接を拒否，表情は暗いまま 反省や感謝の言葉がない 動機について語らない，自殺そのものを否定 「助けられて迷惑，このまま死なせてほしい」

(黒澤 尚：自殺未遂者の精神面の対処法. 救急医学 9：271-281,
1985 より一部改変)

表 1-34　面接での注意点

基本的な態度	平静かつ共感をもって接する．批判的，安易に励ますのもよくない．「患者の体に手を触れながら，ときには手を握って」会話をし，時間的余裕をもって接することも有効といわれる.
見当識の確認	「ここがどこかわかりますか」「何月何日かわかりますか」「どのようにしてここに運ばれたかわかりますか」などと尋ね，日時や場所，搬入状況について確認する.
自殺かどうかの確認	「死のうと思ったのですか？」「自分でやったのですか？」と尋ね，否認する場合は問い詰めない．「辛かったのですね」と患者に共感を示しながら問いかける.
精神障害の可能性	動機や精神科治療歴，過去の自殺企図の既往，最近の精神状態について尋ねる.
希死念慮の強さ	「死にたい気持ちは強いですか」と率直に聞く．率直に聞くことで再自殺の考えが強まることはなく，むしろそれを口にすることで救われた気持ちになることが多いといわれている.
身体的回復について	自殺企図者は自ら死を望んでいたにもかかわらず，身体の状態を気にかける一面がある．身体的回復に目を向けることで，精神的苦痛を忘れさせ，生へのエネルギー強化につながるといわれる.

(西村勝治，堀川直史：自殺企図. レジデントノート 2：54-65，2001 より一部改変)

ころ，100人中63人が身体的要因による精神症状であったことを報告している．メディカル・クリアランスに必要な検査と意義を表1-36に示す[22]．

　フィードバックの内容として最も重要なのは，精神症状の評価であるが，自殺関連行動に及んだ場合，その後の1年以内に再企図に及ぶことが多いといわれており[22]，再企図のリスクを各科の医師や看護師，家族へ伝えるとともに，再企図予防のための処遇や調整が重要である．切迫した希死念慮や幻覚妄想を呈する場合は，精神科病棟もしくは他院への転院により精神科治療の導入が図られる．衝動的な自殺関連行動で，診察時に切迫した希死念慮を認めない場合は，かかりつけ医への受診を促す．未

144 第1部 依頼患者の診方と対応

表 1-35 入院を考慮した方がよいと思われるケース

- 統合失調症や気分障害などで精神症状が活発である
- 診断にかかわらず，不安・焦燥が強く，不眠が遷延している
- 自殺企図に対する後悔がなく，内省が得られていない
- 希死念慮が依然として強い
- キーパーソンが不在か，いても役割を果たすことが困難
- 金銭面，住居がないなどの問題で，退院後の見通しが全く立たない
- 本人，家族がともに精神科での入院治療を望んでいる
- 精神科での受療先が具体的に決まっていない

〔山田朋樹：自殺未遂，自傷・希死念慮．平安良雄（編）：精神科レジデントマニュアル．pp185-190 の表 24，中外医学社，2009 より一部改変〕

表 1-36 メディカル・クリアランスに必要な検査

1) 血液検査	血算	
	白血球数	感染症，血液疾患
	Ht, Hb	低下：出血，上昇：脱水症
	血小板	減少：感染症，血液疾患
	電解質	
	Na	低下：水中毒，上昇：脱水症
	K	高値：腎不全
	Ca	高値：高 Ca 血症による意識障害
	BUN, Cre	上昇：腎不全，悪性症候群
	血糖	
	上昇	糖尿病性ケトアシドーシス，高浸透圧性昏睡
	低下	低血糖による意識障害
	CPK	
	上昇	悪性症候群，心筋梗塞
	PT	
	延長	肝不全，播種性血管内凝固症候群
2) 血中アルコール濃度	アルコール中毒	
3) 薬物スクリーニング検査	薬物中毒	
4) 頭部 CT	頭蓋内疾患	
5) 髄液検査	髄膜炎	

（織田成人，平澤博之：身体救急医から精神科救急医への提言．精神科救急 7：39-44，2004 より一部改変）

受診歴や通院中断例に関しては，自院への受診を促し，可能であれば精神保健福祉士（PSW）に介入してもらい，かかりつけ医との連携や受診予約をとっておくことが推奨される．

7 | 救急部門と精神科の連携

　他科からの依頼のなかでも，自殺企図は救急科から依頼を受けるケースが多い．自殺予防対策における救命救急センターの役割は非常に大きく，近年，新たな試みとして，横浜市立大学の高度救命救急センターを中心とした自殺対策のための戦略研究

（ACTION-J）がある．本研究によって，ケース・マネジメントの効果が，女性，若年者，過去の自殺未遂歴のある者においてより明確に示されており，自殺未遂者の属性に注目したさらなる対策の必要性が示されている．

8 | 精神科が果たすべき役割

コンサルテーション・リエゾン精神医学の概念が初めて用いられたのは 1939 年の Billimgs EG の論文[24]であり，日本では 1977 年に加藤により紹介された[24]．米国ではコンサルテーション・リエゾン精神医学が実践されるようになり 80 年近く経過している．わが国でも総合病院におけるリエゾン精神医学が定着してきているとはいえ，精神医学的判断を十分な情報が得られない状態で瞬時に要求されることや身体的治療への動機づけなど心理的危機介入も必要とされるため，難題も多い分野といえる．しかし，他科からのニーズや期待の大きい分野でもあり，臨床精神医学の 1 領域としてますます発展していくべきと考えられる．

診療だけでなく患者そのものを理解する

精神科救急や他科からのリエゾンの場では，まず患者の身体症状や不穏・興奮状態を安定させることに主眼がおかれるべきである．しかし，患者が自殺企図や心理的不安定に及んだ背景を精神科医が調べ，汲み取らなければ，単なる表面的な治療に終わってしまう．その結果，患者は自殺企図を繰り返すことになり，最悪の場合自殺の転帰をたどることになる．そのためにゲートキーパーとしての役割がわれわれ精神科医である．医師は身体・心と二元的に患者を診るのではなく，換言すれば疾患だけを診るのではなく患者という人間そのものを理解するように努めなければならない．そのためにはコインの表裏のように，一元的にその人間を深く理解することが求められる．

●文献

1) Walsh B：Clinical assessment of self-injury：A practical guide. J Clin Psychol 63：1057-1068, 2007
2) Rodham K, Hawton K, Evans E：Reasons for deliberate self-harm：comparison of self-poisoners and self-cutters in a community sample of adolescents. J Am Acad Child Adolesc Psychiatry 43：80-87, 2004
3) Coid J, Allolio B, Rees LH：Raised plasma metenkephalin in patients who habitually mutilate themselves. Lancet 2（8349）：545-546, 1983
4) Shneidman ES：A psychological approach to suicide. VandenBos GR, Bryant BK (eds) Cataclysms, Crisis, and Catastrophes：Psychology in Action. pp147-183, American Psychological Association, 1987
5) 松本俊彦，井出文子，銘苅美世：過量服薬は自殺と自傷のいずれなのか．精神医学 55：1073-1083, 2013
6) Larkin C, Di Blasi Z, Arensman E：Risk Factors for repetition of self-harm：a systematic review of prospective hospital-based studies. PLoS One 9：10, 2014

7）野口正行，竹島 正：日本の自殺，世界の自殺．張 賢徳（責任編集），林 拓二（担当編集）：自殺予防の基本戦略 専門医のための精神科臨床リュミエール29．pp2-11，中山書店，2010

8）日本精神科救急学会：精神科救急医療ガイドライン（3）．2009
http://www.mhlw.go.jp/stf/seisakunitsuite/bunya/hukushi_kaigo/shougaishahukushi/jisatsu

9）Patterson WM, Dohn HH, Bird J, et al：Evaluation of suicidal patients：The SAD PERSONS scale. Psychosomatics 24：343-345, 1983

10）澤原光彦：自殺企図症例の手段の危険性と身体的重症度の検討．川崎医学会誌28：143-155，2002

11）福西勇夫，保坂 隆，堀川直史，ほか：身体疾患患者にみられるうつ病の診断学的問題—特に身体症状の特異性の欠如について．総合病院精神医学11：153-160, 1999

12）Allebeck P. Boland C, Ringbäck G：Increased suicide rate in cancer patients. A cohort study based on the Swedish Cancer Environment Register. J Clin Epidemiol 42：611-616, 1989

13）Haenel T, Brunner F, Battegay R：Renal dialysis and suicide：occurrence in Switzerland and Europe. Compr Psychiatry 21：140-145, 1980

14）保坂 隆：一般病棟でみられる希死念慮．医学のあゆみ194：525-528, 2000

15）McDaniel JS, Brown FW, Cale SA：Assessment of depression and grief reactions in the medically ill. Stoudemire A, Fogul BJ, Greenberg DB（eds）：Psychiatric Care of Medical Parents, 2nd ed. pp149-164, Oxford University Press, 2000

16）保坂 隆：日本におけるがん患者の精神疾患合併率と構造化された介入．松下正明（監），福西勇夫（編）：先端医療とリエゾン精神医学．pp50-58，金原出版，1999

17）大原健士郎：自殺とは・大原健士郎，佐々木仁也（編）：自殺企図患者のケア—救急と精神面の対処法．pp1-13，金剛出版，1989

18）黒澤 尚：自殺未遂者の精神面の対処法．救急医学9：271-281, 1985

19）西村勝治，堀川直史：自殺企図．レジデントノート2：54-65, 2001

20）山田朋樹：自殺未遂，自傷・希死念慮．平安良雄（編）：精神科レジデントマニュアル．中外医学社，pp185-190, 2009

21）Henneman PL, Mendoza R, Lewis RJ：Prospective evaluation of emergency department medical clearance. Ann Emerg Med 24：672-677, 1994

22）織田成人，平澤博之：身体救急医から精神科救急医への提言．精神科救急7：pp39-44, 2004

23）Billings EG：Liaison psychiatry and intern instruction. J Assoc Med Coll 14：375-385, 1939

24）加藤伸勝：Liaison Psychiatry．精神医学19：202-203, 1977

（手錢宏文，中野和歌子，吉村玲児）

第11章

摂食障害

Case 1 ● 精神科受診に抵抗した神経性やせ症の10歳代女性

元気になりたいけど，太るのはイヤだ！

患者データ
- 初診時年齢：17歳．
- 性別：女性（高校生）．
- 受診の経緯：低体重を主訴に内科診療所から紹介．

生活歴
- 同胞2名中長子．患者が7歳時に両親が離婚し，その後は父親と祖父母，弟の5人暮らしとなったが，母親との交流は続いていた．高校在学中で，成績は優秀．

現病歴
- 高校入学後，友人から体型を批判されたことをきっかけに，X−2年8月より食事制限によるダイエットを開始し，体重は38 kg（BMI＝16.2）まで徐々に低下した．家族の指摘で一時は食事量増加を試みたが，その後も体重減少は続き，X−1年4月，体重33 kg（BMI＝14.1）でかかりつけのA内科診療所に初診となった．不定期に点滴治療などを受けたが，精神科への受診は固く拒否を続けた．
- 同年9月には体重が27 kg（BMI＝11.5）となり，脱水により搬送された救急病院で2週間の入院治療を受けた．退院後，再び体重が減少傾向であったため，X年1月A内科診療所より当大学病院神経精神科を紹介され，以降外来通院することとなった．

初診時所見
- 身長153 cm，体重29 kg（BMI＝12.4）．
- 両親同伴で初診．体重について自力で回復可能と語る一方で，肥満恐怖から体重増加に強い抵抗を示した．

診断
- 神経性やせ症 摂食制限型．

【治療経過と予後】

　当院外来通院開始時は，治療に拒絶的であったが，通院を通して少しずつ体重や食事に関する不安および家庭や学校生活での問題を語るようになった．食行動日誌を用いた食事の自己記録を続け，食事や低体重の問題について共有し，通院にも前向きとなったが，体重は30 kg前後で推移し，A内科診療所には定期的な身体的検査と最低限の身体治療のため通院を続けた．家庭環境の問題が顕在化し，食事の正常化も進まなかったため，X年5月より3か月間，当院当科にて行動療法を目的とした任意入

148 第1部 依頼患者の診方と対応

院を行った．入院中は行動制限下で食事量を段階的に増やし体重増加を図るとともに，家族関係の葛藤などを取り上げた精神療法を行い，また家族面談を繰り返して家庭環境の調整を行った．退院時の体重は 35 kg（BMI = 15.0）で，その後も体重を維持しながら外来通院を継続した．

【本症例のまとめ】

当初の治療は，かかりつけ内科診療所での対症療法に限られ，精神科受診を拒否していたが，身体的問題の悪化による救急入院や低体重の遷延が契機となって，精神科への紹介につながった．治療動機付けを強化することで徐々に治療を受け入れ，内科と連携を取りながら当院精神科への通院を続けた．その後の入院治療を経て，病状は軽減された．

摂食障害を診るということ

摂食障害は，さまざまな精神科疾患のなかでも身体的管理を並行して行うことを要する代表的な疾患といえる．特に，神経性やせ症は著しい低体重によりさまざまな身体的問題を併発し，精神科診療だけでなく身体診療科での治療が必要となる例も多い．しかし，心理的問題を背景に食行動に異常が生じると解釈される摂食障害の治療においては，精神科医が中心的役割を果たすことを期待され，加えて身体治療の要否を併せて判断せねばならず，一定の専門的知識が求められる．

さて，今回挙げた症例では，ダイエットを始まりとする体重減少がエスカレートし著しい低体重と摂食障害特有の病的心理状態に突き進んでいくことになった．患者は精神科を初診するまで，内科病院や救急病院に受診していたが，このような治療の始まり方は摂食障害臨床において珍しくない．神経性やせ症患者の多くは病識を欠き，また治療に抵抗する．そのため初診診療科として，内科や小児科，婦人科といった身体的治療に重点をおく医療機関を選択したり，救急病院に救急搬送され初めて診療場面に登場することもある．このような患者の一部は，心理面の問題が明らかになるに従い，精神科や心療内科への受診を勧められるに至る．

1 ｜ 摂食障害とは

摂食障害は，極端な食事制限や過食および自己誘発嘔吐などの食行動異常と，体重や体型への病的なこだわりや肥満恐怖など精神面の偏りや異常として定義づけられる．DSM-5[1]では，神経性やせ症（anorexia nervosa；AN），神経性過食症（bulimia nervosa；BN），過食性障害（binge eating disorder；BED）の3病型に大別されている．AN は極端な食事制限とそれによる著しいいそうを主症状とし，過食と排出行動の有無により摂食制限型と過食/排出型に分けられる．BN は繰り返す過食のエピソードと過剰なカロリー摂取を帳消しにするための排出行動や過剰な運動などの代償行動を中心

第 11 章　摂食障害　**149**

症状とし，不適切な代償行動を呈さない BED と区別される．病型により臨床像は異なるが，経過のなかで互いの病型を行き来する患者も多く，共通の精神病理性を有していると考えられる[2,3]．

2 | 発症に関わる多元的要因

　摂食障害の好発年齢は，前思春期から青年期にかけてとされるが，近年では発症後の遷延例や高齢発症例も増えている．これに伴い，摂食障害患者の背景要因は多様化し，摂食障害に至る経過もさまざまである．たとえば，若年発症患者の多くは，両親や友達との人間関係における葛藤や学校生活における周囲との調和や自立に向けた不安が発症の要因になることが多い一方で，20 代半ばからそれ以降の患者では就労を含む社会適応上の問題や生活の安定を脅かす夫婦間の問題，将来における現実的不安などが食行動異常の出現や遷延に影響を与えていることが多い[4,5]．これら心理社会的要因の背景には，痩身を礼賛する文化的風潮や，複雑化した社会的環境が関連している．

　また，発症機序では，摂食障害に親和的な性格傾向や心理的特性，生物学的脆弱性など個人的素因に，心理社会的要因が複合的に影響し摂食行動の変化を引き起こし，これによる低栄養や摂食調節機構の障害が精神的変化を導き，さらなる食行動異常を誘引するといった悪循環が完成し，病態が固定化するとされている[6]．

3 | 摂食障害治療に関わる医療

　摂食障害に伴う症状は，食行動上の異常だけでなく，さまざまな精神症状から心理的問題，身体合併症に至るまで多岐に及ぶ（図 1-25）[7]．このことから患者は診療場面ごとに異なる表情をみせ，また主たる診療科である精神科や心療内科だけでなく内科，産婦人科，整形外科，小児科，救急科など治療に関わる医療も広範囲にわたる．さらに，各診療科の対応可能範囲も，その医療機関の病床の有無や身体管理レベルなどの診療体制の違い，治療者の経験や方針などにより大きく異なる．精神科においても，診療所や精神科単科病院，あるいは身体診療科をもつ総合病院精神科まで機能の違いは大きく，患者の状況次第では，より専門的で高度な治療施設が必要となることもある．そのため実際臨床では，摂食障害患者に精神科とともに身体診療科を併診させたり，症状に即した医療機関に転院させることも少なくない．

4 | 精神科における摂食障害の診方と対応

(1)精神科に至るまで

　摂食障害患者の多くは，病気を「治す」ことに強い抵抗がある．AN 患者はやせによって現実の問題から逃避している状態でもあり，体重を増やすことはすなわち核心

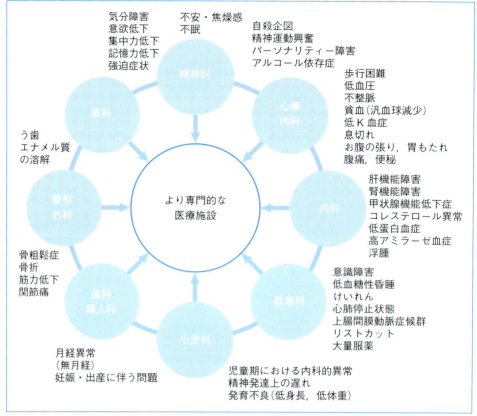

図 1-25 摂食障害に伴うさまざまな症状
さまざまな診療科が治療に関わると同時に，それぞれの診療科間の連携が重要となる．また，必要時にはより専門的な機能を有する医療機関へ紹介する．
〔日本摂食障害学会(監修)，「摂食障害治療ガイドライン」作成委員会(編)：摂食障害治療ガイドライン．pp236-240，医学書院，2012 より作成〕

的問題への直面を意味する[8]．また，患者にとって過食・嘔吐は，最も身近なストレス回避法であり手放すことに不安を抱く．特に AN 患者は自ら進んで治療を望まず，家族などに引っ張り出されてようやく医療機関に向かう．しかし，患者だけでなく家族にとってさえも，心の問題は小さく見積もりたいものであり，初診診療科には精神科でなく，身体を診る内科などが選ばれることも多い．仮にそこで精神科治療を強く勧められても，患者の抵抗にあい，身体診療科がやむなく対症療法で急場しのぎをする例もある．

(2) 治療導入

精神科治療の流れを図 1-26 に示す[9]．初めの関門となる治療導入は，患者との治療関係構築と「治したくない」患者を治療に向かわせるための重要な過程である．発症から受診に至る間の本人と家族の葛藤をよく理解し，心底にある「治したい」患者を引き出すことを重点において，受容的態度で根気強く治療の動機づけを促す．

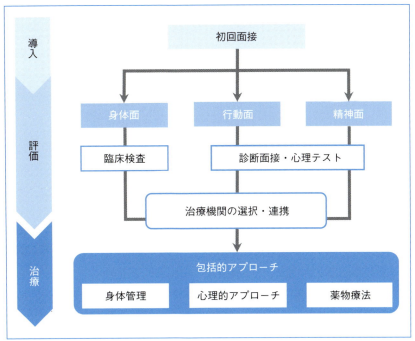

図1-26 **精神科における摂食障害治療の流れ**
精神科治療への導入と並行し，さまざまな側面から治療法を選択する身体的重篤度や合併症の状況に応じて，他診療科との連携も検討する．
(原田朋子，山内常生，井上幸紀：心身症関連疾患に対する心理的アプローチと薬物療法—摂食障害．医学と薬学 71：1481-1487，2014 より）

　動機付け面接法では，病気であることの不利益と健康な自分を取り戻すことの価値を同時に提示させ，抱えている問題点をより明確にさせる．このなかで患者に生まれる行動変容への興味をうまくとらえて，患者自身がより適切な行動を選択できるよう導く．摂食障害の治療行程は厳しく，患者にとって苦しく感じることも少なくない．また，症状は患者が期待するほどすぐに改善せず，治療意欲が続かず挫けそうになることもあるが，治療者と患者の協調的な治療関係が，粘り強い症状改善への取り組みの助けとなる．

(3) 評価と治療連携

　症状や経過はもとより，生活背景や発症要因などのさまざまな情報を幅広く収集し詳しく把握することは，精神科診療を進めるうえでの基礎となる．摂食障害においては，精神面や行動面の評価だけでなく，身体面の評価にも十分注目し，生じている問題を多方面から診ていくことが必要となる．とりわけ重度の低体重を呈するANは他の精神疾患に比べ死亡率が高く，継続的に身体管理を行うことは重要な課題であるが，精神科医のなかには，日常臨床で難しい身体治療に携わる機会をもたず，それゆえ苦手意識がある医師も少なくないのではないか．診療科を問わず，治療のすべてを担うには診る側の負担も大きく，つい身体的リスクの大きい患者は敬遠されがちとな

り，摂食障害診療を充実させるうえでの障壁になっている．

　そこで摂食障害治療では，精神科だけでなく内科，産婦人科，救急科のほか多くの診療科が関わり，おのおのの得意分野を生かして症状や問題の多面性に対処し，互いが情報交換することでそれぞれの治療を補足するような医療連携が望まれる．すべての診療科にとって，患者紹介が単なるバトンタッチではなく，治療体制の広がりを意味するところとなり，他科に紹介した後も診療体制を担う一員として継続的に治療を支えてくれることを期待したい．

(4)治療法の選択と身体管理

　紹介された患者を評価して，その時点で，その状況においてどのような治療を選択することが最も望ましいか判断することも，精神科の重要な局面である．効果的な心理的アプローチを探り，身体症状の程度に合わせた身体管理および必要に応じた薬物療法などを組み合わせ，包括的な治療方針を計画していく．

　しかし一方で，自らの医療機関でできる治療の有効性や限界をも考慮し，必要時には他の適当な医療機関につなぐことも検討しなければならない．たとえば，意識障害を呈したり，あるいは問題なく疎通できても摂食障害の心理的特徴として説明できる範囲を超えて奇異な言動を認めるなど，極度の低栄養が与える精神面への影響があまりに強い場合は，心理的アプローチの効果は十分期待できない．このように身体的に重篤な状態では，まず身体治療として入院での栄養療法が優先されるべきである．

　現在，摂食障害を積極的に診る心療内科の医師も徐々に増えてきており，摂食障害の中核的症状に対して心理的に介入しながら身体治療ができる医療機関も存在する．しかし，未だ摂食障害の身体治療体制は充実しているとはいえず，また精神的問題が大きければ精神科以外での治療が困難になることも少なくない．たとえ身体診療科での入院治療で一時的に低栄養が改善しても，患者自身の治療意欲が欠如していれば，せっかくの栄養療法もわずかな期間で無に帰してしまう．そのため心理的治療体制を併せもたない入院治療では，当面の身体的危機回避を目標とするにとどめ，その後の治療は中長期的な予後の改善を目指し，精神科を軸にして行うことが実際的である．

(5)精神科治療の枠組みと限界

　他科診療科と治療の役割分担をすることは，患者に精神科治療の枠組みを明確に提示することにつながる．つまり，このことで精神科医は身体的問題に翻弄されることなく，取り扱うべき心理的問題を浮き彫りにし根本治療に結びつける精神療法に注力することができる．しかし，このような枠組み設定を可能にするのは併診する身体診療科との相互理解であり，なおかつ患者が精神科治療を意義のあるものと認識するための安定した治療関係である．

　また，精神科入院においては，任意入院から医療保護入院まで患者の状況に応じた入院形態が選択されるが，摂食障害患者に対する治療の強制性の是非は判断が難しく，医療機関の診療体制や医師の技量や考え方など治療者側の違いにより意見が分か

第 11 章　摂食障害　　153

れるところである．可能な限り本人の治療主体性を重視するが，やむなく患者の望まない治療を行う場合は，そのことが症状経過や治療に対する信頼感に及ぼす影響を十分に予測検討しておく必要がある．治療に臨んでは，治療者として管理と指導の立場を重んじるだけでなく，後の治療受容と治療協力が得られるよう，支持的で篤実な関わり方に留意する．

(6)他科への情報提供

　摂食障害の治療連携のなかで，精神科医は総指揮を執ることになり，全体治療の方針を他科診療科へ示さなければならない．そして，摂食障害患者が引き起こす特有の精神的問題や身体的問題とその対処法などについて，他科へ情報提供していくことが求められる．

　身体科で行われる治療のなかには，普段は通常の治療でも，摂食障害患者に対しては特別な配慮が必要なものがある[10]．たとえば，低栄養による甲状腺機能低下症への甲状腺ホルモン薬投与や，無月経へのホルモン治療は，さらに身体状態を悪化させるおそれがあるため，慎重な判断を要する．体重増加による自然回復が待てれば，積極的な治療を控えることも検討すべきである．また，患者の求めに応じて利尿薬を処方したり，下剤の処方量を増やしたり，あるいは必要以上の頻回受診のたびに点滴などを繰り返したりすることで，結果的に患者の病理を支えるかたちになる例もあり，精神科としての観点から意見を差し挟むとよい．

　また，栄養指導では，症状や家庭環境，食行動に対するこだわりの強さなどを加味して，杓子定規の厳格な食生活指導にこだわり過ぎず，時には患者が受け入れ易い順序と方法で徐々に食行動異常を改善させるよう特別な味つけをして支援する．

● 摂食障害診療の難しさ

　近年の摂食障害患者の増加に伴って，病気の認知は進み，心理的治療が重要であることが広く知られるようになった．ひとまず受診した身体診療科から精神科に紹介される症例は後を絶たず，ますます精神科への期待が高まっている．一方で，精神科として摂食障害を診ることには，ある種の難しさが伴う．それは，AN 患者などでは身体管理を要する例が多く，いざ命に関わる重大な身体的問題に直面した際に，その状態を一時的にでも回避させるための受け皿が未だ満足に整備されていないことに起因している．他科との治療連携がさらに進み，1 人でも多くの摂食障害患者が安心して治療を受けることができるよう医療体制が充実することを切に願う．

●文献

1）American Psychiatric Association：Diagnostic and statistical manual of mental disorders, 5th ed (DSM-5). American Psychiatric Publishing, Washington D.C., 2013〔日本精神神経学会（日本語版用語監修），髙橋三郎，大野　裕（監訳）：DSM-5 精神疾患の診断・統計マニュアル．医学書院，2014〕

2)Fichter MM, Quadflieg N：Long-term stability of eating disorder diagnoses. Int J Eat Disord40（Suppl）：S61-66, 2007
3)中井義勝：摂食障害の理論と実践―摂食障害の経過と転帰．最新精神医学 11：249-253, 2006
4)田村奈緒，石川俊男：摂食障害治療に取り組む―I．摂食障害の 30 代以降発症例の特徴と治療．精神科治療学 27：1281-1286, 2012
5)藤本淳三：精神疾患は加齢によってどう変わるか―神経性無食欲症（思春期やせ症）の加齢と病態変化．精神科治療学 9：553-560, 1994
6)切池信夫：摂食障害―食べない，食べられない，食べたら止まらない 第 2 版．pp41-59, 医学書院，2009
7)日本摂食障害学会（監修），「摂食障害治療ガイドライン」作成委員会（編）：摂食障害治療ガイドライン．pp236-240, 医学書院，2012
8)Garner DM, Garfinkel PE（編），小牧 元（監訳）：摂食障害治療ハンドブック．pp245-275, 金剛出版，2004
9)原田朋子，山内常生，井上幸紀：心身症関連疾患に対する心理的アプローチと薬物療法―摂食障害．医学と薬学 71：1481-1487, 2014
10)Birmingham CL, Treasure J（著），太田大介（監訳）：摂食障害の身体治療―チーム医療の実践を目指して．pp174-202, 南山堂，2011

（山内常生，井上幸紀）

155

第**12**章

性別違和

Case 1 ● 女性としての身体に違和感をもつようになってきた10歳代女性

生理が苦痛なので止めてほしい

患者データ
- 初診時年齢：18歳.
- 性別：女性.
- 受診の経緯：「生理が苦痛で生理を止めてほしい」と訴え産婦人科を受診. 産婦人科医は性別違和を疑い当院を紹介し受診.
- 家族歴：2人同胞第2子. 姉がいる. 遺伝負因は特になし.

現病歴
- 幼少期よりスカートを嫌いズボンを着用. 男の子とヒーローごっこなどをして遊ぶ. ペニスがいずれ生えると思い, 立ち小便を試みることもあった. 七五三では着物姿を嫌がった.
- 小学校入学時, 赤いランドセルが嫌だった. 小学校に入っても相変わらずスカートははかず, いつもズボン. 女子とは遊ばず, 男子とサッカーやドッジボールなどをして遊んでいた. 高学年になると男子と遊びにくくなるも女子とも遊べず孤立気味だった. 性教育の授業は聞いても自分とは関係ないと思っていた. また, 水着姿がだんだん苦痛になり水泳の授業は見学するようになる. 体育のときの着替えも苦痛になる. 修学旅行では大風呂に同級生と一緒に入りたくなくて, 早めの時間に急いで入る.
- 中学校に入ると制服が苦痛だった. できるだけジャージを着て, スカートをはくときも下に短パンをはいていた. サッカー部に入りたかったが, 女子は入れなかったので, ソフトボール部に入る. 中学2年生になると月経が始まりショックを受けると同時に不快だった. 胸も膨らみ始め不快で, ブラジャーもしたくなかったが, 周囲からしないとおかしいと言われ, 仕方なくスポーツ対応のブラジャーを着用. 好きになるのは女子だが誰にも言えなかった.
- 高校に入っても, 制服が苦痛. 月経も我慢できず, 親に相談し, 産婦人科を受診.

診断
- 性別違和.

【治療経過と予後】

初診後，半年にわたり通院．性別の違和感は著明で継続．もう1人の精神科医にも性別違和と診断され，高校卒業後すぐに，男性ホルモン剤の投与を開始した．

女性から男性へ—female to male

1 疾患概念

性別違和とは，身体的な性別と，心理的な性別が一致せず，苦悩する疾患である．2013年に発表されたDSM-5[1]で「性同一性障害」から病名が変更され，疾患概念もやや拡大されたものとなっている．

女性から男性へと性別を変更するものをfemale to male(FTM)，男性から女性に変更するものをmale to female(MTF)と呼ぶ．本症例は，女性としての身体に違和感をもち，男性へと性別変更を希望する，性別違和のFTMである．MTFについてはCase 2で触れることにし，以下では性別違和のなかでFTMについて主に述べる．

2 他科からの依頼のパターン

性別違和治療においては，まず最初に精神科医により診断と，身体的治療の適応の判断が行われ，その後，泌尿器科や婦人科医によるホルモン治療，形成外科医などによる手術治療が行われる．ただし，そのような手続きを知らない性別違和の患者もいる．FTMで多いのは，産婦人科などに行き「生理を止めてほしい」，あるいは「男性ホルモンを投与してほしい」，または形成外科医にいき「乳房の膨らみを取ってほしい」などと訴え，性別違和を疑われ，精神科医受診を勧められるケースである．

3 診断のポイント

診断においては次の2点が必須である．

第一は自己の性別への違和感，つまり自分の体や性役割への嫌悪感である．FTMであれば，体の違和感として，膨らんだ胸，お尻，高い声，生理などに嫌悪感をもつ．また，女性役割として「女性だから女性らしくしなさい」といった周囲からの言動や，スカートや女性らしい服，化粧や長い髪などに嫌悪感をもつ．

第二は反対の性別への同一感である．FTMであれば，体の同一感として，筋肉質な体になりたい，平らな胸をもちたい，低い声になりたい，ひげが生えてほしい，といった願望をもつ．男性役割として，男として扱われたい，男として見られたい，男性の服を着たい，男性的なスポーツや行動を好む，などがある．

これらの特徴は一過性のものでなく，持続的にみられなくてはならない．そのため診断においては，病歴，生活歴を聴取するなかで，人生の長きにわたってこれらの特

第 12 章　性別違和　　**157**

徴がみられたことの確認と，通院の一定期間においても，持続的にみられることの確認が必要である．

4 | 鑑別診断のポイント

　性別違和は広く知れ渡るようなこともあり，必ずしも診断基準を満たさないようなものも「性別違和では？」と，疑われ，紹介されてくることもある[2]．

　「生理を止めてほしい」と産婦人科に訴え，性別違和が疑われる場合にはさまざまな理由が考えられる．特に男性になりたいという気持ちはなく，自己の女性性のみを嫌悪する場合もある．医学的専門用語ではないが，「X（エックス）ジェンダー」と呼ばれる人たちもいて，そういった人たちは「自分は女性でも男性でもない」と考え，女性的特徴である生理を嫌悪する．また乳房の膨らみを嫌悪し「乳房の膨らみを取ってほしい」と形成外科を受診し，性別違和を疑われる場合もある．X ジェンダーでは，男性になりたいわけではないので，男性ホルモンなどによる男性化は望まず，男性的な服装や，男性としての扱いを望むわけでもない．いわば「中性的」になりたいのである．

　また自己が女性であることを否定しないが，大人の女性の体へと変化していくことに拒否感を示す場合もある．この場合はアイデンティティとしては女性だが，大人の女性へと成熟していくことに嫌悪感をもつのである．

　同性愛者が性別違和と間違われることもある．女性同性愛者であるレズビアンは女性に恋愛感情をもつが，自己のアイデンティティはあくまでも女性である．ただ思春期の場合は，本人もまだ自分がレズビアンなのか FTM なのかはっきりしない場合や，レズビアンに偏見をもち「男女のカップル」になるために，男性になりたいと望む場合もある．

　自閉スペクトラム症などの発達障害の場合もある．性別違和との合併例と考えるべきか，発達障害の一症状として，性別の違和感をとらえるべきかの鑑別は必ずしも容易ではない．ただし，全般的な対人関係の問題を「同性との付き合いはうまくいかない」ととらえ，それが性別の違和感になっている場合などは，発達障害の一症状としてとらえるべきであろう．

5 | 治療

　典型的な性別違和の場合には，身体的治療へと進んでいくことになる．治療の流れの詳細は，日本精神神経学会が「性同一性障害の診断と治療に関するガイドライン」を定めている[3]．精神科医 2 名が診断し，身体治療の適応があると判断し，他科の医師も交えての会議を開き，その治療の適応を決定する．

　診断の段階では，身体的性別の診察も必須である．他科から紹介されてきた場合はすでにされている場合もあるが，まだの場合は改めて依頼する．FTM の場合は，血液検査とともに婦人科医による婦人科検査が必須となる．

第 1 部　依頼患者の診方と対応

　　ホルモン療法は FTM の場合，テストステロン製剤の投与を，泌尿器科や婦人科などに依頼することになる．身体的管理は身体科の医師にお願いすることになるが，ホルモン療法中にも，精神科医が定期的に診療を行い，精神的，社会的側面をサポートしていくことが必要である．

　　乳房切除術は形成外科医，子宮卵巣摘出術は婦人科医が担当する．

　　子宮卵巣摘出術まで治療が進むと，戸籍の性別を変更することも可能となる．戸籍変更のために家庭裁判所に提出する主たる診断書は精神科医が作成するが，身体的側面についての診断書は，別途，身体科の医師に作成してもらう必要がある[4]．

Case 2 ● 男性として生きるのが苦痛だった 30 歳代男性

精巣を切除してほしい

患者データ
- 初診時年齢：35 歳．
- 性別：男性．
- 受診の経緯：「精巣を切除してほしい」と訴え形成外科を受診．形成外科医は性同一性障害を疑い，当院を紹介し受診．
- 家族歴：2 人同胞第 1 子．遺伝負因は特になし．婚姻歴はない．

現病歴
- 幼少時より，男の子と遊ぶのは苦手だった．室内でお絵かきなどをしていた．幼稚園の頃，お化粧をしたいと母に頼んだが怒られたので，そういうことを口にするのは悪いことだと思うようになった．
- 小学校に入っても男子とは遊ばず，休み時間は女子とおしゃべりなどをしていた．しぐさが女性っぽいことより「おかま」とからかわれることもあり，できるだけ目立たないようにしていた．女子の着る服や文房具などはうらやましいなと思っていた．高学年になると，家で両親が留守のときには，母親の服をこっそり着るようになった．水泳のときに海パン姿になるのは恥ずかしくて苦痛だった．男女分かれて遊ぶようになり，女子とは遊べなくなり，学校では 1 人で過ごすことも多かった．
- 中学校に入ると，男子学生服を着るのが苦痛で，女子の制服にあこがれた．二次性徴が始まり苦痛だった．生えてくるひげはできるだけ自分で抜いていた．声変わりも嫌でできるだけしゃべらないようにしていた．筋肉もつかないように，できるだけ運動をしないようにしていた．家での女装は続き，こっそり化粧の練習もするようになった．
- 高校でも性別の違和感は続いたが，あきらめもあり，目立たないようにしていた．
- 大学に進学し 1 人暮らしを始める．バイトで稼いだお金で，女性服を買い，自室で着用するようになる．髪の毛も肩まで伸ばし，少し気が楽になった．
- 大学卒業後，会社に就職．髪の毛を切らなくてはならず，スーツも着用し，毎日が苦痛だった．男性としての人生が続くのが嫌で 30 歳より，インターネットで女性ホ

第 12 章　性別違和　**159**

ルモン剤を購入し服用するようになる．少し胸が膨らんだのは嬉しかったが，会社では男性としての勤務が続き，苦痛だった．インターネットで「精巣をとれば女性の体になれる」といった記事を読み，精巣を取りたいと考え，形成外科を受診した．

【受診後経過】

　精巣切除だけで女性化が進むわけではないこと，精巣切除は健康に影響を及ぼすこと，精巣切除にあたっては，ガイドラインという治療指針にのっとることが望ましいこと，そうでなく精巣切除をした場合は，治療した医師は母体保護法違反のおそれがあること，などを説明．早急な精巣切除は思いとどまり，長期的にどのようにするか，通院を続けながら検討している．

男性から女性へ─male to female

1 ┃ 他科からの依頼のパターン

　MTF は 2 つのパターンに大別される．

　1 つは女性ホルモンの投与を希望して，産婦人科，泌尿器科などを受診し，紹介されてくるケース，もう 1 つは，精巣切除術や性別適合手術を求めて形成外科などを受診し，紹介されてくるケースである．性別適合手術を望む者は，女性ホルモンをすでに服用するなどして，外観，体型がある程度女性化している者も多いが，精巣切除術を望む者は，外観は全くの男性である場合もある．

2 ┃ 診断のポイント

　MTF の診断も FTM と同様に行う．

　第一は自己の性別への違和感である．MTF であれば，体の違和感として，ひげ，濃い体毛，筋肉質な体，低い声，ペニス，睾丸，勃起，射精などに嫌悪感をもつ．男性役割として「男性だから男性らしくしなさい」といった周囲からの言動や，ネクタイ・スーツ，男子学生服，短髪などに嫌悪感をもつ．

　第二は反対の性別への同一感である．MTF であれば，体の同一感として，丸みを帯びた体になりたい，膨らんだ乳房をもちたい，高い声になりたい，ひげのないきれいな肌になりたい，美しい髪をもちたい，といった願望をもつ．女性役割として，女性として扱われたい，女性として見られたい，女性の服を着たい，化粧をしたい，などがある．

　FTM と同様に，これらの特徴は一過性のものでなく，持続的にみられなくてはならない．

160 第1部 依頼患者の診方と対応

3 | 鑑別診断のポイント

MTFで注意すべき鑑別診断の主たるものを記す.

「精巣を切除してほしい」と形成外科に訴える者で多いのは，FTMでも説明した「X
ジェンダー」と呼ばれる人たちである．特に女性になりたいという気持ちはなく，自
己の男性性のみを嫌悪する．「自分は女性でも男性でもない」と考え，男性的特徴を嫌
悪する．彼らの場合は，ホルモン治療も女性化の進む女性ホルモン剤の投与は望ま
ず，男性ホルモンの抑制作用が主体の薬剤を求める.

また「精巣を切除してほしい」「男性ホルモンを抑制してほしい」と望む者は，アイデ
ンティティとしては男性であるが，勃起や射精といった，男性性反応への嫌悪感が
もっぱら強いタイプもいる.

アイデンティティは男性であり，100%の女性になりたいわけではないが，趣味で
女装を楽しみ，女装したときの見栄えがよくなりたいといった理由で女性ホルモン剤
を求める者もいる．ただし，当初は趣味のつもりで女装をしていたが，徐々に本当に
女性になりたい気持ちが強まる場合もある.

FTMとは違い，MTFでは男性同性愛者であるゲイとの鑑別が困難な場合は少な
い.

FTMと同様に，自閉スペクトラム症などの発達障害の場合も多い．FTMと同様
に，全般的な対人関係の問題を「同性との付き合いはうまくいかない」ととらえている
ことがある．またXジェンダーと呼ばれる人や，男性性反応嫌悪の強いタイプは，
背景に発達障害が疑われることもある.

4 | 治療

MTFの場合は，身体的検査として，血液検査ともに泌尿器科医による泌尿器科検
査が必須となる.

ホルモン療法はMTFの場合，卵胞ホルモン製剤を投与することになり，泌尿器科
や婦人科などに依頼することになる．卵胞ホルモンに加えて，黄体ホルモンが投与さ
れることもあるが，黄体ホルモンでは抑うつ状態を呈することもあり，精神科医の定
期的な診療は必要である.

性別適合手術は形成外科医が担当する．性別適合手術や精巣切除術後は男性ホルモ
ンが著しく低下することもあり，特に女性ホルモン剤を服用していない場合は，抑う
つ，易疲労感などを呈することが多く，精神科医によるフォローアップが望まれる.

性別適合手術後は，戸籍の性別を変更することが可能となる．FTMと同じく，戸
籍変更のための診断書で，身体的側面については，別途，身体科の医師に作成しても
らう必要がある.

診療の進展に必要なもの

性別違和は，身体的性別と心理的性別の不一致という疾患であり，必然的に精神科のみによらず，婦人科，泌尿器科，形成外科などとの緊密な協力が，診断・治療にわたって必要である．わが国では，性別違和治療を行う医療機関はまだまだ少ないのが現状である．筆者のように大学病院に属さなくても，関係医療機関との連携を密にしていくことで，性別違和の診療は行えると感じている．日本の多くの精神科医療機関が他科の連携を行うことで，性別違和医療が進展することを望みたい．

● 文献
1) American Psychiatric Association：Diagnostic and statistical manual of mental disorders, 5th ed (DSM-5). American Psychiatric Publishing, Washington D.C., 2013〔日本精神神経学会（日本語版用語監修），髙橋三郎，大野 裕（監訳）：DSM-5 精神疾患の診断・統計マニュアル. 医学書院，2014〕
2) 針間克己：自称性同一性障害と本物をどう見分けるか．精神科 18：326-329, 2011
3) 松本洋輔，阿部輝夫，池田官司，ほか：性同一性障害に関する診断と治療のガイドライン（第4版）．精神神経学雑誌 114：1250-1266, 2012
4) 針間克己，大島俊之，野宮亜紀，ほか：性同一性障害と戸籍—性別変更と特例法を考える．緑風出版，2007

（針間克己）

第 2 部

精神症状・心理的問題が
生じやすい身体疾患と
その病態

第 **1** 章

がん

がん治療における精神科医の役割

　生涯で日本人男性の2人に1人，女性の3人に1人ががんに罹患する．そして，3人に1人ががんで死亡する[1]．高齢化が急速に進むわが国ではがんになる患者の数は今後さらに増加することが予想される．すなわち，がんは誰でも罹りうるありふれた病気である．治療法の進歩により，予後が改善したがんもあるが，依然として難治疾患であることには変わりはない．未だに多くの患者が「がん＝死」というイメージをもっており，がん告知後にさまざまな精神的・心理的不調をきたすことが多い．換言すると，がんに罹患することはがんそのものの身体への侵襲のみならず，患者の精神面・心理面へ大きな影響を及ぼす．したがって，がん患者へは告知後から，その心理社会的問題に対しても精神科医，臨床心理士，専門看護師，ソーシャルワーカーなどが連携をとりながら積極的に関与することが望まれる．がんに罹患することで，患者は生物学的苦悩のみならず実存的な苦悩を抱えることになる．それらに対して真摯に向き合い，患者の気持ちを抱え（holding），共有し（sympathizing），支えていく（supporting）存在として精神科医の役割は大きい．精神科医の果たす役割は単に，不眠，抑うつ気分，不安やせん妄のコントロールにとどまるものではない．がん治療における精神科医の重要性は，緩和ケアチームががん診療連携拠点病院で設置することが義務づけられ，その条件に精神科医の参加が必須となっていることからも明白である．

がんそのものが精神症状を生じさせる場合

1 ｜ 肺がん（小細胞肺がん）

　副腎皮質刺激ホルモンや抗利尿ホルモンなどのペプチドホルモンやセロトニンなどの生理活性物質の産生が認められる．時に抑うつ症状などの気分症状が出現する．

2 ｜ 膵臓がん

　インスリン分泌異常による血糖コントロール不良に伴ううつ病が出現する場合があ

る．うつ病で最初に精神科を受診後にがんがみつかるケースも少なからずある（警告うつ病）．

3 | 褐色細胞腫

副腎髄質からのカテコールアミンの過剰分泌に由来して精神症状が出現することがある．

がん告知後に生じる精神症状や心理的問題

がん告知後約50%に精神症状が生じる．特に，適応障害，うつ病，不安症が多く，精神病様状態が出現することもある．そのなかでも最も多いのは，適応障害とうつ病である[1]．

1 | 適応障害

がん患者の適応障害は一般精神科の適応障害患者と比較して予後は悪くない．告知3~6か月後には半数以上の患者が改善している．しかし，サポートの少ない患者ではうつ病に移行する可能性もあり，早期からの精神科医の介入が好ましい．傾聴と支持的精神療法で改善するケースも多い．認知行動療法や薬物療法（抗うつ薬や抗不安薬）を用いる場合もある．

2 | うつ病

がん患者がその経過中にうつ病を発症する頻度は高い．告知後，再発時，終末期いずれの時期でもうつ病を合併してくる．がん患者では，治療や痛みのコントロールに比重がおかれる傾向がある．しかし，それらと同等以上にがん患者の心理的苦悩に精神科医は対応するべきである．がん患者のうつ病は見落とされやすい．主治医は，単に抗がん剤による副作用や痛みや倦怠感を理由に患者がふさぎ込んでいるものと簡単に考えることなく，常に背後にうつ病への罹患の可能性を疑う必要がある．がんを患うこと自体が患者にとって大きな喪失体験となる．家族への負担，職場や社会からの離脱する孤立感，身体的不安，経済的不安などのストレスはうつ病を惹起させる．

がん患者では，うつ病による自殺のリスクも高い．そのゲートキーパーの役割を精神科医が果たす必要がある．2014年のAmerican Journal of Psychiatry誌に掲載された報告[2]では，がん患者がうつ病に罹患する相対危険度は一般人口と比較して差はなかった（相対危険度＝1.52）．しかし，うつ病を合併したがん患者では合併しなかったがん患者と比較して有意に死亡率が高かった．ベッドサイドでは厳密な構造化面接を行いうつ病を診断することは困難な場合が少なくない．その際には2項目質問法が有

効である．具体的には，患者に抑うつ気分(この 1 か月間気分が沈む，あるいは憂うつな気持ちになったことはありませんでしたか？)，意欲低下・アンヘドニア(この 1 か月間どうしても物ごとに対して興味がわかない，あるいは心から楽しめないということがありませんでしたか？)という項目を尋ねるだけでよい．この方法で十分に高い感度・特異度でうつ病の診断を下すことができ，2 項目があてはまる場合には 88%がうつ病と診断される[3]．

(1)治療
a 薬物療法

がん患者のうつ病への抗うつ薬治療は，抑うつ症状を改善するというメタ解析の報告[4]がありその effect size は 0.56 であった．抗うつ薬は単剤経口投与を原則とする．副作用の少ない選択的セロトニン再取り込み阻害薬(selective serotonin reuptake inhibitors；SSRI)，セロトニン・ノルアドレナリン再取り込み阻害薬(serotonin and norepinephrine reuptake inhibitors；SNRI)，ミルタザピン(ノルアドレナリン作動性・特異的セロトニン作動性抗うつ薬：noradrenergic and specific serotonergic antidepressant；NaSSA)が使いやすい．SNRI はうつ状態のみならず疼痛にも作用が期待されているが，十分なエビデンスがあるとはいえない．

三環系抗うつ薬(tricyclic antidepressant；TCA)，特にアミトリプチリンが鎮痛効果も期待され，抑うつ状態の患者に投与されている．しかし，アミトリプチリンはTCA のなかでも最も抗コリン作用が強い薬物であり，副作用が強くせん妄を惹起する場合もある．疼痛に対しても十分なエビデンスがあるとはいえない．最近のMoore らによるコクランシステマティックレビューでも，アミトリプチリンの痛みへの効果は満足のいく結果ではなかった[5]．TCA よりは弱いが四環系抗うつ薬にも抗コリン作用がある．四環系抗うつ薬のなかでもマプロチンはけいれんの閾値を下げるので，脳腫瘍や脳転移のある患者には使いにくい．

多くの SSRI が薬物相互作用の影響を受けるので，抗がん剤と SSRI や SNRI との相互作用に関しての知識は重要である．フルボキサミンは多くのチトクローム P-450(CYP)を阻害するので抗がん剤の血中濃度に影響を及ぼす可能性があり注意する．また，パロキセチンと乳がんの治療薬のタモキシフェンを併用した場合にタモキシフェンの血中濃度が上昇して死亡率が増加したとの報告があるので，タモキシフェン使用中の患者にはパロキセチンは投与すべきではない．SSRI は投与初期に嘔気が出現する場合があり，抗がん剤による嘔気症状をさらに悪化させる．SNRI はノルアドレナリンの α_1 刺激作用により排尿困難が出現する場合がある[1]．不眠や食欲低下が強い患者にはミルタザピンが有効であるが，日中の眠気や過鎮静を引き起こす場合がある[6]．抗うつ薬は作用出現までに 4〜6 週間かかるので，それまでの間アルプラゾラムやロラゼパムなどの抗不安薬併用が必要となる場合もある．しかし，ベンゾジアゼピン系抗不安薬は常用量依存や耐性が生じるために長期使用は控えるべきである(原則 4 週間以内とする)．経口投与が困難な患者では，クロミプラミンの経静脈的投与

第1章　がん　**167**

を行う．その場合には，1/2〜1 アンプルを 5% ブドウ糖液 500 mL に溶解して 3 時間以上かけてゆっくりと投与する．その際，せん妄の出現や全身状態には十分に注意を払う必要がある．

ⓑ 精神療法

支持的精神療法，認知行動療法，問題解決療法が主に適応されている．強固なエビデンスがあるのは，支持的精神療法と認知行動療法である．薬物療法と併用される場合も単独で行われる場合もある[7]．

抑うつ状態に対する精神療法的介入と薬物療法的介入は有意に抑うつ状態を改善するとのメタ解析結果が示されている[4]．

3 | 不安症

がん患者は検査結果，診断，治療，治療による副作用や予後などに不安を抱いている．医師がいくら詳しく説明しても，患者の不確定な感情や恐怖感を取り除くことはできない．がんに罹患したときに不安感をもつのは，あたりまえの正常な反応である（正常な不安）．しかし，それがあまりに強すぎて，本人自身の苦悩が激しく日常の社会生活が障害される場合には精神科医による介入が必要となる．正常な不安と異常（病的）な不安をクリアカットに分類することはできない．それは連続性，動揺性，移行性をもち存在する．がん患者が罹患する不安症を操作的に診断した場合，パニック症や全般性不安症の診断基準を満たすことが多い．最近のメタ解析結果では，がん患者での不安症の罹患率はうつ病とほぼ同等の約 10% であった[8]．終末期緩和ケア患者での不安症の罹患率は 9.8% との報告がある[9]．

(1)病態

不安や恐怖には，脳の中の扁桃体が重要な役割をしている．外からの情報は視床を介して扁桃体に入力される．扁桃体は，その情報から危険かどうかを判断する．そして危険と判断すると不安感や恐怖という感情とともに，自律神経系を介して動悸，ふるえ，発汗などの身体の症状が出現する．そして，そうした身体の症状の情報が再び視床–扁桃体に入力されると不安の回路を形成する．扁桃体の活動には前頭葉の働きも関係している．抗うつ薬はセロトニン神経の働きを強めることにより，抗不安薬は GABA 神経の働きを強めることで過剰な不安や恐怖，それに伴う身体の症状を軽減させる．扁桃体の活動は前頭葉の働きも関係する．これら前頭葉と扁桃体の機能を調節するのはセロトニン神経と GABA 神経である．抗うつ薬はセロトニン神経の働きを強めることにより，抗不安薬は GABA 神経の働きを強めることで過剰な不安や恐怖，それに伴う身体の症状を軽減する．

(2)治療

支持的精神療法や認知行動療法が中心となる．マインドフルネス精神療法に関する

168　第2部　精神症状・心理的問題が生じやすい身体疾患とその病態

表2-1　がん患者への対応のポイント

1)臨床医はがん患者の精神・心理的側面にも注意を払う
2)患者の生活背景を知ること
3)がん患者では，適応障害，うつ病，不安症，せん妄などが生じる
4)がん患者の自殺に注意(精神科医はゲートキーパー)
5)うつ病・うつ状態のスクリーニングには2質問法が有効
6)精神療法・環境調整・薬物療法をバランスよくテーラーメイドで行う
7)がん治療はチーム医療
8)がん治療に果たす精神科医の役割はますます重要になっている

有効性を示すメタ解析も報告されている[10]．いずれの治療法も不安に対して適応する能力を引き出すことが目標となる．

薬物療法の場合はSSRIやタンドスピロンを用いる[11]．ベンゾジアゼピン系抗不安薬を短期間あるいは頓用で用いる場合もある[1]．

4│せん妄

がんの終末期にせん妄が出現することが多い．精神運動興奮や幻覚(幻視が一般的)妄想状態が前景になる過活動性せん妄，意欲や精神運動が低下する低活動性せん妄(低活動性せん妄ではうつ状態と間違われることがある)，混合型せん妄，の3種類に大きく分類される．せん妄の病態は複雑であるが，われわれのこれまでの研究[12]から，ノルアドレナリン神経系の活動性の亢進や免疫システムなどの関与が想定される．色々な薬物がせん妄を惹起するので，原因と考えられる薬物をまず中止あるいは減量するべきである．ベンゾジアゼピン系睡眠薬，ステロイド，抗うつ薬(特にTCA)，オピオイドなどが使用されている場合にはせん妄をよく経験する．過活動性せん妄の治療には，第二世代抗精神病薬やミアンセリン，トラゾドンなどが有効である．全身状態を考慮しながら少量より漸増する．音楽をかける，テレビをつけるなどして日中しっかりと患者を覚醒させて，睡眠覚醒リズムを修正することが重要である．家族が付き添う，ベッドサイドにカレンダーや時計，家族の写真などを置くなどすることも有効である[1]．最近では，メラトニン受容体作動薬のラメルテオン投与が，せん妄を予防する可能性のあることが示唆されている[13]．

本章ではがん患者で出現することの多い精神症状とその診断・病態および治療に関してポイントを述べた(表2-1)．現在よりも，がん患者の心理的・精神科的問題への関心が高まり，それらに対してエビデンスに基づいた適切な介入が積極的に行われることが期待される．がん治療は主治医・精神科医・歯科医(オーラルケア)・薬剤師・看護師・臨床心理士・栄養士・ソーシャルワーカーなどが，互いに緊密に連携を取りながら行うチーム医療の原点であるといえる．

●文献

1）小川朝生，内富庸介（編）：精神腫瘍学クイックリファレンス．創造出版，2009

2）Cuijpers P, Vogelzangs N, Twisk J, et al：Comprehensive meta-analysis of excess mortality in depression in the general community versus patients with specific illnesses. Am J Psychiatry 171：453-462, 2014

3）Osório FL, Carvalho AC, Fracalossi TA, et al：Are two items sufficient to screen for depression within the hospital context? Int J Psychiatry Med 44：141-148, 2012

4）Hart SL, Hoyt MA, Diefenbach M, et al：Meta-analysis of efficacy of interventions for elevated depressive symptoms in adults diagnosed with cancer. J Natl Cancer Inst 104：990-1004, 2012

5）Moore RA, Derry S, Aldington D, et al：Amitriptyline for neuropathic pain and fibromyalgia in adults. Cochrane Database Syst Rev 12：CD008242, 2012

6）Raddin RS, Park EM, Hamer RM, et al：A pilot study to evaluate symptom-oriented selection of antidepressants in patients with cancer. J Palliat Med 17：167-175, 2014

7）Akechi T, Okuyama T, Onishi J, et al：Psychotherapy for depression among incurable cancer patients. Cochrane Database Syst Rev 16：CD005537, 2008

8）Vehling S, Koch U, Ladehoff N, et al：Prevalence of affective and anxiety disorders in cancer：systematic literature review and meta-analysis. Psychother Psychosom Med Psychol 62：249-258, 2012

9）Mitchell AJ, Chan M, Bhatti H, et al：Prevalence of depression, anxiety, and adjustment disorder in oncological, haematological, and palliative-care settings：a meta-analysis of 94 interview-based studies. Lancet Oncol 12：160-174, 2011

10）Piet J, Würtzen H, Zachariae R：The effect of mindfulness-based therapy on symptoms of anxiety and depression in adult cancer patients and survivors：a systematic review and meta-analysis. J Consult Clin Psychol 80：1007-1020, 2012

11）Nishitsuji K, To H, Murakami Y, et al：Tandospirone in the treatment of generalised anxiety disorder and mixed anxiety-depression：results of a comparatively high dosage trial. Clin Drug Investig 24：121-126, 2004

12）Nakamura J, Yoshimura R, Okuno T, et al：Association of plasma free-3-methoxy-4-hydroxyphenyl（ethylene）glycol, natural killer cell activity and delirium in postoperative patients. Int Clin Psychopharmacol 16：339-343, 2001

13）Hatta K, Kishi Y, Wada K, et al：Preventive effects of ramelteon on delirium：a randomized placebo-controlled trial. JAMA Psychiatry 71：397-403, 2014

（吉村玲児）

第2章

腎疾患

　腎臓は人体の恒常性を保つ臓器の1つであり，その機能は不要な代謝産物を排泄するのみでなく，電解質や水分量の調節とそれによる血圧の調節，エリスロポエチンの産生や骨代謝など多くの働きを担っている．このため腎機能が低下するとその問題は全身に重篤な問題を引き起こすこととなり，精神機能への影響もその例外ではない．一方，精神疾患の病態や治療に際して用いる薬物の影響から腎機能が低下する場合があり，その結果全身状態の悪化が生じ，原疾患である精神疾患の治療にも難渋する場合がある．ここでは腎疾患でみられる精神疾患に注目するとともに，腎障害のある精神疾患患者への向精神薬使用や，精神疾患による腎障害にも一部言及する．

慢性腎臓病

　慢性腎臓病(chronic kidney disease；CKD)は2002年に米国腎臓財団によって提唱された概念で，末期腎不全患者の予備群と考えられている．わが国の成人人口では12.9%，1,330万人が治療介入の必要なCKD患者と推定されており，背景因子としては糖尿病や高血圧など生活習慣病が多いが特に糖尿病の増加が懸念されている[1,2]．こうした現状は今後精神医学分野でも腎機能に問題をもつ患者へ対応する機会の増加を予測させる．

腎機能低下と精神症状

　腎機能低下は軽度であれば何ら自覚症状はないが，状態が悪化し，慢性腎不全といわれる状態にまで進行すると，精神症状が生じる可能性があり，その多くが尿毒症性物質の影響による症状である．なお，尿毒症性精神障害は血清クレアチニン濃度やBUN，糸球体濾過率によって発症や進行を予測することはできず[3]，いわゆる尿毒性物質の蓄積や電解質，貧血，副甲状腺機能障害など複数の原因が関係して生じていると考えられているが，この際腎機能低下による特定の薬物の代謝不全の影響も鑑別する必要がある[4]．尿毒症ではせん妄が生じることがあり，せん妄に関連した精神症状が認められるが，意識レベルの低下が顕著でなくとも，①過敏情動衰弱状態，②うつ状態，③不安状態，④幻覚妄想状態，⑤健忘症候群，が認められ，①～③は初期の比較的軽症のときに現れるとされている[4]．

第 2 章　腎疾患　**171**

　尿毒症性精神障害と概念は重なるとは考えられるが，尿毒症症状が進行すると，食欲低下，嘔気・嘔吐，不眠，記銘力・集中力低下，易疲労感，認知機能低下，易刺激性，抑うつ，多幸症，無欲が生じるようになり，進行すれば幻覚，錯乱，傾眠傾向，けいれん，昏迷，昏睡を呈する尿毒性昏睡に至る場合もある．こうした状態は尿毒性脳症といわれ[5]，腎機能低下時に認められる精神症状の原因としてまず除外すべきものである．透析療法はこうした状態に対する唯一の治療法である．精神症状を呈している場合に，身体疾患がその原因かどうかを除外することは非常に重要なことであるが，時に見逃されることがあり，長期間，加療を行っている患者であっても定期的な身体状況の把握が必要であることは記すまでもない．

慢性透析患者と精神症状

　慢性腎不全が進行すると透析療法の導入が必要となる．日本透析医学会によると，2013 年 12 月 31 日時点でのわが国における透析患者数は 314,180 人であり，その伸び率は鈍化してきているものの依然として増加傾向にある．その原疾患としては糖尿病性腎症が 43.8% と最も多く，その導入年齢の平均は 66.84 歳である．透析の形態としては昼間血液透析が 83.7% であり，在宅と夜間を合わせると 97% である．慢性透析の多くは血液透析であり，腹膜透析は 2.9% である[6]．慢性透析患者で認められる精神疾患としては，不眠やうつ病がよく知られている．これらの状態のなかには透析手法の改善で変化する場合もあるようだが，希死念慮や自殺の増加を引き起こすとの指摘もあり[7]注意が必要である．

　以下，各病態をみていく．

1 ｜ 睡眠障害

　不眠は血液透析と関連して生じる精神疾患としてよく知られており[8]，50% に不眠を認めるとの報告もある[9]．その原因としてはレストレスレッグス症候群や呼吸関連睡眠障害群の合併が多くみられることに加えて，尿毒性物質そのものの生理学的な影響から不眠が生じることもある．瘙痒感や疼痛からの不眠やそれらの症状を改善するために処方される薬剤（ナルフラフィン）の副作用を原因とする不眠にも注意すべきである．透析と関連した心理社会的なストレスによって生じる，気分障害群に併発する症状として不眠が生じる場合もあるが，気分障害群自体が尿毒症物質の影響の可能性もあって，厳密な意味での原因の確定は難しい．いずれにせよ，身体状況の可能な限りの改善と対症療法的な治療が必要となる．具体的な薬物療法に関しては後述する．

（1）レストレスレッグス症候群

　末期腎不全患者のうち 20% 程度でレストレスレッグス症候群が併発することが知られている[10]．レストレスレッグス症候群は貧血の改善や長時間の透析，透析手法の

見直し，腎移植によって改善することから，貧血もしくは尿毒症そのものの影響と考えられているが[10]，薬物療法も行われる．基本的に使用される薬物は一次性のレストレスレッグス症候群と同様であるが，腎機能が低いため，その使用には慎重である必要がある．プラミペキソールをレストレスレッグス症候群に対して使用する場合，クレアチニンクリアランス（Ccr，単位：mL/分）がCcr≧20では減量の必要がないが，透析中もしくは20<Ccrでは有効性，安全性は確立しておらず，治療上の有益性と危険性を考慮して慎重に判断すること，と添付文書には記載されている．

(2)呼吸関連睡眠障害群

慢性透析患者では中枢性，閉塞性を問わず呼吸関連睡眠障害群が増加することが知られており，昼間の眠気も増加し[11]50%程度の患者で生じると指摘するものもある[12]．中枢性の原因としては尿毒性毒素や慢性代謝性アシドーシス，低炭酸血症が挙げられ，水分過剰による上気道浮腫や尿毒症性ニューロパチーによる上気道の筋トーヌスの低下による物理的な気道の閉塞が原因と考えられている．いびきの既往がないこともあり見逃されやすいとの指摘もされている[12]．

2 | 気分障害群と不安症群

慢性透析患者では腎機能低下の生物学的影響と心理社会的なストレス因の両面から気分症状や不安症状が生じやすい．DSM-IVの大うつ病エピソードを満たす患者は10〜20%程度と報告されているが[13]，適応障害など軽度の抑うつ症状まで含めると，2〜3倍程度の患者が症状を有しているとの報告もある[13]．治療に関しては，抗うつ薬投与に関しては後述するが，電気けいれん療法（electroconvulsive therapy；ECT）も行われる．CKDを伴ううつ病患者に対するECTのランダム化比較試験は報告されていないが，症例報告は認められる．ECTの際には合併症のない患者以上に高血圧や骨折，サクシニルコリンによる血清カリウム値の上昇に注意が必要で，アシドーシスや低カルシウム血症によるけいれん発作閾値の変化がみられることも知られている[14]．

透析患者では不安症状を併発するものも珍しくなく，パニック発作を生じたり，適応障害の一環としての不安などが認められる．こうした症状も純粋に心理社会的ストレスに加えて多少なりとも基質的な影響があると考えるのが自然かもしれない．いずれにしてもこうした症状に対して精神医学的な対応が必要になることがある．

3 | せん妄

慢性腎疾患の部分でも述べたように，腎機能低下ではせん妄が生じることがある．透析を導入した後もせん妄は生じやすく，尿毒症や透析不均衡症候群によるものもあるが，他の身体疾患の合併や薬物の蓄積が原因となることが多く，せん妄が生じたときには身体状況の再評価や薬剤使用状況に関する評価を行う必要がある[15]．

第2章　腎疾患　**173**

4 | 認知機能低下

　透析患者では認知症患者が多いことが知られている[15]．また，慢性腎臓病は認知機能の低下に関係する独立した因子であることを指摘する報告がある．1980～2012年の報告を対象としたメタ解析では，54,779人の参加者を対象に検討が行われ，CKD患者ではOR 1.65で認知機能が低下していたと報告されている[16]．ただしこのメタ解析では，認知機能測定方法がコントロールされていないため，どこまで正確に評価ができているか不明な点もある．CKDで認知機能が低下する原因としてはホモシステインレベルの上昇を指摘するものもあるが，ビタミンB群の投与によってホモシステインレベルを低下させても，認知機能の大幅な改善は認められていない[17]．貧血や高血圧，低アルブミン血症などが認知機能を低下させる要因と指摘されているが，完全に肯定されているわけでもないのが現状である．透析患者では糖尿病患者が多いことも併せて考えると，透析患者では高血圧や糖尿病といったアルツハイマー型認知症のリスク[18]と血管性認知症のリスク[19]が併存していることとなり，慢性透析患者では認知機能が低下するリスクが通常より高いことは不思議ではない．

● 慢性透析・腎不全患者の向精神薬治療

　ここまで慢性腎疾患・慢性透析患者で生じやすい精神疾患として，睡眠障害，気分障害群と不安症群，せん妄，認知機能低下を挙げてきた．腎機能悪化による尿毒症症状などによって生じている精神症状に関しては，まずは透析導入による身体状況の安定化が必須であるのは言うまでもないが，身体状況がある程度改善した状況でも，精神症状が残存したり，新たに症状が出現することは珍しくなく，そのような場合に向精神薬を使用することも珍しくない．また，神経性やせ症やアルコール使用障害の経過中に腎障害が生じる可能性があること，後述するがリチウムの使用は腎機能に悪影響を及ぼす可能性が幾分かはあること，悪性症候群や横紋筋融解症で急性腎不全が生じることなど，精神疾患に罹患している状態で新たに腎機能が悪化していく場合もよく経験され，この場合も向精神薬治療の継続に見直しが必要な場合がある．腎機能障害があらかじめ存在していても，後から生じたものであっても，向精神薬治療での注意点はほぼ同様と考えられる．主な薬剤に関しては日本腎臓学会（編）「CKD診療ガイド2012」[1]より一部改変した**表2-2**を参照されたい．なお，この表は，引用元においてもあくまで参考になるよう作成したものであるとの記載があり，実際の使用においては最新の情報を参照し，必要に応じて腎臓専門医もしくは薬剤師にコンサルトされたい．

　おのおのの疾患治療法の基本方針は成書に譲り，ここではおのおのの疾患への基礎的な投薬治療を前提としたうえで，各薬剤を使用する際，腎機能が低下している場合にどのような注意や工夫が必要であるかを考える．なお，向精神薬の多くは透析性がないが，その場合慢性透析治療を導入されていようがいまいが，薬剤の投与原則に変

174 第2部　精神症状・心理的問題が生じやすい身体疾患とその病態

表 2-2　腎機能に即した向精神薬の使用方法

※この表は引用元においてもあくまで参考になるよう作成したものであるとの記載があり，実際の使用においては最新の情報を参照し，必要に応じて腎臓専門医もしくは薬剤師にコンサルトされたい．

薬剤名		Ccr(mL/分)			HD（透析）	透析性
		>50	10～50	<10		
催眠・鎮静薬	エスタゾラム	1回1～4 mg 眠前	腎機能正常者と同じ			×
	クアゼパム	15～30 mg　眠前				×
	ゾピクロン	1回7.5～10 mg 眠前	腎機能正常者と同じ			×
	ゾルピデム酒石酸塩	5～10 mg 分1，就寝直前				×
	トリアゾラム	1回 0.125～0.5 mg 眠前				×
	ニトラゼパム	不眠症，麻酔前投薬1回5～10 mg，てんかん5～15 mg 適宜分割				×
	フルニトラゼパム	0.5～2 mg 分1（眠前）	腎機能正常者と同じ			×
		1回 0.01～0.03 mg/kg				×
	ブロチゾラム	1回 0.25 mg 眠前				×
	プロメタジン塩酸塩	添付文書参照				×
	ミダゾラム	適量	腎機能正常者と同じ	50％に減量		×
	ラメルテオン	8 mg 眠前	腎機能正常者と同じ			×
	リルマザホン塩酸塩水和物	1回1～2 mg 眠前				×
抗不安薬	エチゾラム	1～3 mg 分1～3	腎機能正常者と同じ			×
	クロチアゼパム	15～30 mg　分3				×
	ジアゼパム	4～15 mg 分2～4	腎機能正常者と同じだが，ただし腎機能低下とともに活性代謝物の蓄積が懸念される．			×
	タンドスピロンクエン酸塩	30～60 mg　分3	腎機能正常者と同じ			×
	ヒドロキシジン塩酸塩	30～150 mg 分2～4				×
	ロフラゼプ酸エチル	1～2 mg 分1～2	腎機能正常者と同じ			×
抗精神病薬	クロルプロマジン塩酸塩	添付文書参照	腎機能正常者と同じ			×
	スルピリド	150～600 mg 分3	50～300 mg 分3	25 mg 分1		○
	ハロペリドール	0.75～6 mg 分1～2	腎機能正常者と同じ			×
非定型抗精神病薬	アリピプラゾール	6～30 mg 分1～2	腎機能正常者と同じ			×
	オランザピン	5～20 mg　分1				×
	クエチアピンフマル酸塩	添付文書参照	腎機能正常者と同じ			×

（つづく）

表 2-2　**腎機能に即した向精神薬の使用方法**（つづき）

	薬剤名	Ccr（mL/分）			HD（透析）	透析性
		＞50	10～50	＜10		
非定型抗精神病薬	クロザピン	添付文書参照	腎機能が悪化する恐れがあるため慎重投与	腎機能が悪化する恐れがあるため禁忌		×
	パリペリドン	6～12 mg 分1　朝食後	25～50% に減量	肝代謝型薬物ではあるが腎機能低下に伴い血中濃度が上昇するため 25% に減量		×
	ブロナンセリン	8～24 mg　分2	腎機能正常者と同じ			×
	ペロスピロン	12～48 mg 分3 食後	腎機能正常者と同じ			×
	リスペリドン	維持量　2～6 mg, 最大 12 mg　分2	初回 1 mg 分2 とし, 0.5 mg ずつ増量する. 最大 4 mg 分2 まで			○
抗うつ薬	エスシタロプラム	10～20 mg　分1	腎機能正常者と同じ	腎機能正常者と同量を慎重投与		×
	クロミプラミン塩酸塩	50～225 mg 分1～3	腎機能正常者と同じ			×
	セルトラリン塩酸塩	25～100 mg　分1				×
	デュロキセチン	20～60 mg 分1朝食後	Ccr≧30 は腎機能正常者と同量を慎重投与 Ccr＜30 禁忌	禁忌		×
	パロキセチン塩酸塩水和物	10～50 mg　分1	5～30 mg　分1	5～20 mg　分1		×
	フルボキサミンマレイン酸塩	50～150 mg　分2	腎機能正常者と同じ			×
	ミルタザピン	15～45 mg 分1　就寝前		腎機能正常者と同じだが, 中等度および重度の腎障害（Ccr 40 mL/ 分未満）は慎重投与		×
	ミルナシプラン塩酸塩	50～100 mg 食後分割	25～75 mg 食後分割	25～50 mg 食後分割		×
せん妄治療薬	チアプリド	75～150 mg 分3	50～75 mg 分2～3	25～50 mg 分1		?
抗躁薬・抗うつ薬	炭酸リチウム	400～1,200 mg 分2～3	25～50% に減量 可能であれば避ける			○
抗てんかん薬	ガバペンチン	（≧60）初日 600 mg 分3 維持量 2,400 mg 分3 ／ （30～59）初日 400 mg 分2 維持量 1,000 mg 分2	（15～29）初日 200 mg 分1 維持量 300～500 mg 分1	（5～14）初日 200 mg 分1 維持量 200～300 mg を 2 日に 1 回（シロップでは 75～150 mg 1 日 1 回も可）	初日 200 mg 分1 維持量 200～300 mg 2 日に 1 回 HD 後	○
	カルバマゼピン	添付文書参照	腎機能正常者と同量を慎重投与			○
	クロバザム	10～30 mg（最高 40 mg まで）を 1～3 回に分割経口投与	活性代謝物 M-9 の活性比は不明だが, 親化合物の数十倍の血中濃度になるため, 慎重投与			×

（つづく）

176 第2部 精神症状・心理的問題が生じやすい身体疾患とその病態

表 2-2 腎機能に即した向精神薬の使用方法（つづき）

薬剤名		Ccr（mL/分）			HD（透析）	透析性
		>50	10～50	<10		
抗てんかん薬	トピラマート	50～600 mg　分 1	50% に減量		50% に減量，透析日は 1 日量を 2 分割し透析前と透析後に投与	○
	バルプロ酸ナトリウム	400～1,200 mg 分 2～3	腎機能正常者と同じ			×
		400～1,200 mg 分 1（デパケン R は分 1～2）				
	フェニトイン	200～300 mg 分 3				×
	フェノバルビタール	30～200 mg 分 1～4		15～100 mg 分 1～2		○
	ラモトリギン	添付文書参照	やや減量	50% に減量		×
	レベチラセタム	Ccr≧80 1,000～3,000 mg 分 2 Ccr 50～80 1,000～3,000 mg 分 2	Ccr 30～50 500～1,500 mg 分 2	Ccr 30 500～1,000 mg 分 2	500～1,000 mg 1 日 1 回 透析後は 250～500 mg を補充	○
アルツハイマー型認知症治療薬	ガランタミン臭化水素酸塩	1 回 4 mg を 1 日 2 回から開始．4 週後に 16 mg まで増量（最大 24 mg）	50～75% に減量			×
	ドネペジル塩酸塩	3～10 mg　分 1	腎機能正常者と同じ			×
	メマンチン塩酸塩	1 日 1 回 5 mg から開始し，5 mg/ 週で増量，維持量 1 日 20 mg	Ccr<30 維持量 10 mg 分 1 慎重投与	維持量 10 mg 分 1 慎重投与		×
	リバスチグミン	1 日 4.5 mg 4.5 mg/4 週毎増量．維持量として 1 日 1 回 18 mg	腎機能正常者と同じ			×

〔日本腎臓学会（編）：CKD 診療ガイド 2012. pp108-111, 2012 より一部改変〕

わりはなく，逆に腎排泄型の薬剤（活性代謝産物を含む）は可能な限り使用すべきでないという点が原則であることを確認しておく．

1 | 抗精神病薬

　抗精神病薬は幻覚妄想状態で使用され，一部は躁状態への適応もある．また，適応外使用とはなるものの，せん妄などの原因で情動が不安定なときに使用されることがある．抗精神病薬の多くは肝臓で代謝され，また透析性がないことから腎機能正常者と同じ投与量でよいとされているが，リスペリドンでは活性代謝産物のクリアランス

第2章　腎疾患　　177

が50%低下することから初回0.5〜1mg・分2とし，副作用に注意しながら0.5mgずつ増量する．3mgを超える場合には1週間以上間隔をあけ，最大1日4mg・分2投与までとされる[1,20]．同様にリスパダールの活性代謝産物の1つであるパリペリドンは肝代謝であるものの腎機能低下によって血中濃度が上昇することが知られており，減量の必要がある（詳細は表2-2参照）．スルピリドも腎での代謝が関連しており，腎機能の悪化とともに投与量の減量が必要である（詳細は表2-2参照）．なお，クロザピンは添付文書によれば腎機能を悪化させる可能性があり，重度の腎機能障害（Ccr<10mL/分）では投与禁忌であり，10≦Ccr<50では慎重投与が必要である．「モーズレイ処方ガイドライン第11版」[21]では腎不全患者に投与する抗精神病薬としては，オランザピン5mg/日，ハロペリドール2〜6mg/日が推奨され，スルピリドとamisulprideは避けるべきであると記載されている．

2 | 抗うつ薬

　抗うつ薬はうつ状態や不安症状に対して使用される．身体状況の悪化や低活動性のせん妄で活気がない状態をうつ状態と見誤らないことは重要である．抗うつ薬投与が実際必要となったときには腎機能からの視点も加えて薬剤の選択を考えていく．「CKD診療ガイド2012」ではクロミプラミン，セルトラリン，フルボキサミンは腎機能正常者と同様の投薬量で問題がない旨が記載されている[1]．また，エスシタロプラムは慎重に同量を投与と記載されている．クロミプラミンは抗コリン作用などによる循環器系への副作用発現頻度が高く，腎機能低下患者には比較的不向きであり，他の薬剤の併用も考えると，セルトラリンやエスシタロプラムが比較的推奨されると考えられる．実際「モーズレイ処方ガイドライン第11版」[21]でもセルトラリンとcitalopramが比較的使用しやすい薬剤として挙げられている．しかし，以前から有効性が確認されている薬剤を優先する必要がある場合もある．デュロキセチンはCcr<30で禁忌となっているが減量すれば使用できるものも多く，おのおのの治療薬の特性を確認し，思中毒性の副作用に注意して使用していくことが現実的な場合も多い．

3 | 気分安定薬

　リチウムはいわゆる気分安定薬として一番古くから躁うつ病の治療に使用されており，今も強く信頼されている薬剤である．しかし，腎機能に障害を与える可能性があり透析性もあることから，腎機能に問題がある場合の使用では困難を伴うことが多い．また，NSAIDsの併用による相互作用からの機能障害も生じうることから，腎機能の観点からは注意が必要な薬剤である．

　リチウムの腎機能への影響であるが，リチウムの副作用に関するメタ解析によれば，リチウムの使用は尿濃縮能の低下をきたすものの，ほとんどの患者では臨床的に重大な腎機能低下はきたさず，終末期の腎機能障害に至る危険性は低いと報告してい

る[22]．オーストラリアで大規模に行われた調査では，1992～1996年の間に腎移植を行ったもののうち，リチウム使用と関連している可能性がある患者が0.14/100万人であったのに対して，2007～2011年では0.78/100万人に増加していると報告しており，使用用量や期間がこの結果に影響しているのではないかと考察している[23]．この報告は大規模調査であり個々の詳細は不明な点もあることから，腎移植へのリチウム単独での影響を評価することは難しいが，これまでの報告はリチウムが軽度ではあるが腎機能に影響を与える場合がある可能性を示しているようで，継続的な腎機能の監視が必要である[24]．高齢者では腎機能が低下する者が増えるものの，単に高齢者であるということだけを理由にリチウムの使用をためらう必要はないとの意見はあるが[25]，治療当初から腎機能が低下している患者に第1選択としてリチウムを投与することはやはり避けるべきであろう．臨床場面で悩まされるのはこれまでリチウムが有効であった患者の腎機能が低下してきた場合である．リチウム自体が腎機能を悪化させうるのに加えて腎排泄で透析性が高いことから，できれば内服変更が望ましいことは言うまでもない．CKD診療ガイド2012ではCcr<50では透析導入者も含めて，25～50%に減量すべきではあるが可能であれば投与を避けるよう記載されている[1]．最後の手段として以外には使用しないことが妥当であり，いったんは変更を試みるべきであろう[26~28]．

　抗てんかん薬の一部はいわゆる気分安定薬として使用される．カルバマゼピンは症状を見ながら慎重投与とされているが，腎不全患者では毒性のある活性水酸化代謝物が蓄積しやすくなるため，使用には注意が必要と考えられている[28]．ラモトリギンはその薬物動態からCcr<50では50%に減量する必要がある．バルプロ酸は腎機能によって投与量を調節する必要がない点で使用しやすいが，透析中患者でまれに膵炎を合併することが知られていることは意識しておくべきである[26,28]．「モーズレイ処方ガイドライン第11版」では気分安定薬のなかではバルプロ酸，カルバマゼピン，ラモトリギンが比較的よいとされている[21]．

4 | 抗不安薬・睡眠導入剤

　多くは肝代謝で透析性がないため重篤な腎不全患者や透析が導入されている患者でも通常用量で使用ができる．ただし，ミダゾラムは例外でCcr<10で50%に投与量を半減する必要があり，ジアゼパムは活性代謝物の蓄積が懸念されるため効果をみながら慎重に使用していく必要があることが指摘されている[1]．「モーズレイ処方ガイドライン第11版」ではロラゼパムとゾピクロンが比較的よい選択であると記載されている[21]．

● 治療に関して注意するべきこと

　ここまで腎機能と精神疾患に関して概観してきたが，このような文献的な情報に基

づいて向精神薬治療を行っても，予想外に患者の活気がなくなったり，思わぬ不穏状態が出現することは珍しくない．こうした状況に遭遇すると，薬剤を増量して「とりあえず」非特異的に興奮状況を改善しようとしたり，活気がない状態をうつ状態と判断して抗うつ薬で状況を打開しようと試みることがある．しかし，実際にまず注意すべき点は身体状況の変化や薬剤の急激な血中濃度上昇などによる副作用の可能性であることは言うまでもない．身体状況の変化によって活気がなくなったり，せん妄などの症状から興奮状態になっている状態を内服で改善しようとした結果，より状況を複雑にして身体状況の悪化を招くことになる場合も残念ながら散見される印象がある．身体リスクがある患者では特に症状変化が生じたときにはまず身体状況を確認することは，普段当たり前と考えていてもいざというときに見逃されがちであり注意が必要であることを改めて思い出しておきたい．

● 文献
1）日本腎臓学会（編）：CKD 診療ガイド 2012．pp108-111, 2012
2）玉垣圭一，森 泰清：慢性腎臓病（CKD）：その現状と今後の方向性．京府医大誌 122：65-73, 2013
3）McQuillan R, Jassal SV：Neuropsychiatric complications of chronic kidney disease. Nat Rev Nephrol 6：471-479, 2010
4）堀川直史：尿毒症性精神障害．別冊日本臨牀「腎臓症候群（第 2 版）下」．pp99-102，日本臨牀社，2012
5）春山直樹，鶴屋和彦：尿毒症性脳症，尿毒症性昏睡．別冊日本臨牀「腎臓症候群（第 2 版）下」pp103-106，日本臨牀社，2012
6）日本透析医学会：2013 年末の慢性透析患者に関する基礎集計．
http://docs.jsdt.or.jp/overview/
7）Pompili M, Venturini P, Montebovi F, et al：Suicide risk in dialysis：review of current literature. Int J Psychiatry Med 46：85-108, 2013
8）西村勝治：腎不全・透析患者に併発した不眠．精神科治療学 29：431-436, 2014
9）Kosmadakis GC, Medcalf JF：Sleep disorders in dialysis patients. Int J Artif Organs 31：919-927, 2008
10）花房規男：透析患者に対する薬の使い方—対症療法 いらいら感．腎と透析 74（増刊）：444-453, 2013
11）Seifter JL, Samuels MA：Uremic encephalopathy and other brain disorders associated with renal failure. Semin Neurol 31：139-143, 2011
12）Perl J, Unruh ML, Chan CT：Sleep disorders in end-stage renal disease：'Markers of inadequate dialysis'? Kidney Int 70：1687-1693, 2006
13）Hedayati SS, Finkelstein FO：Epidemiology, diagnosis, and management of depression in patients with CKD. Am J Kidney Dis 54：741-752, 2009
14）Bautovich A, Katz I, Smith M, et al：Depression and chronic kidney disease：A review for clinicians. Aust N Z J Psychiatry 48：530-541, 2014
15）堀川直史：腎不全・透析患者にみられる精神症状．Modern Physician 33：1081-1084, 2013
16）Etgen T, Chonchol M, Förstl H, et al：Chronic kidney disease and cognitive impairment：a systematic review and meta-analysi. Am J Nephrology 35：474-482, 2012
17）Brady CB, Gaziano JM, Cxypoliski RA, et al：Homocysteine lowering and cognition in CKD：the Veterans Affairs homocysteine study. Am J Kidney Dis 54：440-449, 2009
18）Barnard ND, Bush AI, Ceccarelli A, et al：Dietary and lifestyle guidelines for the prevention of Alzheimer's disease. Neurobiol Aging 35（S2）：S74-S78, 2014
19）Iadecola C：The pathobiology of vascular dementia. Neuron 80：844-866, 2013
20）Robinson MJ, Owen JA：Psychopharmacology. Levenson JL（ed）：The American Publishing

Text Book of Psychosomatic Medicine. pp871-922, American Psychiatric Publishing Inc, 2005

21) Taylor D, Paton C, Kapur S：The Maudsley Prescribing Guidelines in Psychiatry, 11th ed. Wiley Blackwell, 2012〔内田裕之，鈴木健文（監訳）：モーズレイ処方ガイドライン第11版．ワイリー・パブリッシング・ジャパン，2013〕

22) McKnight RF, Adida M, Budge K, et al：Lithium toxicity profile：a systematic review and meta-analysis. Lancet 379：721-728, 2012

23) Roxanas M, Grace BS, George CR：Renal replacement therapy associated with lithium nephro-toxicity in Australia. Med J Aust 200：226-228, 2014

24) 篠崎隆央，尾関祐二，下田和孝：向精神薬による電解質異常・腎機能障害のモニタリング．臨床精神薬理 17：57-62, 2014

25) Rej S, Herrmann N, Shulman K：The effects of lithium on renal function in older adults-a systematic review. J Geriatr Psychiatry Neurol 25：51-61, 2012

26) 岡安寛明，尾関祐二，下田和孝：そこが知りたい薬物療法 Q and A―慢性腎不全のため透析している双極性障害患者の治療薬を選択する際の注意点を知りたい．臨床精神薬理 8：1139-1141, 2014

27) McLaren KD, Marangell LB：Special considerations in the treatment of patients with bipolar disorder and medical co-morbidities. Ann Gen Hosp Psychiatry 3：7, 2004

28) Okayasu H, Ozeki Y, Shimoda K, et al：Development of acute pancreatitis caused by sodium valproate in a patient with bipolar disorder on hemodialysis for chronic renal failure：a case report. BMC Psychiatry 14：93, 2014

● Further reading

• 日本腎臓学会（編）：CKD 診療ガイド 2012．pp108-111, 2012
精神科医が直接腎機能障害の治療に携わることはないものの，現在の腎機能障害に関する考え方を俯瞰できる．本文にも一部引用したが，巻末にある腎機能と薬剤使用の関係の表は精神科医療にも実践的である．

• Taylor D, Paton C, Kapur S：The Maudsley Prescribing Guidelines in Psychiatry, 11th ed. Wiley Blackwell, 2012〔内田裕之，鈴木健文（監訳）：モーズレイ処方ガイドライン第11版．ワイリー・パブリッシング・ジャパン，2013〕
具体的な臨床状況での向精神薬の使用，選択を学ぶことができる．

（尾関祐二，下田和孝）

第3章

心疾患

　心疾患の患者はさまざまな精神障害〔うつ病，不安症，心的外傷後ストレス障害（posttraumatic stress disorder；PTSD），せん妄など〕を頻繁に合併する．近年，これらの精神障害は心疾患の予後（再発や死亡リスク）にも悪影響を及ぼすことが知られるようになり，適切なスクリーニングとマネジメントが求められている[1,2]．

　本章では代表的な心疾患，循環器治療セッティングにおいて注目すべき精神障害の臨床的特徴とマネジメントについて概説する．

代表的な心疾患，治療セッティングでみられる精神障害

1 ｜ 冠動脈疾患

（1）うつ病

a 頻度

　急性心筋梗塞を発症した患者の 15〜20% の患者に大うつ病エピソードが合併するといわれており，これは一般人口の 3 倍にあたる[2]．

b 冠動脈疾患とうつ病の関係

　うつ病は心筋梗塞発症の危険因子である．前向きコホート/症例対照研究のメタ解析（約 8 万人）[3]によると，うつ病の患者は将来，心筋梗塞を発症するリスクが高かった〔オッズ比 1.60，95% 信頼区間（CI）1.34〜1.92〕．心臓病の診断を受けていない約 2 万人を平均 8.5 年観察した研究によると，ベースラインで大うつ病と診断された群は診断されなかった群に比べて冠動脈疾患で死亡する率は 2.7 倍に上昇した[4]．これらの結果から，うつ病は冠動脈疾患の一次予防において重視されている．

　一方，近年注目されているのが，心筋梗塞の発症後にうつ病を合併すると心筋梗塞の予後が悪化するという事実である．うつ病が併存すると，心筋梗塞発症後 1〜2 年における心血管イベントの再発リスクは少なくとも 2 倍になることが知られている[2]．最新のメタ解析によると，心筋梗塞後のうつ病はすべての死因による死亡（オッズ比 2.25，95% CI 1.73〜2.93），心臓死（オッズ比 2.71，95% CI 1.68〜4.36）のリスクを上昇させる[5]．ただし，心疾患の重症度を含めた補正を行うと，すべての死因による死亡のハザード比は 1.32（95% CI 1.26〜1.38），心血管イベントのハザード比は

1.19（95% CI 1.14〜1.24）であった[6]．これらの結果から，うつ病は冠動脈疾患の二次予防にとって重要な因子であることがわかる．

予後不良と関連するうつ病のサブタイプとして，身体症状主体のもの，心筋梗塞発症後に初回エピソードをきたしたもの，心筋梗塞発症後早期に発症したもの，標準的治療に反応しないもの，治療の有無にかかわらず持続性のものが挙げられている[7]．

c うつ病が冠動脈疾患の予後を悪化させるメカニズム

うつ病が冠動脈疾患の患者の予後を悪化させるメカニズムとして，以下のような生物学的，心理社会的な要因が考えられている（表 2-3）[7-9]．

- うつ病では脳内ばかりでなく，血小板にもセロトニン系の機能不全が生じ，血小板凝集能の亢進がみられる．また，うつ病では血管内皮機能が低下し，冠動脈の血管拡張が減弱する．これらによって，冠動脈の再梗塞のリスクが高まる．
- うつ病で生じる炎症，免疫系の異常（炎症性サイトカイン系の亢進など）は動脈硬化を進展させる．
- うつ病では視床下部-下垂体-副腎（hypothalamic-pituitary-adrenal；HPA）軸が活性化し，自律神経系が不安定になる．特に心拍変動の低下は心室性不整脈の発生，突然死と関連している．

表 2-3　うつ病と冠動脈疾患が関連するメカニズム

メカニズム	特異的な変化
セロトニン系の機能不全	血小板凝集感受性↑ 血小板活性化，分泌，凝集↑
全身性炎症と免疫活性化	炎症性サイトカイン（インターロイキン 6 など）↑ C 反応性蛋白↑ 炎症マーカーのレベル↑ 抗炎症性分子のレベル↓
視床下部-下垂体-副腎（HPA）軸と自律神経系の機能不全	自律神経緊張の乱れ HPA 軸の活性↑ 全身の交感神経活性↑ 心拍数↑ 心拍変動↓
血管の変化	内皮機能不全 血管拡張の減弱 一酸化窒素代謝産物レベル↓
オメガ 3 脂肪酸	オメガ 3 脂肪酸の消費，レベル↓
遺伝子	セロトニントランスポーター転写調節領域の短い対立遺伝子 von Willebrand factor（vWF）遺伝子の変異
心理社会的因子	アドヒアランス↓ 喫煙↑ 体重，肥満，内臓脂肪の蓄積↑ 運動，身体活動↓

（Sher Y, Lolak S, Maldonado JR：The impact of depression in heart disease. Curr Psychiatry Rep 12：255-264, 2010 より一部改変）

表2-4　PHQ-9

この2週間，次のような問題にどのくらい頻繁（ひんぱん）に悩まされていますか？

1) 物事に対してほとんど興味がない，または楽しめない
2) 気分が落ち込む，憂うつになる，または絶望的な気持ちになる
3) 寝付きが悪い，途中で目がさめる，または逆に眠り過ぎる
4) 疲れた感じがする，または気力がない
5) あまり食欲がない，または食べ過ぎる
6) 自分はダメな人間だ，人生の敗北者だと気に病む，または自分自身あるいは家族に申し訳ないと感じる
7) 新聞を読む，またはテレビを見ることなどに集中することが難しい
8) 他人が気づくぐらいに動きや話し方が遅くなる，あるいはこれと反対に，そわそわしたり，落ちつかず，ふだんよりも動き回ることがある
9) 死んだほうがましだ，あるいは自分を何らかの方法で傷つけようと思ったことがある

各項目について，全くない（0），数日（1），半分以上（2），ほとんど毎日（3）にスコアする．

(Kroenke K, Spitzer RL, Williams JB：The PHQ-9：validity of a brief depression severity measure. J Gen Intern Med 16：606-613, 2001, Muramatsu K, Miyaoka H, Kamijima K, et al：The patient health questionnaire, Japanese version：validity according to the mini-international neuropsychiatric interview-plus. Psychol Rep 101：952-960, 2007 をもとに作成)

- 他に関連する生物学的要因として，オメガ3脂肪酸，セロトニントランスポーターの遺伝子多型などが挙げられている．
- うつ病患者には悲観的な考えや意欲の低下が生じるため，心疾患の治療に対するアドヒアランスが低下し，生活習慣が悪化すること（喫煙，体重増加など）も無視できない．

d 心臓専門医に推奨されるうつ病スクリーニング

　米国心臓協会（American Heart Association；AHA）は上述したうつ病の予後への悪影響を重視し，米国精神医学会（American Psychiatric Association；APA）の協力を得て，うつ病スクリーニング・プロトコルを作成し，推奨している．具体的には Patient Health Questionnaire (PHQ)-2 と PHQ-9〔表2-4[10, 11]〕を用いた2段階のプロトコルとなっており，メンタルヘルスの専門家にコンサルトする指針を提示した（図2-1)[2]．しかし有効性，安全性，スクリーニングの費用対効果の実証，さらに循環器内科医，精神科医，プライマリ・ケア医が適切なケアにつなげるための連携を構築しないかぎり，有効に機能しないのではないかとの批判がある[12]．

(2)不安，不安症

　不安も頻繁にみられるが，不安症の正確な頻度は知られていない[13]．慢性の不安は冠動脈疾患発症のリスクを高め（相対リスク1.5〜8)[14]，不安症，特にパニック症が心血管系の予後に悪影響を及ぼす[13]．

　近年，PTSD がうつ病とは独立して冠動脈疾患の発症リスクを高めることが報告された（ハザード比1.27, 95% CI 1.08〜1.49)[15]．

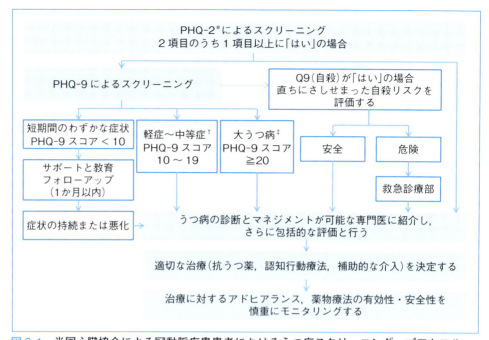

図 2-1　米国心臓協会による冠動脈疾患患者におけるうつ病スクリーニング・プロトコル
*PHQ-9 のうち Q1(物事に対してほとんど興味がない，または楽しめない)と Q2 (気分が落ち込む，憂うつになる，または絶望的な気持ちになる)の 2 項目
†DSM-Ⅳの大うつ病の診断基準を満たし，PHQ-9 スコアが 10～19 で，過去のうつ病エピソードが 1 または 2 回を超えない，以下に該当しない：双極性障害，自殺，明らかな薬物乱用，その他の主な精神疾患
‡DSM-Ⅳの大うつ病の診断基準を満たし，次のいずれかに該当する：1) PHQ-9 スコアが 20 以上，2) 過去のうつ病エピソードが 3 回以上，3) 以下に該当する：双極性障害，自殺，明らかな薬物乱用，その他の主な精神疾患
(Lichtman JH, Bigger JT Jr, Blumenthal JA, et al：Depression and coronary heart disease：recommendations for screening, referral, and treatment：a science advisory from the American Heart Association Prevention Committee of the Council on Cardiovascular Nursing, Council on Clinical Cardiology, Council on Epidemiology and Prevention, and Interdisciplinary Council on Quality of Care and Outcomes Research：endorsed by the American Psychiatric Association. Circulation 118：1768-1775, 2008 より一部改変)

2 うっ血性心不全

(1) うつ病

a 頻度と臨床的特徴

　心不全患者の 21.5％にうつ病が合併する[16]．うつ病の頻度は心不全の重症度でも異なり，New York Heart Association(NYHA)の心機能分類のⅠ度の患者には 11％，Ⅱ度では 20％，Ⅲ度では 38％，Ⅳ度では 42％にうつ病が合併し，心不全が重症であるほど頻繁に合併した[16]．ただし，うっ血性心不全は全身倦怠感，意欲低下，食欲低下，不眠，集中力低下をきたし，うつ病の症状と重複するため，しばしば診断が難しい．

第 3 章　心疾患　　**185**

b 心不全とうつ病の関係

心不全患者にうつ病が合併すると死亡や二次イベントの頻度が高くなり(リスク比 2.1，95%CI 1.7〜2.6)，入院率や救急受診率が上昇する[16]．心不全のために入院した約 5 万人を調査した多施設研究によると，うつ病の既往が患者の 10.6% にあり，長期入院，退院後 60〜90 日後の死亡率の上昇と関連していた[17]．

c うつ病が心不全の予後を悪化させるメカニズム

うつ病が心不全の予後を悪化させるメカニズムについては諸説あり，自律神経系の機能不全，HPA 軸の活性化，血小板機能障害，精神的ストレスと虚血との関連などが指摘されている[18]．

(2)不安，不安症(PTSD を含む)

うっ血性心不全の患者の 11〜45% に不安症状がみられるが，不安症(不安障害)の頻度については十分調べられていない[19]．

(3)せん妄

心不全患者ではせん妄を含む認知機能障害がしばしばみられ，その重症度は NYHA の重症度と相関する[20]．心不全によって生じる脳灌流低下による虚血に加えて，さまざまなせん妄の危険因子(高齢，脱水など)が重なった結果，せん妄が顕在化する[21]．

3 ｜ 植え込み型除細動器

致死性不整脈に対する植え込み型除細動器(implantable cardioverter defibrillator；ICD)は心臓突然死を防ぐことができ，生命予後の改善をもたらす．しかし除細動時の強烈な電流のショック，異物の体内植え込み，根治的治療ではなく対症療法であることなどから，ICD を利用する患者には不安をはじめとしたさまざまな心理的問題が生じることが指摘されてきた．

ICD 患者の 11〜26% に不安障害，11〜28% にうつ病が生じる[22]．うつ病を併発すると，心室性不整脈が出現する頻度が高いという報告もある[23]．PTSD の時点有病率も 7.6〜26% と報告されている．わが国におけるパイロット研究でも 26% の ICD 患者に PTSD がみられ，その危険因子は 1 回以上の適正作動の経験，抗不安薬の内服であった[24]．

4 ｜ ICU/CCU

(1)心臓手術後のせん妄

心臓手術後には高頻度でせん妄が生じる．冠動脈バイパス手術(coronary artery bypass grafting；CABG)後で 25〜32%，開胸術後では 50〜67% の患者に生じる[25]．

危険因子として高齢，脳血管障害の既往，認知症の既往，アルコール依存・乱用，高窒素血症，低ナトリウム血症，感染，麻酔薬による長期の鎮静がある[26]．CABGが施行された1,267例における最も重要な危険因子は周術期の低心拍出量だった[27]．オフポンプ法によってせん妄のリスクが低下することはないようである[28]．

麻酔薬の急激な離脱によってもせん妄が生じ，術後せん妄との関連が指摘されてきた．特に麻酔薬の使用が長期化した場合には急激な中止を避けたい．デクスメデトミジン（プレセデックス®）を用いた場合，プロポフォールやミダゾラム（ドルミカム®）の場合と比較して，術後せん妄の発症率が低いことが報告されている[29]．

(2)アルコール，ベンゾジアゼピン系薬剤による離脱せん妄

ICU/CCUにおけるせん妄の鑑別診断として注意したいのが，アルコール，ベンゾジアゼピン系薬剤による離脱せん妄である．心疾患患者ではβ遮断薬などが併用されていることが多いため，自律神経症状がマスクされてしまい，見逃されやすいためである．著しい自律神経系症状（高血圧や頻脈）を伴うため，心筋酸素消費量の増加をきたし，心虚血，ポンプ不全，心リズム異常が生じ[30]，致死的にもなりうる[31]．アルコール離脱期にはβ遮断薬，カルシウム拮抗薬などの降圧薬の効果が変化することも知られている[32]．

循環器系薬剤によって生じる精神障害

いくつかの循環器系薬剤は精神症状の原因となるため，鑑別診断上，知っておきたい（表2-5）[33]．

表2-5　循環器薬の中枢神経系副作用

薬剤	副作用
ジギタリス製剤	幻視，せん妄，抑うつ
抗不整脈薬，特にリドカイン（キシロカイン®）	幻覚，錯乱，せん妄
アミオダロン（アンカロン®）	甲状腺機能異常に伴う気分障害
β遮断薬	倦怠感，性機能障害
α遮断薬	抑うつ，性機能障害
ACE阻害薬	気分高揚，抑うつ（まれ）
利尿薬	電解質異常に伴う食欲低下，脱力，アパシー

〔Shapiro PA：Cardiovascular disorders. In：Ferrando SJ, Levenson JL, Owen JA（eds）：Clinical Manual of Psychopharmacology in the Medically Ill. pp181-212, American Psychiatric Publishing, 2010 より一部改変〕

第3章　心疾患　**187**

1｜抑うつ

　抑うつをきたす薬剤としてメチルドパ（アルドメット®），レセルピン（アポプロン®）の報告が多いが，ニフェジピン（アダラート®），ベラパミル（ワソラン®），ジルチアゼム（ヘルベッサー®），クロニジン（カタプレス®），ジギタリス製剤などでも報告がある[33]．なお，β遮断薬と抑うつの関係は否定されている[34]．

2｜せん妄

　ジギタリス製剤，β遮断薬，メチルドパ，抗不整脈薬のリドカイン（キシロカイン®）やアミオダロン（アンカロン®）などがせん妄の原因となる[35]．抗コリン作用を有する複数の薬剤（循環器系の薬剤を含む）の内服がせん妄の原因となることも指摘されている[36]．

● マネジメントにおいて留意すべきこと

1｜薬物療法

（1）抗うつ薬
ⓐ 選択的セロトニン再取り込み阻害薬
　選択的セロトニン再取り込み阻害薬（selective serotonine reuptake inhibitors；SSRI）は心疾患の患者に対して比較的安全に使用できる．なかでもセルトラリン（ジェイゾロフト®）は心筋梗塞患者における安全性を示すエビデンスがある[37]．citalopram も同様の安全性が示唆されているが[38]，高用量で QT 延長のリスクがあるため（米国 FDA 警告，2011），慎重な投与が必要である〔同剤の光学異性体であるエスシタロプラム（レクサプロ®）も同様に仮定されている[39]〕．

　SSRI の薬物相互作用[40]によって，循環器用剤の血中濃度に変化が生じて心疾患のコントロールに悪影響が及ばないように配慮することも大切である（表 2-6）．

　冠動脈疾患に合併したうつ病に対する SSRI の効果はそれほど大きいものではないが，臨床的に意味のある効果をもたらす[41]．しかし心不全に合併したうつ病に対する効果ははっきりしておらず，エビデンスは弱い[42]．

　なお SSRI は血小板のセロトニン再取り込みを減少させ，血小板/血管内皮活性を低下させることから，心血管イベントの予防効果が期待されている[42,43]．しかし，現時点では SSRI によって心血管イベントの発生率や死亡率が低下することが実証されているわけではない[41]．

ⓑ その他の抗うつ薬
　ノルアドレナリン作動性・特異的セロトニン作動性抗うつ薬（noradrenergic and specific serotonergic antidepressant；NaSSA）のミルタザピン（リフレックス®，レメ

188　第2部　精神症状・心理的問題が生じやすい身体疾患とその病態

表2-6　SSRIによるCYPアイソザイムへの酵素阻害と循環器薬

SSRI	CYPアイソザイム			
	1A2	2C*	2D6	3A4
フルボキサミン	＋＋＋	＋/＋＋＋	＋	＋/＋＋
パロキセチン	－	NA	＋＋＋	－
サートラリン	－	－/＋	＋	－
エスシタロプラム	NA	－	－/＋	NA
基質† （循環器薬）	プロプラノロール （インデラル®） メキシレチン （メキシチール®） リドカイン （キシロカイン®）	ワルファリン （ワーファリン®） ロサルタン （ニューロタン®） トラセミド （ルプラック®）	アプリンジン （アスペノン®） フレカイニド （タンボコール®） メキシレチン （メキシチール®） β遮断薬	ジヒドロピリジン 系Ca拮抗薬 アミオダロン （アンカロン®） ジソピラミド （リスモダン®） リドカイン （キシロカイン®） ベプリジル （ベプリコール®） キニジン （キニジン硫酸塩） ジルチアゼム （ヘルベッサー®） ベラパミル （ワソラン®）

＊：2C9/10と2C19，NA：不明
－＝なし
＋＝＜50％の変化
＋＋＝50〜150％の変化
＋＋＋＝＞150％の変化
†：CYPアイソザイムへの酵素阻害により基質の血中濃度が上昇する
（Hemeryck A, Belpaire FM：Selective serotonin reuptake inhibitors and cytochrome P-450 mediated drug-drug interactions：an update. Curr Drug Metab 3：13-37, 2002をもとに作成）

ロン®）は心筋梗塞患者における安全性を示すエビデンスがある[44].

　セロトニン・ノルアドレナリン再取り込み阻害薬（serotonin and noradrenaline reuptake inhibitors；SNRI）ではノルアドレナリン作用による頻脈，高血圧がみられる.

　三環系抗うつ薬（tricyclic antidepressants；TCA）では血圧低下（末梢性のα_1アドレナリン受容体阻害作用），頻脈（末梢性のコリン受容体阻害作用）が生じる. また，強力なキニジン様作用を有し，PR時間の延長，QRS幅の延長，QT時間の延長などの心電図変化をきたす. 種々の心室性不整脈が生じ，倒錯型心室頻拍（torsade de pointes；TdP）も報告されており，特に過量服薬ではそのリスクが高まる[39]. TCAのうち，ロフェプラミン（アンプリット®）は例外的に心血管系へのリスクが少ない. このようにTCAは心毒性を有するため，心疾患患者には原則使用しない.

（2）ベンゾジアゼピン系抗不安薬

　循環器系への影響はほとんどない. ただし漫然とした長期投与につながっている傾向がある.

(3)抗精神病薬

抗精神病薬のQT延長，TdPのリスクとしてハロペリドール静脈内投与（米国FDA警告，2007），ピモジドが要注意だが，その他の抗精神病薬でも推奨最大量を超える投与あるいは併用には注意を要する．

(4)向精神薬のQT延長のリスク

抗精神病薬のうちQT延長のリスクが高いものとしてハロペリドール（静脈注射），ピモジドが挙げられるが，いずれの薬剤でも推奨最大量を超える投与あるいは併用は高リスクとなる．クロルプロマジンとクエチアピンは中等リスク，クロザピン，フルフェナジン，ペルフェナジン，プロクロルペラジン，オランザピン，リスペリドン，スルピリドは低リスクであるが，アリピプラゾールとパリペリドンにはリスクはない．抗うつ薬では三環系抗うつ薬とcitalopramが中等リスク，トラゾドンが低リスクだが，SSRI（citalopramを除く）とミルタザピンにはリスクはない．エスシタロプラムもcitalopramと同等のリスクがあるとみなされている．気分安定薬ではリチウムは低リスクであり，カルバマゼピン，ガバペンチン，ラモトリギン，バルプロ酸にはリスクはない．ベンゾジアゼピン系薬剤にもリスクはない[39]．

2 | 精神療法

冠動脈疾患に合併したうつ病に対する精神療法の効果はそれほど大きいものではないが，臨床的に意味のある効果をもたらすことが知られている[41]．特に認知行動療法（cognitive behavioral therapy；CBT）はうつ病に対する有効性が実証されており，心疾患患者のうつ病に対しても例外ではない[45]．抗うつ薬の忍容性に問題がある場合，あるいは患者が薬物療法を望まない場合などには有用である．

3 | 運動/心臓リハビリテーション

有酸素運動[46]，心臓リハビリテーション[47]は心血管機能の改善をもたらすばかりでなく，うつ病の症状をも軽減させることが知られている．ただし，うつ病に罹ると，リハビリテーションや運動に対する意欲も低下してしまう．このため，内科医とも相談し，これらの治療が心疾患とうつ病双方に有効であることを患者本人と家族に十分説明して，参加を促したい．

冠動脈疾患，うっ血性心不全，ICD，ICU/CCUをとりあげ，これらにおいて生じることが多い精神障害について概説し，そのマネジメントについて述べた．適切な精神医学的評価に基づき，心血管系への副作用を十分配慮した治療を行えば，心疾患患者のQOLの向上のみならず，予後にもよい影響を与える可能性がある．

第 2 部　精神症状・心理的問題が生じやすい身体疾患とその病態

●文献

1) Prince M, Patel V, Saxena S, et al：No health without mental health. Lancet 370：859-877, 2007
2) Lichtman JH, Bigger JT Jr, Blumenthal JA, et al：Depression and coronary heart disease：recommendations for screening, referral, and treatment：a science advisory from the American Heart Association Prevention Committee of the Council on Cardiovascular Nursing, Council on Clinical Cardiology, Council on Epidemiology and Prevention, and Interdisciplinary Council on Quality of Care and Outcomes Research：endorsed by the American Psychiatric Association. Circulation 118：1768-1775, 2008
3) Van der Kooy K, van Hout H, Marwijk H, et al：Depression and the risk for cardiovascular diseases：systematic review and meta analysis. Int J Geriatr Psychiatry 22：613-626, 2007
4) Surtees PG, Wainwright NW, Luben RN, et al：Depression and ischemic heart disease mortality：evidence from the EPIC-Norfolk United Kingdom prospective cohort study. Am J Psychiatry 165：515-523, 2008
5) Meijer A, Conradi HJ, Bos EH, et al：Prognostic association of depression following myocardial infarction with mortality and cardiovascular events：a meta-analysis of 25 years of research. Gen Hosp Psychiatry 33：203-216, 2011
6) Meijer A, Conradi HJ, Bos EH, et al：Adjusted prognostic association of depression following myocardial infarction with mortality and cardiovascular events：individual patient data meta-analysis. Br J Psychiatry 203：90-102, 2013
7) Lichtman JH, Froelicher ES, Blumenthal JA, et al：American Heart Association Statistics Committee of the Council on Epidemiology and Prevention and the Council on Cardiovascular and Stroke Nursing：Depression as a risk factor for poor prognosis among patients with acute coronary syndrome：systematic review and recommendations：a scientific statement from the American Heart Association. Circulation 129：1350-1369, 2014
8) Joynt KE, Whellan DJ, O'Connor CM：Depression and cardiovascular disease：mechanisms of interaction. Biol Psychiatry 54：248-261, 2003
9) Sher Y, Lolak S, Maldonado JR：The impact of depression in heart disease. Curr Psychiatry Rep 12：255-264, 2010
10) Kroenke K, Spitzer RL, Williams JB：The PHQ-9：validity of a brief depression severity measure. J Gen Intern Med 16：606-613, 2001
11) Muramatsu K, Miyaoka H, Kamijima K, et al：The patient health questionnaire, Japanese version：validity according to the mini-international neuropsychiatric interview-plus. Psychol Rep 101：952-960, 2007
12) Hasnain M, Vieweg WV, Lesnefsky EJ, et al：Depression screening in patients with coronary heart disease：a critical evaluation of the AHA guidelines. J Psychosom Res 71：6-12, 2011
13) Roy-Byrne PP, Davidson KW, Kessler RC：Anxiety disorders and comorbid medical illness. Gen Hosp Psychiatry 30：208-225, 2008
14) Kubzansky LD, Davidson KW, Rozanski A：The clinical impact of negative psychological states：expanding the spectrum of risk for coronary artery disease. Psychosom Med 67（Suppl 1）：S10-S14, 2005
15) Edmondson D, Kronish IM, Shaffer JA, et al：Posttraumatic stress disorder and risk for coronary heart disease：a meta-analytic review. Am Heart J 166：806-814, 2013
16) Rutledge T, Reis VA, Linke SE, et al：Depression in heart failure a meta-analytic review of prevalence, intervention effects, and associations with clinical outcomes. J Am Coll Cardiol 48：1527-1537, 2006
17) Albert NM, Fonarow GC, Abraham WT, et al：Depression and clinical outcomes in heart failure：an OPTIMIZE-HF analysis. Am J Med 122：366-373, 2009
18) York KM, Hassan M, Sheps DS：Psychobiology of depression/distress in congestive heart failure. Heart Fail Rev 14：35-50, 2009
19) Yohannes AM, Willgoss TG, Baldwin RC, et al：Depression and anxiety in chronic heart failure and chronic obstructive pulmonary disease：prevalence, relevance, clinical implications and management principles. Int J Geriatr Psychiatry 25：1209-1221, 2010
20) Trojano L, Antonelli Incalzi R, Acanfora D, et al：Cognitive impairment：a key feature of congestive heart failure in the elderly. J Neurol 250：1456-1463, 2003

21）Heckman GA, Patterson CJ, Demers C, et al：Heart failure and cognitive impairment：challenges and opportunities. Clin Interv Aging 2：209-218, 2007

22）Magyar-Russell G, Thombs BD, Cai JX, et al：The prevalence of anxiety and depression in adults with implantable cardioverter defibrillators：a systematic review. J Psychosom Res 71：223-231, 2011

23）Whang W, Albert CM, Sears SF Jr, et al：Depression as a predictor for appropriate shocks among patients with implantable cardioverter-defibrillators：results from the Triggers of Ventricular Arrhythmias（TOVA）study. J Am Coll Cardiol 45：1090-1095, 2005

24）Kobayashi S, Nishimura K, Suzuki T, et al：Post-traumatic stress disorder and its risk factors in Japanese patients living with implantable cardioverter defibrillators：A preliminary examination. J Arrhythmia 30：105-110, 2014

25）Maldonado JR：Delirium in the acute care setting：characteristics, diagnosis and treatment. Crit Care Clin 24：657-722, 2008

26）Shapiro PA, Fedoronko DA, Epstein LA, et al：Psychiatric aspects of heart and lung disease in critical care. Crit Care Clin 24：921-947, 2008

27）Norkiene I, Ringaitiene D, Misiuriene I, et al：Incidence and precipitating factors of delirium after coronary artery bypass grafting. Scand Cardiovasc J 41：180-185, 2007

28）Giltay EJ, Huijskes RV, Kho KH, et al：Psychotic symptoms in patients undergoing coronary artery bypass grafting and heart valve operation. Eur J Cardiothorac Surg 30：140-147, 2006

29）Riker RR, Shehabi Y, Bokesch PM, et al：Dexmedetomidine vs midazolam for sedation of critically ill patients：a randomized trial. JAMA 301：489-499, 2009

30）Crippen D：Life-threatening brain failure and agitation in the intensive care unit. Crit Care 4：81-90, 2000

31）O'Brien JM, Lu B, Ali NA, et al：Alcohol dependence is independently associated with sepsis, septic shock, and hospital mortality among adult intensive care unit patients. Crit Care Med 35：345-350, 2007

32）Kahkonen S：Responses to cardiovascular drugs during alcohol withdrawal. Alcohol Alcohol 41：11-13, 2006

33）Shapiro PA：Cardiovascular disorders. Ferrando SJ, Levenson JL, Owen JA（eds）：Clinical Manual of Psychopharmacology in the Medically Ill. pp181-212, American Psychiatric Publishing, 2010

34）Verbeek DE, van Riezen J, de Boer RA, et al：A review on the putative association between beta-blockers and depression. Heart Fail Clin 7：89-99, 2011

35）Keller S, Frishman WH：Neuropsychiatric effects of cardiovascular drug therapy. Cardiol Rev 11：73-93, 2003

36）Han L, McCusker J, Cole M, et al：Use of medications with anticholinergic effect predicts clinical severity of delirium symptoms in older medical inpatients. Arch Intern Med 161：1099-1105, 2001

37）Glassman AH, O'Connor CM, Califf RM, et al：Sertraline treatment of major depression in patients with acute MI or unstable angina. JAMA 288：701-709, 2002

38）Lesperance F, Frasure-Smith N, Koszycki D, et al：Effects of citalopram and interpersonal psychotherapy on depression in patients with coronary artery disease：the Canadian Cardiac Randomized Evaluation of Antidepressant and Psychotherapy Efficacy（CREATE）trial. JAMA 297：367-379, 2007

39）Taylor D, Paton C, Kapur S：The Maudsley Prescribing Guidelines, 11th ed. Wiley Blackwell, 2012〔内田裕之，鈴木健文（監訳）：モーズレイ処方ガイドライン第11版．ワイリー・パブリッシング・ジャパン，2013〕

40）Hemeryck A, Belpaire FM：Selective serotonin reuptake inhibitors and cytochrome P-450 mediated drug-drug interactions：an update. Curr Drug Metab 3：13-37, 2002

41）Baumeister H, Hutter N, Bengel J：Psychological and pharmacological interventions for depression in patients with coronary artery disease. Cochrane Database Syst Rev 7；（9）：CD008012, 2001

42）Chittaranjan A, Chethan KB, Sandarsh S：Cardiovascular mechanisms of SSRI drugs and their benefits and risks in ischemic heart disease and heart failure. Int Clin Psychopharmacol 28：145-155, 2013

192 第2部 精神症状・心理的問題が生じやすい身体疾患とその病態

43）Serebruany VL, Glassman AH, Malinin AI, et al：Platelet/endothelial biomarkers in depressed patients treated with the selective serotonin reuptake inhibitor sertraline after acute coronary events：the Sertraline AntiDepressant Heart Attack Randomized Trial（SADHART）Platelet Substudy. Circulation 108：939-944, 2003

44）Honig A, Kuyper AM, Schene AH, et al：Treatment of post-myocardial infarction depressive disorder：a randomized, placebo-controlled trial with mirtazapine. PsychosomMed 69：606-613, 2007

45）Berkman LF, Blumenthal J, Burg M, et al：Effects of treating depression and low perceived social support on clinical events after myocardial infarction：the Enhancing Recovery in Coronary Heart Disease Patients（ENRICHD）randomized trial. JAMA 289：3106-3116, 2003

46）Brosse AL, Sheets ES, Lett HS, et al：Exercise and the treatment of clinical depression in adults：recent findings and future directions. Sports Med 32：741-760, 2002

47）Milani RV, Lavie CJ ：Impact of cardiac rehabilitation on depression and its associated mortality. Am J Med 120：799-806, 2007

（西村勝治）

第4章

妊娠・出産

統合失調症と周産期

1 | 受胎率の変化

　戦前は統合失調症患者の受胎率の低さが指摘されていたが，疾患の特性と長期の社会的隔絶という環境要因が影響しているとされた．欧米ではおよそ50年前より妊娠率が上昇するようになり，健常群と有意な差はみられないと指摘されるようになった．その上昇の背景には，患者の配偶者の有無や避妊の有無，病状の重症度，内服状況，合併身体疾患の有無などが挙げられている．

　一方，わが国では患者の長期入院の多さに加えて，21世紀初頭までみられていた多剤大量療法も受胎能の低さに大きな影響を与えていた．しかしその後，単剤化・減剤化に加え，第一世代抗精神病薬（first generation antipsychotics；FGA）から第二世代抗精神病薬（second generation antipsychotics；SGA）へと主剤が移り変わり，統合失調症患者の排卵障害が減少している．また急性期治療病棟の導入や精神科リハビリテーション機能の充実により，長期の入院生活は減少し社会参加する患者が増えている．今後わが国でも受胎機会の増加が予想される．

2 | 産科合併症の発症の背景

　統合失調症患者の産科合併症の高さが1990年以降の症例対照研究により明らかとなり，これまでに子宮内胎児発育遅延（intrauterine growth restriction；IUGR），低出生体重，死産，新生児死亡，誘発分娩の頻度の高さが指摘されている[1]．合併症の発生の背景には，環境的要因と遺伝的要因が考えられている[2]．環境的要因には，向精神薬の使用や喫煙，アルコール乱用のほか，低栄養，周産期の不十分なケア，社会経済的な問題，高齢出産，耐糖能異常（妊娠糖尿病）が挙げられる．遺伝的要因としては，統合失調症自体の遺伝的脆弱性や発生した身体奇形の生物学的基盤に関連する遺伝的要因などが注目されている．

194 第2部　精神症状・心理的問題が生じやすい身体疾患とその病態

3 | 治療選択に関わるリスクとベネフィット

　抗精神病薬による影響には，催奇形性，胎児への毒性，産科合併症，新生児への毒性や離脱，乳幼児の生後発達という中長期的影響がある．したがって，すべての妊娠時期および産後の長期において，薬物治療のあり方，すなわち適正な薬物治療とは何かに留意することが大切である．

　身体奇形の出現率は，一般対象群においておよそ2~3%であり，background riskと呼ばれる．フェノチアジン系やブチロフェノン系の抗精神病薬の影響は，ともにその率を上回ることはないとされるが，この指摘は抗精神病薬の安全性を保障するものではない．重要なことは，「薬物治療による有用性が，治療しないことの利益を上回る」ことで判断される．Gentile[3]は，抗精神病薬の選択に関して原則として現状の薬剤が有効であるときにはあえて妊娠期間中に他の薬剤の有効性を検討する試みは得策ではないと指摘している．現状では，患者や家族に多くの薬剤に関する情報を提供したうえで，安定した妊娠の継続の重要性や胎児への安全性の配慮を患者や家族に示し，理解を得ることが大切である．

　催奇形性の評価について，国内外で一致しない向精神薬があることにも留意すべきである．ハロペリドールなどのブチロフェノン系抗精神病薬がそれにあたり，国内添付文書では「禁忌」とされるが，Diav-Citrinら[4]は多施設共同前向きコホート対照研究によりハロペリドールの催奇形性に関して明らかなリスクの増加は認めないと報告している．一方，SGAの妊娠や分娩への影響に関して，妊娠糖尿病や妊娠高血圧症候群，新生児体重の増加なども注目されている．巨大児のリスクは帝王切開や分娩遷延などの産科合併症のリスクが増すことにも関連する．このようにFGAを推奨する報告がある一方で，Linら[5]はFGA，SGA服用の2群と非内服患者群，健常対照群の4群間で低出生体重，胎児発育遅延，巨大児と早産について比較し，FGA服用群で早産のリスクが高く，SGA服用群では非内服患者群と差を認めなかったことを報告している．

4 | 薬物療法の課題

　わが国では，以前より抗精神病薬の多剤併用が問題視されているが，周産期への影響に関する報告はきわめて少なくその安全性は確立されていない[3]．慢性的な多剤大量療法により，脳内抗ドパミン受容体の過感受性状態が生じている可能性があり，妊娠発覚後の急速な減量は再燃を惹起させる可能性がある．一方，リスペリドンの登場以降，D_2受容体阻害作用の弱いさまざまなSGAが広く用いられるようになった．これは過去のFGAを中心とした多剤大量療法の流れを変える契機となった．

　しかし，減剤化では対応が困難な精神症状を改善するためにバルプロ酸Naやカルバマゼピン，炭酸リチウムなどの気分安定薬が多く併用されるようになった．これは保険適応外使用だが，近年SGAと気分安定薬の多剤併用が目立ち始めている．しか

し，特にバルプロ酸 Na や炭酸リチウムはそれぞれ神経管欠損・二分脊椎や Ebstein 心奇形などの催奇形性の問題が以前より注目されている．またバルプロ酸 Na は催奇形性だけではなく，出生後の乳児の認知機能への影響も報告されており，妊娠前からその使用に注意を要する[6]．しかもこれらの有害事象は用量依存性で，大量（1,000 mg/日）あるいは高い血中濃度（70 μg/mL）において指摘されている．また気分安定薬の多剤併用に関して，催奇形性の頻度などが増すことも報告されている[7]．したがって，挙児希望の女性患者に対しては，SGA と気分安定薬との安易な多剤併用は慎重になるべきである．

5 | 治療中断と再燃のリスク

　向精神薬の適正使用の課題において，抗精神病薬がもたらすリスクだけではなく，薬物療法を行わない際の胎児や乳幼児，さらに母体への影響も考える必要がある．妊娠が判明すると，子供を失うのではないかとの不安から通院を中断する患者も少なくない．しかし統合失調症では，服薬アドヒアランスの低下により再燃をきたす確率は高くなり，Kane[8]によれば，不規則な服用では 1 年間で 30〜55％ に上るという．したがって，およそ 10 か月間の妊娠中のアドヒアランスの低下により，再燃をきたしてしまう危険性は十分に高いと考えられる．樋口ら[9]は 21 例の統合失調症妊娠例をフォローアップし，およそ半数が服薬を中断し，その結果，服薬継続例を含め 5 割以上の患者が妊娠期間中に再燃をきたしていると報告した．このように統合失調症の妊娠期間中の再燃は決して看過できない．妊娠中および分娩後の患者に対して，抗精神病薬による適切な薬物治療の必要性が指摘されている[10]．

● うつ病と周産期

1 | 妊娠中・産後のうつ病の早期発見と予防

　精神的にうつ状態であるにもかかわらず，妊婦が自ら精神科の受診を拒むことがある．家族も活動性の低下している妊婦について甘えやさぼりなどと一方的に解釈して，積極的に受診させる姿勢が乏しいこともある．このため，妊婦や産褥婦のメンタルクリニックへの受診率が低くなり，周産期での対応が遅れるリスクが指摘されている[11]．

　妊娠女性は，うつ病に罹患する頻度が非妊娠女性と比較して低いと指摘された時期もあった．しかし最近の海外データでは，妊娠中の女性で大うつ病の診断基準に該当する有病率は 6.5〜12.9％ と報告され[12]，国内調査でもこれよりやや低いが[13]，非妊娠時の有病率と変わらない．Kitamura ら[13]，リスク要因として初産婦や中絶歴のある妊婦，親との早期の死別，夫からのサポートの乏しさや否定的態度などを挙げている．とりわけ夫をはじめとする家族の心理的サポートはうつ病の予防に非常に重要で

ある．また，うつ病の診断基準を満たすまでに至らない閾値下(subclinical)レベルの妊婦にも注意が必要であり，早期よりリスク要因の除去と非薬物療法的アプローチを施すことも大切である．

適切な治療を受けない代替として，アルコール飲酒や喫煙などで自身の気持ちを紛らわす行動に出ることも懸念される．前者の場合，流産や早産，低出生体重児のほか，胎児性アルコール症候群(fetal alcohol syndrome：FAS；発育遅延，小頭症，異常顔貌など)のリスクもあり，うつ病やストレス状態にはやはり適切な医療による対応が必要である．

一方，妊娠中の治療中断群の再発率に注目すると，治療継続群に比しておよそ3倍再発率が高いとされる[12]．したがって，うつ病患者の薬物治療を妊娠により安易に中断することはうつ病の悪化を招くことを示唆している．

受診の遅れや治療の中断は，むしろうつ病治療を難治化させる要因となるため，産科医と精神科医の医療連携が重要である．うつ病のスクリーニングにいくつかの質問票が用いられているが，産科領域では産後うつ病のスクリーニングとして，エジンバラ産後うつ病質問票(Edinburgh postnatal depression scale；EPDS)がよく知られている[14]．産後は，うつ病の罹患と関わりなく身体的不調を訴えることが多く，通常使用しているうつ病評価尺度では過大評価される傾向があり，産後うつ病のスクリーニングに特化したうつ病尺度として注目されている．

2 ｜ 抗うつ薬治療による胎児，新生児，その後の成長への影響

データの集積が十分でなかった2000年以前は，第1三半期の選択的セロトニン再取り込み阻害薬(selective serotonin reuptake inhibitors；SSRI)曝露による大奇形全体の発生リスクは増加しないとの見解であったが，その後Källénら[15]によりパロキセチン服用患者の児の心奇形(心室中隔欠損，心房中隔欠損)のリスクが有意に増加することが報告された．以後，パロキセチンとの関連を否定する報告もあり[16]，メタ解析結果でも関連の有無に関して一致していない．一方，セルトラリンについても心房中隔欠損や心室中隔欠損の発生リスクとの関連を示すデータもある．以上のことから，SSRIと心奇形との関連性は，パロキセチンに特異的ではなくSSRI全体に共通する問題の可能性がある一方で，禁忌とするほどに発生リスクがきわめて高くなるとはいいがたい．

流産，死産などの産科合併症との関連では，妊娠中のSSRI使用と，死産，新生児死亡率，出生後死亡率との間に有意な相関は認められない[17]．早産率，低出生体重児，small for gestational age(SGA)の発生率についても増加はみられなかったとの報告があるが，これらを支持しない研究もある．

新生児への影響として，新生児不適応症候群(postnatal adaptation syndrome；PNAS)と新生児遷延性肺高血圧症(persistent pulmonary hypertention of the newborn；PPHN)が知られている．PNASは，SSRIやセロトニン・ノルアドレナリン再

取り込み阻害薬(serotonin and noradrenaline reuptake inhibitor；SNRI)の曝露により新生児に嗜眠，筋緊張異常，けいれん，振戦，易刺激性，呼吸異常，下痢，嘔吐，哺乳不良などが出現する症候群である．曝露された新生児の約 30% にみられるが，症状は軽度で一過性であり，生後数時間から数日以内に出現し 1 週間以内に消褪するが[18]，薬物離脱症状との区別が困難である．一方，SSRI と PPHN との関連を指摘する報告[19]もあるが，それを否定する報告もある．

　長期的な精神神経発達に関して，SSRI 曝露の新生児の生後 1 年以内の乳児の発達評価について非曝露児との間に有意差はみられないとの報告や，精神運動発達スコアは非曝露児より低いとの報告がある．薬剤曝露後の追跡調査研究では，出生後の育児期間中にさまざまな環境の影響を受けていることから，抗うつ薬の影響に関する評価が難しい面がある．また，うつ病などの疾患自体が胎児の発達や産後の母親の養育態度に影響を与える可能性があることも調整する必要がある．

3 | 未治療による周産期うつ病患者への影響

　周産期における未治療のうつ病患者(untreated/unmedicated prenatal depression)に関して，不安定な精神症状の下でのさまざまな産科合併症(早産，死産，胎盤系の異常，子癇，低出生体重児など)[20]や，乳幼児期の知的発達の障害や問題行動の出現[21]が報告されている．このような産科合併症や胎児発育不全，乳幼児以降の認知行動発達の遅延を惹起させる背景として，視床下部-下垂体-副腎系のストレス機構や脳内モノアミン系の神経伝達の障害が示唆されている．このため，周産期においてうつ病治療を適切に行うことが求められており，薬物治療を行うことを支持する根拠の 1 つとなっている．

　しかしながら，SSRI の使用にもかかわらず，産科合併症や胎児発育不全に関する報告がある．このことは第一に SSRI 自体による直接的な影響を示している可能性が挙げられる．一方で，untreated depression で観察された産科合併症や胎児への悪影響を SSRI が十分に防止できていないことを反映している可能性もある．すなわち後者の場合，うつ病自体による影響であるのか判然としない．周産期研究では，このような交絡因子の調整が難しく解釈に迷うこともある．いずれにせよ，現時点では SSRI がうつ病を軽快させることにより自殺や母子心中，胎児虐待，乳児虐待などの予防に寄与していることは，SSRI を使用する大きな動機の 1 つとなっている．

4 | リスクとベネフィットを考慮したうつ病患者への対応

　いわゆる精神病圏と神経症圏のうつ病患者の妊娠では，薬物療法に関する対応が異なる．神経症圏の患者では認知行動療法(cognitive behavioral therapy；CBT)などを優先し薬物療法を臨時的に選択する方法がある．一方，精神病圏の患者への対応では再燃のリスクや重症度などからしばしば薬物治療が優先される．

うつ病治療の適切な治療は何であるかを考えるとき，患者の多くは薬物療法を積極的には希望しない．そこで軽症のうつ病患者に対して，CBTなどの精神療法を優先して組み入れるべきとの指摘がある[22]．CBTを有効に実施するにはそれに精通した精神科医または臨床心理士を必要とするが，国内の総合病院の多くはその体制を整えられていない．しかしCBTを実施できないまでも，十分な時間をかけて心理カウンセリングを行う姿勢をもつことは大切である．なお，反復性うつ病の患者に対しては抗うつ薬治療の継続は選択肢の1つであり，患者に十分な説明を行ったうえで患者により決定されるべきである[23]．

また今回のうつ病の重症度だけではなく，うつ病エピソードの回数を含むうつ病の重症度，前回うつ病エピソードからの期間，過去の周産期のうつ病エピソードの有無なども薬物治療の判断基準になる[24]．抗うつ薬内服中の患者が抗うつ薬を中止した際に再発のリスクが高くなるとの報告がある．妊娠中のうつ症状は早産，IUGRなどの産科合併症や胎児発育不全などのリスクを高め[25]，産後のうつ病を惹起させることにつながる．したがって，うつ病患者の精神状態を妊娠前から産後における長期間安定に保つことが必要であり，うつ病の負の連鎖を発生させない意味でも，妊婦にとってうつ病を適切に治療することの有益性は高い．つまり，過去と現在の患者情報を精神科医が十分に検討したうえで，リスクとベネフィットを考慮しcase-by-caseで治療方針を立てることが望ましい．

産褥期の精神症状と授乳の重要性

統合失調症やうつ病では，出産後急激な内分泌変化と心理的変化，環境変化により早期に精神症状の悪化がみられることがあり，早期に病状の悪化を発見する必要がある．特に産後うつ病は，DSM-5では産後4週以内とされるが，臨床現場では数か月以内ととらえられていることが多い．患者はしばしば「子供の泣き声にいらいらする」「子供をかわいいと思えない」などと訴える．産後は母子が孤立しがちで患者の変化に気づかず，うつ病が重症化しやすいため，前述したEPDSを活用して早期発見に努める．産褥期の精神症状の不安定化は，その後の育児能力や母子関係の健全な確立に重大な影響を及ぼし，母子心中や乳児虐待という重大な事象を引き起こすことになる．

FGA・SGAのほか，SSRI・SNRIなどの妊娠中の使用は，分娩後にPNASを惹起させることがある．傾眠，睡眠障害，易刺激性，呼吸障害，哺乳障害，けいれん，振戦などが出現する．多くは一過性であり，1週間以内に回復する．時にFGAでは錐体外路症状が出現することもある．近年ではさらに中長期的な乳幼児期の発育への影響が報告されるようになった．Johnsonら[26]は抗精神病薬服用群で非服用群や抗うつ薬服用群に比して，6か月の乳児の神経運動機能の発達遅延を報告している．

一方，産褥期の授乳の可否に関しては国内ではほとんどの向精神薬について，「母乳中に薬物が移行する」との理由から服用下の授乳は禁止されている．その結果，医

療現場では授乳婦の薬物療法が優先され授乳が禁止されることが多い．しかし海外では薬物療法中の授乳の評価は異なっている．新生児の肝臓や腎臓の機能に異常を認めない乳児においては，薬物の血中濃度は非常に低いことから，一部の薬物を除き授乳時の内服を禁止しないとされ見解が異なっている[27]．患者の授乳態度についても，内服中の患者が過度に乳児の挙動に過敏となり母乳を自己判断で中止したり，逆に授乳を継続する一方で自ら不規則な服薬に切り替える患者もいる．患者のさまざまな不安と向き合い，授乳と薬物に関する情報を提供して対応する姿勢が大切である．

インフォームド・コンセントと患者・家族の自己決定権

向精神薬を使用するにあたり，薬剤のリスクとベネフィットを患者や家族に説明する際に適切に問題を理解させる工夫が医療者側に求められる．統合失調症患者では，時に説明に対して適切に理解することが苦手で，むしろ問題解決に関して自身の考えに固執しがちで柔軟性に乏しいことがある．また合理的な考えをもつことや重要な判断を自ら下すことが苦手な患者も多い．うつ病患者や不安症の患者では，時に説明された内容を悲観的に「すべてだめだ」と拡大解釈したり，恣意的推論により「きっとだめに違いない」などと考えがちである．患者はこの考え方により説明の結果を過度に悲観し，服薬アドヒアランスの低下や通院の自己中断を招くこともある．したがって，薬物療法の必要性の有無に関して，適切に説明する技術の向上だけではなく，説明に十分な時間と場を設定することも必要である．薬物療法の選択は，患者や家族の自己決定権によるところであるが，患者だけでは心理的負担の増加や問題解決の先送りにつながることもある．治療者側のサポートがここにも求められる．

●文献

1) Hizkiyahu R, Levy A, Sceiner E：Pregnancy outcome of patients with schizophrenia. Am J Perinatol 27：19-23, 2010
2) Jablensky AV, Morgan V, Zubrck SR, et al：Pregnancy, delivery, and neonatal complications in a population cohort of women with schizophrenia and major affective disorders. Am J Psychiatry 162：79-91, 2005
3) Gentile S：Antipsychotic therapy during early and late pregnancy. A systemic review. Schizophr Bull 36：518-544, 2010
4) Diav-Citrin O, Shechtman S, Ornoy S, et al：Safety of haloperidol and penfluridol in pregnancy：a multicenter, prospective controlled study. J Clin Psychiatry 66：317-322, 2005
5) Lin HC, Chen IJ, Chen YH, et al：Maternal schizophrenia and pregnancy outcome：does the use of antipsychotics make a difference? Schizophr Res 116：55-60, 2010
6) Meador KJ, Baker GA, Browning N, et al：Cognitive function at 3 years of age after fetal exposure to antiepileptic drugs. N Engl J Med 360：1597-1605, 2009
7) Meador K, Reynolds MW, Crean S, et al：Pregnancy outcomes in women with epilepsy：A systemic review and meta-analysis of published pregnancy registries and cohorts. Epilepsy Res 81：1-13, 2008
8) Kane JM：Schizophrenia. N Engl J Med 334：34-41, 1996
9) 樋口英二郎，玉置暢子，和久津里行，ほか：妊娠中の分裂病者の治療過程における環境的要因の重要性．臨床精神医学 29：517-527, 2000
10) Einarson A：Antipsychotic medication (safety/risk) during pregnancy and breastfeeding. Curr

Women's Health Rev 6：34-38, 2010

11) Vesgs-López O, Blanco C, Keyes K, et al：Psychiatric disorders in pregnant and postpartum women in the United States. Arch Gen Psychiatry 65：805-815, 2008

12) Cohen LS, Altshuler LL, Harlow BL, et al：Relapse of major depression during pregnancy in women who maintain or discontinue antidepressant treatment. JAMA 295：499-507, 2006

13) Kitamura T, Yoshida K, Okano T, et al：Multi-centre prospective study of perinatal depression in Japan：incidence and correlates of antenatal and postnatal depression. Arch Womens Ment Health 9：121-130, 2006

14) Cox J, Holden J：Perinatal mental health. A guide to the Edinburgh Postnatal Depression Scale. Gaskell, 2003〔岡野禎治，宗田 聡(訳)：産後うつ病ガイドブック―EPDS を活用するために．南山堂，2006〕

15) Källén BA, Otterblad Olausson P：Maternal use of selective serotonin re-uptake inhibitors in early pregnancy and infant congenital malformations. Birth Defects Res A Clin Mol Teratol 79：301-308, 2007

16) Kornum JB, Nielsen RB, Pedersen L, et al：Use of selective serotonin-reuptake inhibitors during early pregnancy and risk of congenital malformations：updated analysis. Clin Epidemiol 2：29-36, 2010

17) Stephansson O, Kieler H, Haglund B, et al：Selective serotonin reuptake inhibitors during pregnancy and risk of stillbirth and infant mortality. JAMA 309：48-54, 2013

18) Levinson-Castiel R, Merlob P, Linder N, et al：Neonatal abstinence syndrome after in utero exposure to selective serotonin reuptake inhibitors in term infants. Arch Pediatr Adolesc Med 160：173-176, 2006

19) Chambers CD, Hernandez-Diaz S, Van Marter LJ, et al：Selective serotonin-reuptake inhibitors and risk of persistent pulmonary hypertension of the newborn. N Engl J Med 354：579-587, 2006

20) Markus EM, Miller LJ：The other side of the risk equation：exploring risks of untreated depression and anxiety in pregnancy. J Clin Psychiatry 70：1314-1315, 2009

21) Deave T, Heron J, Evans J, et al：The impact of maternal depression in pregnancy on early child development. BJOG 115：1043-1051, 2008

22) Domar AD, Moragianni VA, Ryley DA, et al：The risks of selective serotonin reuptake inhibitor use in infertile women：a review of the impact on fertility, pregnancy, neonatal health and beyond. Hum Rep 28：160-171, 2013

23) Oberlander TF, Warburton W, Misri S, et al：Neonatal outcomes after prenatal exposure to selective serotonin reuptake inhibitor antidepressants and maternal depression using population-based linked health data. Arch Gen Psychiatry 63：898-906, 2006

24) Suri R, Altshuler LL：No decision is without risk. J Clin Psychiatry 70：1319-1320, 2009

25) Wisner KL, Sit DK, Hanusa BH, et al：Major depression and antidepressant treatment：impact on pregnancy and neonatal outcomes. Am J Psychiatry 166：557-566, 2009

26) Johnson KC, LaPrairie JL, Brennan PA, et al：Prenatal antipsychotic exposure and neuromotor performance during infancy. Arch Gen Psychiatry 69：787-794, 2012

27) Rubin ET, Lee A, Ito S：When breastfeeding mothers need CNS-acting drugs. Can J Clin Pharmacol 11：e257-e266, 2004

● Further reading
• 伊藤真也，村島温子(編)：薬物治療コンサルテーション 妊娠と授乳．南山堂，2010
• 伊藤真也，村島温子，鈴木利人(編)：向精神薬と妊娠・授乳．南山堂，2014
　これらの 2 冊の著書は，精神疾患患者の周産期における治療，特に薬物治療を実践するうえでの
リスクとベネフィットに関する国際的動向が示されており，さまざまな情報が提供されている．

（鈴木利人）

201

第 5 章

神経難病・膠原病

　"難病"は，難病対策要綱(厚生省，1972)において"原因不明，治療方針未確定であり，かつ，後遺症を残すおそれが少なくない疾病"，"経過が慢性にわたり，単に経済的な問題のみならず介護等に著しく人手を要するために家族の負担が重く，また精神的にも負担の大きい疾病"と定義されている．現在，難治性疾患克服研究事業の対象は 130 疾患あり，うち神経系を侵す神経難病と呼ばれる疾患が 33 疾患ある．膠原病は，膠原線維に病変を有する病気を一括したものであるが，近年では全身性の自己免疫疾患とされており，14 疾患ある．こうした"難病"では疾患そのものによる症状性・器質性精神障害が現れるだけでなく，心理的，身体的，経済的ストレスによる精神症状を呈することも少なくない．

　本章では，パーキンソン病，多発性硬化症，全身性エリテマトーデスにしぼり概説する．

● パーキンソン病

1 | 概要

　パーキンソン病(Parkinson disease；PD)は，アルツハイマー型認知症の次に多い神経変性疾患である．わが国の有病率は人口 10 万人に 100～150 人で，60 歳頃に発症しやすい．黒質線条体投射領域のドパミン減少に起因する錐体外路症状を中心とした運動障害が主徴であるが，同時にさまざまな認知機能障害や精神症状を伴う．この原因は，ドパミン系だけでなく，ノルアドレナリン系，コリン系，セロトニン系に神経機能障害が生じるからである．精神症状の発現には，PD の病態が直接関連しているものと，治療薬が関与しているものがある．PD により生じる神経精神症状の頻度や出現時期を表 2-7 に示す[1]．

2 | パーキンソン病に伴う精神症状

(1)抑うつ

　PD に伴ううつ病は，PD が難治性疾患であるための反応性抑うつ症状であると考

202　第2部　精神症状・心理的問題が生じやすい身体疾患とその病態

表2-7　パーキンソン病による神経精神症状

	症状	出現時期	頻度（%）
主要な運動症状	制止時振戦	診断時または診断後	70（診断時）
	動作緩慢	診断時	100
	筋強剛	診断時または診断後	90
初期非運動症状	嗅覚障害	診断に先行しうる	25～97
	疲労感	診断に先行しうる	60
	うつ病	診断に先行しうる	25
	レム睡眠行動異常症	15年以上診断に先行しうる	30
	便秘	診断に先行しうる	30
末期症状	治療抵抗性体軸症状	症状出現後5～10年	
	すくみ足/姿勢不安定/転倒		90（15年後）
	嚥下障害		50（15年後）
	精神症状	症状出現後5～10年	
	不安		55
	自律神経障害	症状出現後5～10年	
	立ちくらみ		15
	流涎		30
	尿意切迫		35
	夜間頻尿		35
	性機能障害		20
	認知機能障害	症状出現後経過とともに増加	
	軽度認知機能障害		35（診断時）
			50（5年後）
	認知症		80（20年後）

（Connolly BS, Lang AE：Pharmacological treatment of Parkinson disease：a review. JAMA 311：1670-1683, 2014 より一部改変）

えられていたが，他の慢性神経疾患よりも合併率が高いことや，PDの発症前からうつ病の頻度が高くなることから，PDの病態によると考えられる．PDで生じる抑うつ症状は，アパシーやアンヘドニアが中心である．アパシーは，うつ病と類似し，意欲の減退や興味の喪失がみられるが，感情が平板化しており，うつ病にみられる抑うつ気分や悲哀感，自責感は目立たず，自殺は少ない．アンヘドニアは，性行為，食事，喫煙，飲酒などの喜びが得られるような刺激からの快楽の消失を基本とし，意欲・自発性の低下，社会性の喪失がみられるものであり，大部分がアパシーと共通する．

　中脳辺縁系や皮質辺縁系へのドパミン作動性神経の変性がアパシーやアンヘドニアを引き起こしているという説や，青斑核のノルエピネフリン作動性神経や背側縫線核のセロトニン作動性神経の減少が抑うつ症状に関与しているという説がある．治療には，選択的セロトニン再取り込み阻害薬（selective serotonin reuptake inhibitor；SSRI）やセロトニン・ノルアドレナリン再取り込み阻害薬（serotonin noradrenaline reuptake inhibitor；SNRI）がしばしば使用されている．三環系抗うつ薬であるノルトリプチリンのPDの抑うつに対しての有効性が二重盲検化試験で認められている．しかしながら，三環系抗うつ薬は，抗コリン作用により錐体外路症状や流涎といった症状を改善させる一方で，副作用としてふらつきや起立性低血圧，便秘をきたしうるた

第5章　神経難病・膠原病　**203**

め，使用しづらい．非麦角系パーキンソン病薬のプラミペキソールが SSRI と同等の抗うつ効果を有しており，PD の抑うつに対する新しい治療法として期待されている．

(2)認知機能障害

　PD では，しばしば認知機能障害を伴い，経過期間とともに認知症の合併率が上昇する．認知症を伴う PD では，思考の緩慢(精神緩慢)が目立ち，言語流暢性の障害がみられる．PD の病理変化の特徴は，中脳黒質など脳幹の神経細胞脱落と，レビー小体である．認知症を伴った PD では，レビー小体が大脳皮質にも広汎にみられ，レビー小体型認知症(dementia with Lewy bodies；DLB)と類似しているため，病理学的には PD と DLB の区別は不可能である．したがって，最近は，DLB は PD に包含された概念となっている．認知症を伴う PD(DLB)では，大脳のアセチルコリンの濃度の低下が認められるため，治療にはリバスチグミンやドネペジル，ガランタミンを用いる．

(3)精神病症状

　精神病症状は，幻想的な景色や動物，人，虫などの幻視が多く，幻聴は少ない．軽症の場合は，病識を有するが，重症になると訂正不能となり，妄想が生じ，日常生活に支障が生じる．精神病症状は，PD の進行と抗パーキンソン病薬による中脳辺縁系ドパミン系の活動亢進の双方が主な原因となる．精神病症状が日常生活に支障をきたす場合は，原因となる抗パーキンソン病薬の減量，中止を考慮する．最後に加えた薬物，抗コリン薬，アマンタジン，モノアミン酸化酵素 B 阻害薬，ドパミンアゴニストの順に徐々に減量，中止し，レボドパの用量と投与回数を抑える．改善がみられない場合は，第二世代抗精神病薬またはチアプリドを低用量で用いる．海外では有効性が高く，錐体外路症状の少ないクロザピンが用いられるが，わが国では登録医師のみの処方であるため，クエチアピンが選択される．

(4)睡眠障害

　PD では睡眠障害も生じ，入眠困難，中途覚醒，早朝覚醒，過眠，睡眠発作，レム睡眠行動異常もみられる．抗パーキンソン病薬は，どの薬剤でも眠気をきたしうるが，特に非麦角系ドパミンアゴニストであるプラミペキソール，ロピニロール，タリペキソールは眠気をきたしやすい．過眠がみられた際は，これらを中止し，麦角系ドパミンアゴニストに切り替える．麦角系ドパミンアゴニストの服用で眠気が出ている場合は減量する．レム睡眠行動異常症の場合は，クロナゼパムが有用である．

(5)その他の精神症状

　頻度は低いが，病的賭博，病的性活動の亢進，強迫的ショッピング，強迫的食欲亢進，バンディング，抗パーキンソン病薬の強迫的使用(dopamine dysregulation syndrome；DDS)といった衝動制御の障害も生じることがあり，若年で PD が発症した

204 第2部 精神症状・心理的問題が生じやすい身体疾患とその病態

男性に多い．バンディングとは，「強く魅了されて行う複雑なステレオタイプな行動」
と定義され，ありふれたものを絶えずいじったり，集めたり，という行動を指す．こ
れらの衝動制御の障害はいずれも抗パーキンソン病薬による影響と考えられている．
DDS の場合にはレボドパを医師の指示以上に服用してしまうため，レボドパを減量
して，それで運動症状が悪化する場合はドパミンアゴニストを増量する．DDS 以外
の衝動制御障害は，ドパミンアゴニストの関与が疑われているため，まずドパミンア
ゴニストの減量がなされる．

多発性硬化症

1 | 概要

　多発性硬化症（multiple sclerosis；MS）は多彩な神経症状が時間的・空間的に，増
悪・寛解を繰り返す疾患である．障害部位は大脳，小脳，脳幹，脊髄など広範で，病
巣にはリンパ球やマクロファージが浸潤し，炎症性機序による脱髄性変化が生じてお
り，その発生部位により種々の臨床症状が出現する．欧米における若年成人の発症が
神経疾患のなかで最も多い疾患で，有病率は人口10万人あたり50〜100人であるが，
わが国では人口10万人あたり8〜9人程度である．MS は，女性にやや多く，発症年
齢は30歳前後をピークに20〜40歳代に最も多くみられる．MS の神経症状は，急性
もしくは亜急性に発症し，主に筋力低下や脱力感，歩行障害，知覚障害，視力障害で
初発することが多い．経過中，錐体路症状や失調症状，企図振戦，眼球振盪，眼球運
動麻痺，構語障害，膀胱直腸障害，けいれん発作などもみられることがある．全経過
の約20％で精神症状が出現するとされるが，精神症状もまた多彩であり，抑うつ，
不安，焦燥，多幸性，易怒性，易刺激性，精神病症状，情動不安定性，人格変化，認
知機能障害，睡眠障害などを呈する．

2 | 多発性硬化症に伴う精神症状

(1)抑うつ

　うつ病の出現率は特に高く，50％以上に合併する．この背景には，遺伝的要因，免
疫学的要因，生活ストレスなどの社会的要因の関与が挙げられるが，MS 自体で生じ
る大脳灰白質の脱髄がうつ症状を引き起こしているとの意見もある．また，治療に用
いられるインターフェロンβ製剤や副腎皮質ステロイドなどの薬剤もうつ症状を悪化
させ，MS により生じるうつ病を複雑化，難治化させている．MS の重症度や罹病期
間とうつ病の発症率の間に相関はなく，うつ病の出現と MS の増悪が関連している
かどうかについては明らかではない．MS に合併するうつ病では自殺が生じやすく，
適切な治療介入が不可欠である．抗うつ薬のなかでもパロキセチンが有用で[2]，認知
行動療法も効果的である[3]．

(2)精神病症状

　精神病症状は，うつ病に比して出現率は低いが，幻聴，幻視，被害妄想，関係妄想，誇大妄想，思考障害，させられ体験，注察感，考想伝播などといった統合失調症で認める症状がみられ，精神病症状を契機に発症した MS では，統合失調症との鑑別が困難になることがある．治療薬として，リスペリドン，オランザピン，クエチアピン，クロザピン，アリピプラゾールなどが報告されているが，確立されていない．認知機能障害として，情報処理速度の低下や，学習記憶障害がそれぞれ 50% 以上の患者で生じる．コリンエステラーゼ阻害薬や認知リハビリテーションが治療に有用である．

全身性エリテマトーデス

1 | 概要

　全身性エリテマトーデス（systemic lupus erythematosus；SLE）は，免疫複合体の組織沈着により起こる全身性炎症性病変を特徴とする自己免疫疾患である．発病率は人口 10 万人あたり 10〜100 人で，20〜30 歳代の若年女性に好発する．全身症状（全身倦怠感，易疲労感，発熱など）のほか，皮膚・粘膜，筋・関節，腎，神経，心血管，肺，消化器，造血器に多彩な症状が出現する．予後不良な疾患とされていたが，10年生存率は，1950 年代の約 60% から比して 2000 年代では約 90% へ上昇している．しかしながら，神経精神障害と腎障害は生存率に悪影響を及ぼすとされている．1999年の米国リウマチ学会（American College of Rheumatology；ACR）の分類基準では，SLE により神経精神症状を伴うものを neuropsychiatric systemic lupus erythematosus（NPSLE）と定義し，中枢神経病変と末梢神経病変に分けている．中枢神経病変は，神経症状とびまん性精神的/精神神経症候に分類され，後者はループス精神病と呼ばれていたものである．精神神経症候は，DSM-Ⅳに準拠し，急性錯乱状態，認知機能障害，精神病性障害，気分障害，不安障害に分類されており，急性錯乱状態はせん妄に相当する．表 2-8 に同分類を用いたメタ解析による NPSLE の出現頻度を示す[4]．NPSLE の出現頻度は，上記メタ解析では 56.3%（95% 信頼区間 42.5〜74.7）であるが，報告によってかなりの幅があり，成人で 14〜80%，小児で 22〜95% である．なかでも，報告間で出現頻度に大きな幅があるのは認知機能障害である．NPSLE による精神症状は，SLE と診断される前にも生じるが，50〜60% は診断後 1 年未満で，活動性が高いときに起きやすい．精神症状は，急性期を過ぎても残存し，回復には数か月を要する．NPSLE の自殺のリスクは高く，SLE の死因の約 6% を自殺が占める．小児の 20% に希死念慮があり，6% が自殺企図し，成人では 8〜34% に希死念慮が生じ，2% に自殺企図を認める．NPSLE に特異的な脳の病理所見は明らかでないが，微細な梗塞や出血などと結びついた血管障害が最もよくみられる．しかし，精神症状を示すものには明らかな病理学的な所見を欠くものもある．病態生理は，単一の病態

206　第2部　精神症状・心理的問題が生じやすい身体疾患とその病態

表2-8　SLEによる神経精神症状（NPSLE）の出現頻度 *

	NPSLE症状	頻度（%）	95%信頼区間
中枢神経病変	神経症状		
	頭痛	28.3	18.2〜44.1
	けいれん	9.9	4.8〜20.5
	脳血管障害	8.0	4.5〜14.3
	運動障害（舞踏病）	0.9	0.3〜 2.7
	脊髄症	0.7	0.2〜 2.3
	脱髄性症候群	NA	NA
	無菌性髄膜炎	NA	NA
	びまん性精神的/精神神経症候（精神症状）		
	気分障害	20.7	11.5〜37.4
	認知機能障害	19.7	10.7〜36.0
	不安障害	6.4	3.0〜13.6
	精神病性障害	4.6	2.4〜 8.8
	急性錯乱状態	3.4	1.1〜10.3
末梢神経病変	多発神経炎	2.3	0.7〜7.8
	脳神経障害	2.2	1.2〜4.1
	単神経炎　単発/多発	0.9	0.3〜2.9
	自律神経障害	NA	NA
	急性炎症性脱髄性多発神経根神経炎	NA	NA
	（ギラン・バレー症候群）		
	重症筋無力症	NA	NA
	神経叢炎	NA	NA

*Random-effects model によるメタ解析
NA：算定不能
(Unterman A, Nolte JE, Boaz M, et al：Neuropsychiatric syndromes in systemic lupus erythematosus：a meta-analysis. Semin Arthritis Rheum 41：1-11, 2011 より一部改変)

生理を基盤としているとは考えにくく，精神症状は自己抗体，免疫複合体，サイトカイン，ケモカインなどに関連した免疫機序が複雑に関与し，ニューロンやグリア細胞などが直接傷害されると推測されている．

2│全身性エリテマトーデスに伴う精神症状

　抑うつ状態は，SLE患者の17〜75%に生じる．抑うつ症状のなかでも易疲労感が最も多く，SLEの症状と密接に関連していると考えられている．易刺激性，心気症状，入眠困難は70%以上に生じ，悲しみは29〜77%に生じる．抑うつ状態の患者のうち10〜34%が希死念慮を有する．精神病症状は，成人患者のうち32%ではSLEの初発時に出現し，小児患者の17%ではSLEと診断される6か月前に出現している．精神病症状としては，幻視，幻聴が多く，幻触や妄想を認めることもあり，統合失調症との鑑別が重要となる．

　SLEに伴う神経精神症状の原因としては，約80%はNPSLEによるものであるが，そのほか抗リン脂質抗体症候群や壊死性血管炎，合併症によるものとして，感染性髄膜炎，ステロイド精神病，脳血管障害，尿毒症などが挙げられる．なかでも，ステロ

イド精神病との鑑別はしばしば問題になる．神経精神症状のない SLE 患者に対して，ステロイドを開始した後に精神症状が出現した際，必ずしもステロイド精神病とは診断できない．NPSLE は，ステロイド開始または，増量後に顕在化することがあり，まずは，潜在的な NPSLE がステロイドによって顕在化したことを前提とした治療を考慮すべきである．よって，原疾患の治療を優先し，対症療法的に向精神薬を投与する．抗うつ薬としてパロキセチンやセルトラリン，抗精神病薬として，リスペリドン，オランザピン，クエチアピン，アリピプラゾール，気分安定薬としてリチウム，バルプロ酸などが報告されているが，エビデンスは十分ではない．系統的レビューおよびメタ解析では，心理的介入が，不安，抑うつ，ストレス，SLE 疾患活動性の軽減に効果があるとしている[5]．

身体科医との連携を

　神経難病および膠原病のうち，パーキンソン病，多発性硬化症，全身性エリテマトーデスに関して概説した．これらの疾患により生じる精神症状を適切に診断，治療するためには，各疾患の病態や治療に用いる薬剤の特性を理解したうえで，原疾患の活動性など内科的な状態に注意を払い，適切に身体科医と連携することが重要である．

● 文献
1) Connolly BS, Lang AE：Pharmacological treatment of Parkinson disease：a review. JAMA 311：1670-1683, 2014
2) Koch MW, Glazenborg A, Uyttenboogaart M, et al：Pharmacologic treatment of depression in multiple sclerosis. Cochrane Database Syst Rev：CD007295, 2011
3) Hind D, Cotter J, Thake A, et al：Cognitive behavioural therapy for the treatment of depression in people with multiple sclerosis：a systematic review and meta-analysis. BMC Psychiatry 14：15, 2014
4) Unterman A, Nolte JE, Boaz M, et al：Neuropsychiatric syndromes in systemic lupus erythematosus：a meta-analysis. Semin Arthritis Rheum 41：1-11, 2011
5) Zhang J, Wei W, Wang CM：Effects of psychological interventions for patients with systemic lupus erythematosus：a systematic review and meta-analysis. Lupus 21：1077-1087, 2012

（杉田篤子）

第**6**章

HIV 感染症

HIV と AIDS

　HIV とは human immunodeficiency virus（ヒト免疫不全ウイルス）の略称であり，このウイルスが体内に感染した状態を HIV 感染症という．一方で AIDS とは acquired immunodeficiency syndrome（後天性免疫不全症候群）の略称である．これは HIV 感染症により免疫力が低下し，日和見疾患（わが国では厚生労働省が 23 の疾患を定めている）を発病した状態のことを指す．国内で，2013 年 1 月 1 日から同年 12 月 31 日までの 1 年間に報告があった新規 HIV 感染症患者数は 1,106 人であり，新規 AIDS 患者数は 484 人であった．後述するが，この 484 人というのが問題であり，これは新規に HIV 感染が判明した時点ですでに AIDS を発症していた患者数である．新規 HIV 患者の数は近年横ばい傾向にあるが，治療薬が進歩し，早期に死に至る疾患ではなくなってきたため，累積患者数は右肩上がりである．そのため HIV 感染は慢性疾患の 1 つとして位置づけられるようになってきている．すなわち患者はその疾患に向き合い，その疾患とともに生きていくことが要請されるようになってきた．

　「向き合ってともに生きる」─慢性疾患に対する心構えを説くときにいつも使われるフレーズである．書くのは簡単であるが，実践するとなるとかなり厳しい．HIV 感染者は，個人の元来の性格傾向，感染の告知，病気に対する社会的偏見，長期にわたる療養生活など，さまざまなストレス因子に常にさらされ，精神的な動揺をきたしやすい．自暴自棄となり衝動的で見境のない性交渉にはしったり，服薬アドヒアランスも低下して AIDS を発症してしまうケースも少なからずみられる．国内の研究レポートによれば，新規 HIV 感染者の 9 割に何らかのメンタルヘルス不調がみられるという報告もあり[1]，精神科医が治療チームの一員に加わることのニーズは非常に高いことがお分かりいただけよう．

　本章では HIV 感染者に対する精神科診療の現状を概観し，どのような対応が求められているのかについて考えてみたい．

HIV 感染症治療の歴史と課題

　HIV 感染症は 1990 年代までは致死的疾患であった．HIV に感染すると数年の潜伏

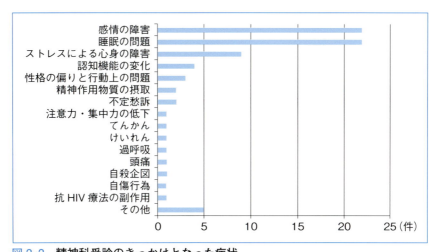

図 2-2　精神科受診のきっかけとなった症状
〔厚生労働科学研究費補助金エイズ対策研究事業：HIV 感染症と精神疾患ハンドブック―HIV 感染症患者のメンタルヘルスケアに携わる医療関係者のために　第 2 版．HIV 感染症及びその合併症の課題を克服する研究班，2014（http://www.haart-support.jp/pdf/h26_mental_health_v2.pdf）より〕

期を経て AIDS を発症し，その後 1〜2 年で死亡するという経過である．しかし現在では，有効な薬物治療が開発され，HIV に感染しても AIDS を発症しにくい状況になってきている．仮に 25 歳で HIV に感染したとしても，以前までは平均余命が 7 年だったものが，今では 40 年ほどに延びている．しかし，このような事実から，HIV に感染しても大丈夫だと安易に解釈してはならない．よりよい予後を手に入れるためには HIV キャリアの時期に治療を開始することが望ましいが，前述したように新規にキャリアであることが判明した感染者の約 30％ はすでにその時点で AIDS を発症しているのがわが国の現状である．したがって AIDS 発症前の早期の段階で HIV 感染を発見することが非常に重要となることが理解されよう．今のところ HIV 感染を発見するための唯一の手段は HIV 検査を受けることのみである．国民に対して HIV 感染についての啓発活動をしっかりと行っていくことが肝要になってくると思われる．

HIV 感染と精神医学的介入

わが国の HIV 診療拠点病院 6 施設が参加して行われた疫学調査によると[1]，2005 年 4 月から 2006 年 3 月の 1 年間に各診療施設に新規に通院し始めた HIV 感染症患者 462 人のうち，44 人（9.5％）が 3 年以内に精神科受診に至っていることが報告されている．そのときの主訴は図 2-2 のようになっていた．この 44 人の約 9 割は HIV 感染症の治療施設に併設されている精神科を受診していたが，残りの 1 割はそれ以外の精神科での通院がみられていた．また，この 44 人のうち，4 人（9.1％）は精神科での入院治療が必要になった．精神科入院が必要となった患者のうち，1 人（25％）は HIV

感染症の治療施設内にある精神科に入院となっていたが，残りの3人(75%)は外部の精神科病院に入院となっていた．

　また，2011年に国内で行われた疫学調査では以下のような結果が報告されている．この調査はクリニックや総合病院精神あるいは単科精神科病院を対象にHIV感染症患者の診療経験を問うものであった(対象6,376施設，回答1,255施設)．結果として，回答があった施設に勤務する医師のうち，その11.9%はこれまでにHIV感染症を合併した患者の治療歴を有していることがわかった．また関わるきっかけとしては，かかりつけだった患者がHIV陽性であると判明するケースが多いことも明らかとなった[1]．

　欧米の研究報告では，精神症状あるいは薬物依存の治療を求めて来院した1,061人の患者に対してHIV検査を施行したところ，51人(4.8%)で陽性反応が出現した．米国のジェネラルポピュレーションの感染率は約0.3%であるので，その16倍の感染率ということになる．また，この51人のうち，13人(25%)はこのときの検査によってはじめて自分がHIVに感染していることを知ったと記載されている．このような疫学調査から精神疾患を有していることはHIV感染のリスク因子となること，HIV感染を合併した患者の治療介入は，精神科医にとって他人事ではなく身近なものであることなどが示唆されよう[2]．

精神科医が患者のHIV感染を知ったとき

　「先生，この前HIV検査を受けたら陽性だったんです」

　診察室で自分の担当患者からこのように打ち明けられた精神科医は，実際どのような対処をとるべきなのであろうか．患者はかなり動揺し混乱している可能性があり，メンタルヘルスに対する介入が不十分であれば，HIV感染症の治療導入に支障をきたすかもしれない．ともすれば自暴自棄となり，さまざまな逸脱行為に及ぶリスクも高いため，患者の精神的動揺を受け止め，しっかりとサポートする必要がある．そのような一連の流れのなかでHIV感染症そのものに対する治療導入を図っていくことがよいかもしれない．HIV感染症を未治療で放置すると，動脈硬化疾患など，免疫不全とは直接関係しない合併症が増加することが知られている．また，早期に薬物治療を行い血中ウイルス量を十分に抑制すると，未感染の性的パートナーへのHIV感染が抑制されることも報告されている．そのため，HIV感染を告げられた医師はAIDS診療拠点病院に情報提供し，早期に患者を紹介するべきであろう．わが国では表2-9に示すように国内を8つのブロックに分けて，それぞれにブロック拠点病院を配置している．これらブロック拠点病院を中心として，中核拠点病院(ブロック拠点病院を兼ねている場合あり)あるいは拠点病院が他に整備されている．自分が勤務する医療施設のあるエリアで，どの病院がAIDS診療拠点病院となっているのかは把握しておく必要があるだろう(表にはブロック拠点病院のみ記載し，各都道府県に整備されている中核拠点病院あるいは拠点病院は記していない)．

表2-9 8つのブロックと拠点病院

ブロック	都道府県	ブロック拠点病院
北海道	北海道	北海道大学附属病院/札幌医科大学附属病院/旭川医科大学附属病院
東北	青森県/岩手県/宮城県/秋田県/山形県/福島県	国立病院機構仙台医療センター
関東甲信越	茨城県/栃木県/群馬県/埼玉県/千葉県/東京都/神奈川県/山梨県/長野県/新潟県	新潟大学医歯学総合病院/新潟市民病院/新潟県立新発田病院
北陸	富山県/石川県/福井県	石川県立中央病院
東海	岐阜県/静岡県/愛知県/三重県	国立病院機構名古屋医療センター
近畿	滋賀県/京都府/大阪府/兵庫県/奈良県/和歌山県	国立病院機構大阪医療センター
中国/四国	鳥取県/島根県/岡山県/広島県/山口県/徳島県/香川県/愛媛県/高知県	広島市立広島市民病院/広島県立広島病院/広島大学病院
九州	福岡県/佐賀県/長崎県/熊本県/大分県/宮崎県/鹿児島県/沖縄県	国立病院機構九州医療センター

HIV感染者に対して行われている内科的治療

　HIV感染者がどのような内科的治療を受けていて，そのなかでどんな困難が生じやすいのかといった事実を知らずして，適切な精神的サポートは提供できない．では，HIV感染者にはどのような内科的ケアが行われているのだろうか．

　内科的治療の目的は，薬物治療を行うことで血中のHIV量を抑制し，体の免疫力を維持させることである．以前まではHIV感染が判明しても，CD4陽性Tリンパ球数が $200/\mu L$ 以下になってから治療を開始するという考え方であったが，最近は早期治療による利点が明らかになってきており，すべてのHIV感染者に対して薬物治療が推薦されるようになってきている．薬物治療は抗HIV薬を3〜4種類組み合わせて行う強力な抗ウイルス療法（highly active anti-retroviral therapy；HAART）が主流となっている．抗HIV薬は大別すると，①核酸系逆転写酵素阻害薬，②非核酸系逆転写酵素阻害薬，③プロテアーゼ阻害薬，④インテグラーゼ阻害薬，⑤侵入阻害薬，の5つに分類される．これらが組み合わされて処方されることになる．こういった薬剤の早期投与は予後を改善させるものの，一方で患者は長期にわたり副作用と向き合わなければならなくなる．副作用以外でも何らかの原因で患者の気持ちがすさみ，自分の病気に向き合えなくなるときが来るかもしれない．そうすると問題となってくるのは服薬アドヒアランスである．HIVの薬物治療ではアドヒアランスがわずかに低下するだけで，治療成績に大きな悪影響を及ぼすことが知られている．アドヒアランスの低下はウイルスが耐性を獲得してしまうことにつながり，これに対処するために治療の組み合わせを変える必要性が生じてくる．治療の組み合わせを変えつつ，発症を抑えるのが薬物治療の目的であり，頻繁な組み合わせの変更は将来の治療選択の幅

212　第2部　精神症状・心理的問題が生じやすい身体疾患とその病態

を狭めることになるため，できるだけ避ける必要がある．アドヒアランスの低下を最小減に抑えることは医療チームの大事な目標になるであろう[3]．

● HIV 感染と精神科医療

　　国内で行われた HIV 感染者に対する質問調査によると[4]，回答者913人のうち，メンタルヘルスに関する相談をした経験があるものは41.7%であった．また，この1年間で，精神科あるいは心療内科を受診したものの割合は24.9%，精神科関連の薬剤使用があった人の割合は，睡眠導入剤・睡眠剤32.3%，抗不安薬・精神安定剤17.7%，抗うつ薬13.8%であった．HIV 感染者の生きづらさはどんなところにあるのだろうか[4]．

1 ｜ 外的スティグマ

　　前述した調査によると「私が HIV 陽性であることを知っている人が周囲に誰ひとりいない状況が日常生活では多い」という人は，913人中609人(66.7%)，「HIV 陽性であることを誰かに打ち明けるのは危険である」と思っている人は743人(81.4%)であった．また，「HIV 陽性であることを雇い主や上司に知られると職を失うと思う」では574人(62.9%)が，「一般に人々は，HIV 陽性者であることを知ると拒絶するものである」では742人(81.3%)がそうであると回答している．かなりの人が HIV 感染を知られることに対する不安感，恐怖感を抱いていることが示唆される．HIV 感染者が実際に経験したことについては「HIV 陽性と他の人に打ち明けたものの，言わなければよかったと思うことばかりであった」では425人(46.5%)が，「私が HIV 陽性であることを知ったとたんに，物理的に距離をおかれたことがあった」では394人(43.2%)がそうである回答しており，ネガティブな実体験が約半数の人に存在していることが示唆された．

2 ｜ 内的スティグマ

　　「HIV に感染していることは恥ずかしいことである」に対し，そうであるとの回答は913人中440人(48.2%)であり，そうでないは220人(24.1%)であった．「HIV 陽性であることを周囲に知られないように頑張っている」については，そうであるとの回答は578人(63.3%)，そうでないは176人(19.3%)であった．また「ほかの人とHIV を話題にするときにウソをついている」についてはそうであるとの回答は517人(56.6%)，そうでないは175人(19.2%)であった．6割程度の人は，HIV 陽性であることで周囲との付き合いに関して，緊張したり，嘘をついたりしなければならない状況に陥っていることが分かった．また「HIV 陽性であることで，ほかの人とセックスしたり恋愛関係になったりすることを避けている」については，そうであるが487人

（53.3％），そうではないが 244 人（26.7％）であり，半数以上が自主的に規制していた．全体的には，思い通りの生活は楽しめず，抑制的で，気づかいの多い，肩の張る環境下での暮らしを余儀なくされている印象であった．

3 | アディクションと薬物使用

　HIV 感染者のなかで医師に何らかのアディクションがあると診断されている人は 913 人中 85 人（9.3％）であった．診断されたアディクションのなかには，ニコチン依存 32 人（3.5％），薬物依存 20 人（2.2％），アルコール依存 10 人（1.1％），買い物依存 7 人（0.8％），性依存 6 人（0.7％），摂食障害 5 人（0.5％）が含まれていた．これらを重複して発症している状況は，2 つが 11 人，3 つが 1 人，6 つが 1 人でほかは単独であった．また，過去 1 年間に，危険ドラッグ，ラッシュなどの亜硝酸アミル系，覚せい剤，5-Meo-DIPT，大麻，MDMA，LSD，マジックマッシュルーム，ヘロイン，コカイン，有機溶剤，エアダスター・スプレー・ガス，医療用医薬品（リタリン®・ケタラール®）のうちいずれかを使用したことがある者は 285 人（31.2％）であった．

4 | 抗 HIV 薬と他剤との薬物相互作用

　HAART において相互作用を考慮することが必要な理由は，HAART における key drug である非核酸系逆転写酵素阻害薬とプロテアーゼ阻害薬の代謝が肝臓に存在するチトクローム P-450（CYP）に関連するからである．プロテアーゼ阻害薬のリトナビルなどは強力な CYP 阻害作用を有しており，この特徴が利用され，併用する他のプロテアーゼ阻害薬の血中濃度を上昇させるためにレジメに加えられているほどである．したがって，通常服用する HAART の組み合わせでは，CYP が必ず関与し，HAART 薬剤自身や他の併用薬に影響を与えると思っていたほうがよい．ベンゾジアゼピン系薬剤，抗うつ薬，抗精神病薬などは CYP で代謝を受けるため，HAART に組み込まれる薬剤によっては禁忌や併用注意となるものもある．慎重な処方態度が必要である[5]．

5 | 治療薬によって引き起こされる精神障害

　抗 HIV 薬やステロイド，抗結核薬のイソニアジド，抗腫瘍薬のビンクリスチンなどはうつ状態を引き起こすことが知られている．一方，HIV 感染合併疾患に用いられるステロイドやサイトメガロウイルス治療薬のガンシクロビル，抗腫瘍薬のプロカルバジンなどは薬剤性の躁状態を引き起こす可能性がある．ほかにも抗 HIV 薬・ステロイド，ヘルペスウイルス治療薬のアシクロビル，抗腫瘍薬の多くは幻覚・妄想などの精神病性障害を引き起こすこともある[1]．原因薬剤を他剤へ変更できれば，それに越したことはないが，実際のところそれは容易なことではない．そのため，基本的

214 第2部 精神症状・心理的問題が生じやすい身体疾患とその病態

には対症療法として精神症状に合わせた向精神薬を使用することになる．向精神薬内服継続は原因薬剤の内服期間に合わせて決めていき，可能な限り必要最小量で投与することが望ましい．

6 | HIV 関連神経認知障害

HIV 関連神経認知障害（HIV-associated neurocognitive disorders；HAND）の初期像としては，注意・集中低下・意欲低下などがあり，うつ病と診断され加療されているケースもある．進行期には記銘力障害・見当識障害・認知機能低下を認め，精神病症状を呈するケースもある．HAART 療法導入前は急速に進行し，重症な場合，予後半年程度といったきわめて重篤な合併症であった[6,7]．現在では重症化例は少なく，無症候性・軽症例を含め HIV 感染者の半分程度の頻度となっている．他科からは，抑うつ・意欲低下などでうつ病，見当識障害・認知機能低下で認知症，入院中なら精神病性症状でせん妄を疑われリエゾン依頼がみられる．HIV 検査がされている場合には依頼のあった症状に対しての治療介入でよいが，HIV 検査が行われていない場合には HAND を念頭において診断をつけていかなければならない．HAND の治療法は抗 HIV 薬で体内・特に脳内の HIV 量を減少させることのみである．そのためにも HIV 感染の早期発見・治療が重要になってくる．

● HIV 感染者に対するサポートのあり方

HIV 感染症治療を受けている患者のうち，その 20〜30% 程度が精神科を併診している．新規の HIV 感染者数は横ばいであるが，治療薬の進歩により予後が飛躍的に良好となったため，累積患者数は右肩上がりである．それゆえ，精神科受診が必要となる HIV 感染症患者は増加していくことが予測される．地理的事情やその他さまざまな理由により拠点病院での治療継続が困難で，地元での加療が必要となるケースも増えてくるかもしれない．その場合，当然精神科介入も地域での対応が必要となる．このような事情も関係して HIV 感染者のメンタルヘルスをサポートするという診療行為は特別なことではなくなっていくであろう．これまで一度も HIV 感染者のメンタルヘルスに対して治療介入をしたことがない先生方もいるかもしれないが，そんなに身構える必要はない．他科の医師と連携し，福祉関係者とやりとりをし，必要があれば職場の産業医と情報交換する．ケースワーカーも動員し，医療チームが円滑に動くように行動すればよい．これこそ，まさに精神科医が日々の診療で実践していることそのものであり，この行動こそが他科の主治医のサポートとなり，患者の療養生活に希望を与える一助になると信じている．

●文献

1) 厚生労働科学研究費補助金エイズ対策研究事業：HIV 感染症と精神疾患ハンドブック—HIV 感染症患者のメンタルヘルスケアに携わる医療関係者のために 第 2 版．HIV 感染症及びその合併症の課題を克服する研究班，2014
   http://www.haart-support.jp/pdf/h26_mental_health_v2.pdf
2) Blank MB, Himelhoch SS, Balaji AB, et al：A multisite study of the prevalence of HIV with rapid testing in mental health settings. Am J Public Health 104：2377-2384, 2014
3) 平成 25 年度厚生労働科学研究費補助金エイズ対策研究事業：抗 HIV 治療ガイドライン 2014 年 3 月．HIV 感染症及びその合併症の課題を克服する研究班，2014
4) 平成 24 年度日本学術振興会科学研究費助成事業基盤研究(B)2012 年度「HIV 陽性者のヘルス・プロモーション支援に向けた当事者参加型調査研究(研究代表者：井上洋士)：HIV Futures Japan プロジェクト
   http://futures-japan.jp/about/
5) 増田純一：抗 HIV 薬の特徴と注意すべきポイント．月刊薬事 54：1420-1426, 2012
6) 松本俊彦：HIV 感染症治療における HAND と精神疾患—精神疾患と薬物依存．HIV Body and Mind 2：41-46, 2013
7) 岸田修二：エイズ脳症．精神科治療学 24：1329-1334, 2009

（高橋一志）

第 **3** 部

精神症状・心理的問題が
生じやすい身体疾患治療薬

第1章

精神症状を呈しやすい薬剤

　身体疾患の治療のために用いた薬剤の副作用として，精神症状や心理的問題が生じることがあり，それは一般に「薬剤性精神障害」と呼ばれる．その症状は，不眠，不安，焦燥，抑うつ状態，躁状態，幻覚妄想状態，せん妄，見当識障害，認知機能障害などと多様であり，時間の経過に伴い変化したり，身体疾患の影響を受けて重畳したりする．一般的に精神障害を診断する際には，このような薬剤性精神障害を含む外因性精神障害を最初に鑑別する必要がある．しかし，これらの精神症状が薬剤による副作用として認識されずに見逃されることがある．薬剤性精神障害を疑うためには，精神症状を呈しやすい薬剤や生じやすい精神症状をあらかじめ知っておくことが重要である．

　本章では，薬剤性精神障害に関して概説し，重要な薬剤としてインターフェロン，副腎皮質ステロイド，その他のホルモン薬，抗コリン薬，H_2阻害薬を中心に述べる．

● 薬剤性精神障害とは

　薬剤性精神障害[1]は，前述のように外因性精神障害の1つである．外因性精神障害は歴史的に，Schneider により意識混濁が主要な症状である急性型と，認知症や人格崩壊がみられる慢性型に分類され，後に Wieck により，Schneider のいう急性型と慢性型との間には意識混濁や認知症，人格崩壊の概念ではとらえられない移行型である通過症候群があるとされた．この症候群は，意識障害がなく，可逆的で回復可能であることが特徴である．すなわち，情動変化をきたす程度の軽度なものから，自発性欠如，記憶障害，幻覚，妄想をきたす中等度のもの，発動性欠如をきたす重度のものまで含まれた概念である．したがって，実際の臨床では，経過を振り返ったときにさまざまな精神症状は通過症候群を呈していたと解釈されるのが一般的であろう．意識障害は軽度から最重度に至る連続的なものであるため，通過症候群は"意識障害を除く"と定義されているものの，その背景にはわずかな覚醒度や認知機能の低下を含むことになる．どのような薬剤でもきわめて大量に摂取すると何らかの意識障害を起こすが，臨床上よくみられる薬剤性精神障害は，通過症候群の概念で，一過性の軽い健忘や情動不安定などがみられる．重症で慢性の場合は，非可逆性の認知症に至る場合もある．

第1章　精神症状を呈しやすい薬剤　　**219**

　薬剤性精神障害を診断する際には，投薬後の時間経過と精神症状に注目し，薬剤の開始，用量の変更，中止と，精神症状の出現，増悪，軽快，消失などが時間的に対応しているかを追う．投与直後に精神症状が出現，減量により精神症状が軽快，投与の中止で精神症状が消退するというように用量の増減と精神症状の増悪・軽快の時期が一致している場合は，比較的簡単に診断できる．しかし，時に投薬の時期と必ずしも一致しない例もあり，判断に迷うこともある．薬剤性精神疾患には，種々の症状があり，特異的にみられる精神症状はないが，最も生じやすいのは，抑うつ状態で，次いでせん妄である．

　薬物による抑うつ状態は，内因性うつ病に比して，抑うつ気分が目立たず，ぼんやりした感じで過ごし倦怠感，意欲低下，自発性低下を示す精神運動制止が生じる．さらに経過中に，情動易変，情動不安定をきたし，衝動性，攻撃性が出現するなど症状の動揺性がみられやすい．

　せん妄の発症に関連する要因として，準備因子(高齢，器質性脳疾患など)，誘発因子(環境の変化，過剰刺激，騒音，不適切な照明による睡眠妨害，心理的・身体的ストレスなど)，直接因子(薬剤，中枢神経疾患，代謝性疾患，内分泌疾患など)がある．せん妄の多くは夜間に悪化するパターンの日内変動を示すのが特徴で，意識の変容を認め，幻覚(特に幻視)，妄想，錯乱，興奮，徘徊，見当識障害などを示す．わが国におけるせん妄の発症因は，薬剤性(42%)，術後(35%)，代謝性障害(21%)，感染症(10%)の順で多い[2]．よって，リエゾンの現場では，せん妄が生じた際に，身体的，環境的な問題だけでなく，せん妄を引き起こしやすい薬剤が投与されていないかに着目し，それらの薬剤を中止または，他剤へ変更するだけでも改善が期待できる．

　薬剤性精神障害をきたしうる薬剤を**表 3-1** にまとめたが，特に重要な薬剤は，精神症状の発現頻度の高い薬剤と，精神症状の発現頻度はあまり高くないが使用頻度が高いために精神症伏の発現が多くみられる薬剤である．前者には，インターフェロン製剤，副腎皮質ステロイド，抗コリン薬などが含まれ，後者には，H₂阻害薬，β遮断薬などが含まれている．

● インターフェロン

1 | 概要

　インターフェロン(interferon；IFN)[1,3]は，ウイルス感染に誘発されて宿主細胞が産生するウイルス増殖抑制蛋白である．治療薬としては，IFNα，IFNβ，IFNγ が用いられる．IFNα には IFNα-2a，α-2b のほか，全13種のサブタイプがある．従来のIFN 製剤は血中半減期が短く頻回の注射が必要であったが，組換え型の IFNα-2a，IFNα-2b にポリエチレングリコール(polyethyleneglycol；PEG)を結合させ吸収・代謝を緩徐にして血中半減期を長くした PEG-IFN が開発され，週1回の投与でよくなった．

220 第3部　精神症状・心理的問題が生じやすい身体疾患治療薬

表 3-1　精神症状を生じうる薬剤

神経系薬	抗うつ薬	特に三環系抗うつ薬，SSRI
	抗精神病薬	特にフェノチアジン系薬
	抗不安・睡眠薬	ベンゾジアゼピン系薬，バルビタール系薬
	抗てんかん薬	フェノバルビタール，フェニトイン，ゾニサミド，カルバマゼピン，トピラマート，レベチラセタム，ラモトリギンなど
	躁病治療薬	炭酸リチウム
	抗認知症薬	ドネペジル
	抗パーキンソン病薬	抗コリン薬(トリヘキシフェニジル，ビペリデンなど)
		レボドパ製剤
		ドパミン放出促進薬(アマンタジンなど)
		ドパミン受容体刺激薬(カベルゴリン，ブロモクリプチンなど)
	抗酒薬	ジスルフィラム
	全身麻酔薬	プロポフォール，ケタミンなど
循環器用薬	降圧薬	メチルドパ
		中枢性 α_2 受容体刺激薬(クロニジン)
		β 阻害薬(特にプロプラノロール)
		カルシウム拮抗薬(ベラパミル)
	強心配糖体	ジギタリス
	抗不整脈薬	特にリドカイン
	利尿薬	アセタゾラミド，スピロノラクトン
消化器用薬	H₂阻害薬	シメチジン，ラニチジン，ファモチジン，ラフチジン，ロキサチジン，ニザチジン
	D₂遮断薬	スルピリド
	ビスマス製薬	
	アルミニウムゲル	
呼吸器用薬	気管支拡張薬	テオフィリンなど
	鎮咳薬	リン酸ジヒドロコデイン，エフェドリン，フェニルプロパノラミンなど
鎮痛薬	オピオイド	モルヒネ，ペンタゾシンなど
	非ステロイド性消炎鎮痛薬	アスピリン，インドメタシン，イブプロフェンなど
インターフェロン製剤	インターフェロン α，インターフェロン β，インターフェロン γ	
ホルモン製剤	副腎皮質ステロイド	
	副腎皮質刺激ホルモン	
	甲状腺ホルモン	
	経口避妊薬	
	性腺刺激ホルモン放出ホルモン	
	蛋白同化ホルモン	
抗結核薬	イソニアジド，リファンピシン，エタンブトール，エチオナミド・プロチオナミド，サイクロセリン	
サルファ剤	ST 合剤	
抗原虫薬	キニーネ	
抗ウイルス薬	アシクロビル，オセルタミビル，ガンシクロビル，バルガンシクロビル，リバビリンなど	
抗菌薬	抗生物質	アジスロマイシン，イミペネム，クラリスロマイシン，ゲンタマイシン，セファゾリン，トブラマイシン，メロペネムなど
	合成抗菌薬	オフロキサシン，ガチフロキサシン，シプロフロキサシン，リネゾリド，メシル酸パズフロキサシンなど
抗真菌薬	アムホテリシン B，イトラコナゾール，フルコナゾールなど	

(つづく)

表 3-1　精神症状を生じうる薬剤（つづき）

抗ヒスタミン薬（H₁阻害薬）		クレマスチン，ジフェンヒドラミン，プロメタジンなど
抗がん剤	分子標的薬	イマチニブ，ゲムツズマブオゾガマイシン，トラスツズマブ，トレチノイン，ベバシズマブ，ボルテゾミブ
	DNA アルキル化薬	イホスファミド，シクロホスファミド，テモゾロミド，ブスルファン
	代謝阻害薬	カペシタビン，カルモフール，ゲムシタビン，シタラビン，テガフール，フルオロウラシル，フルダラビン，ペントスタチン，メトトレキセート
	アルカロイド薬	イリノテカン，エトポシド，ドセタキセル，パクリタキセル，ビノレルビン，ビンデシン，ビンブラスチン
	抗がん抗菌薬	アクチノマイシン D，エピルビシン
	プラチナ製剤	オキサリプラチン，カルボプラチン，シスプラチン，ネダプラチン

　IFNα は，B 型肝炎，C 型肝炎のほか，腎がん，多発性骨髄腫，慢性骨髄性白血病，ヘアリー細胞白血病，亜急性硬化性全脳炎，HTLV-1 脊髄症にも使用され，IFNα-2b は，B 型肝炎，C 型肝炎，PEG-IFNα2a や PEG-IFNα2b は C 型肝炎，IFNβ は，B 型肝炎，C 型肝炎のほか，膠芽腫，髄芽腫，星細胞腫，悪性黒色腫，亜急性硬化性全脳炎に適応がある．1992 年に C 型肝炎に対する IFN 療法がわが国で承認されて以来，IFN＋リバビリン併用療法，PEG-IFN＋リバビリン併用療法，第一世代プロテアーゼ阻害薬＋PEG-IFN＋リバビリン併用療法などが承認され，IFN を使用する機会は多い．

　IFN の投与初期には，発熱，悪寒，頭痛，全身倦怠感，食思不振，筋肉痛，関節痛などのインフルエンザ様の症状がしばしば認められ，中長期的に持続することがある．これらが，精神症状の発症のきっかけになることもある．IFNα では，抑うつ状態が，肝炎治療中断の最大の原因とされている．IFN 自体が，倦怠感や疲労感，甲状腺機能異常や血球異常を起こしたりもする．

2 ┃ インターフェロンによる精神症状

　最も多いのが抑うつ状態で，次いで多いのがせん妄である．他にも症状は非常に多彩で，不眠，不安，焦燥感，躁状態，攻撃性，幻覚妄想状態，傾眠，昏睡などの意識障害も報告されている．IFN による抑うつ状態は，不安焦燥型と精神運動静止型の 2 群に分けられる．前者は，不安，焦燥感が強く，時に攻撃性，衝動性を伴い，後者は，意欲，活動性，自発性の低下，興味の喪失を認める．近年，IFN による抑うつ状態の特徴として，純粋な抑うつ状態というよりは，抑うつに焦燥や敵意，易怒性が加わった抑うつと躁の混合状態が多いと報告されている．精神症状の出現頻度は，報告により基準が異なるためばらつきがあるが，IFN 中止や向精神薬投与など何らかの対処が必要な中等症以上の精神症状は 5〜10 数 %，対処が必要ない程度の軽度の

精神症状は約30%にみられる．精神症状の発症時期は，せん妄は投与直後から急激に生じることが多いが，Udinaら[4]の報告によると，うつ病を新たに発症するピークはIFN開始後4～12週である．なお，24週以降の発症は減少するが，48週まで累積発症率は上昇し続ける．IFNによる精神症状発症の危険因子として，高用量，高齢，低い教育歴，脳器質性疾患，精神疾患既往歴，薬物乱用歴，現在の精神疾患への罹患，IFN開始前の抑うつ，不眠傾向，疾患に対する不安の強さが挙げられる．併用するリバビリンが高用量であった場合，抑うつ症状の出現頻度が有意に増加する．

3 | 治療

治療は，IFNの減量・中止が基本で，自殺念慮もしくは自殺企図，抗うつ薬治療の奏効しないうつ状態，躁状態，幻覚妄想状態，せん妄などが生じた場合は中止すべきである．軽症の抑うつの場合，IFNの減量や薬剤投与で治療を継続できる例が多い．IFN 300万単位/日の場合，軽い抑うつはあったが，IFNを中止するほどの者はいなかったとの報告もある[5]．選択的セロトニン再取り込み阻害薬(selective serotonin reuptake inhibitor；SSRI)やセロトニン・ノルアドレナリン再取り込み阻害薬(serotonin noradrenaline reuptake inhibitor；SNRI)などの使用も有用である．ミルナシプランは肝臓のミクロゾーム代謝経路を経由しないので，特に肝炎の患者に有用である可能性がある．不安や焦燥に対しては肝臓への負担が少ないとされるロラゼパム，不眠にはロルメタゼパムが推奨される．IFNによる精神症状は一般的にIFNを中止して数日～10日ほどで消退するが，IFN中止後も精神症状が1か月以上持続することもある．特に精神病症状や意識障害を示した例では，症状が遷延することがある．Sarkarら[6]のメタ解析によると，SSRIを前投与することにより抑うつを予防できるとされている．

臨床の場において，上記のように治療を決定するためには，主治医と原疾患治療による予後予測やIFNの投与量の変更なども含め十分協議し，連携することが大切である．また，治療開始前に，精神症状の出現リスクが高い患者に対して，併診を依頼されることも多い．患者は原疾患が悪化するのではないかという不安を常に抱えていることもあり，受容的・支持的な態度で接し，IFN投与に際しては，十分なインフォームド・コンセントのもと，精神症状を注意深く観察する．IFN治療中は，生活上の重大な決定は避け，仕事などの身体的，心理的負荷を軽減することをアドバイスする．不眠や焦燥感が，抑うつに先行して出現するので，患者が気軽に相談できる環境を作ることが重要である．さらに，抑うつ症状や希死念慮，入院中の無断外泊や飲酒といった衝動的行為，激昂，投げやりな態度などが生じた際には，すみやかに連絡してもらうよう主治医へ依頼しておくことも必要である．

第1章　精神症状を呈しやすい薬剤　　223

ホルモン薬

Bleuler は，すべての内分泌疾患に普遍的にみられる精神症状を「内分泌精神症候群」と名づけ，①全般的発動性の亢進(不穏，興奮，衝動行為)または低下(不活発，無関心，遅鈍)，②基調気分の変化(抑うつ気分，多幸，不快気分，無気力，不安，焦燥，刺激性など)，③基本的欲動の亢進または低下(食欲や性欲，渇き・温冷に対する感受性の変化，攻撃性など)，④生体の周期性の異常(睡眠覚醒サイクルや月経周期などの変化)，が特徴であるとした．さらに，それぞれの内分泌疾患や内分泌器官に特有なもの，その機能状態に対応した症状はないと考えた．こうした考え方は，ホルモン薬による副作用をみるうえでも役に立つ．

1 │ 副腎皮質ステロイド

副腎皮質ステロイド(以下ステロイド)[7]は，膠原病，アレルギー疾患，喘息，皮膚疾患，悪性腫瘍，種々の炎症性疾患などさまざまな疾患の治療に用いられている．ステロイドの効果は絶大である反面，副作用として精神症状が生じることもよくあり，「ステロイド精神病」と呼ばれている．ステロイド精神病は，副腎皮質ステロイドを使用することにより生じる精神障害で，報告によってばらつきがあるが，ステロイド使用患者の 2～50%(平均 6%)に生じる．プレドニゾロン換算で，40 mg/日以下で 1.3%，41～80 mg/日で 4.6%，80 mg/日以上で 18.4% と，使用量に比例して発生リスクが上昇する．女性，長期投与，全身性エリテマトーデス(systemic lupus erythematosus；SLE)の患者における発生リスクが高く，精神疾患の既往とは無関係である．発生時期は，早い患者ではステロイド投与初日に生じることもあり，ステロイド服用開始 1 週間以内に 39%，2 週間以内に 62% が出現，6 週間後には 89% に達する．ステロイド精神病は，うつ状態(40%)，躁状態(28%)，精神病状態(14%)，せん妄(10%)，混合状態(8%)の順に多く，短期的なステロイド使用で躁状態や軽躁状態を呈した患者でも，長期的なステロイド使用で抑うつ状態を呈することが多いとされている．

ステロイド精神病の初期症状は，ステロイド薬投与後の抑うつ気分や不安感，焦燥感，不眠や食欲低下など，うつ病の一般的な症状として生じることが多いが，億劫さや意欲減退，倦怠感，精神運動制止が目立つ制止型よりもイライラや落ち着きのなさ，易怒性，焦燥感が目立つ焦燥型の様相を呈することが多い．したがって，不安感や焦燥感などは重要な徴候と考えられる．治療は，原疾患の主治医と相談のうえ，減量・中止することである．減量・中止後，せん妄は 5.4 日，抑うつ状態・躁状態・精神病症状は 19.3 日で回復し，認知機能低下の回復はさらに遅延する．ステロイドを中止後，2 週間で 50%，6 週間で 90% が改善する．しかしながら，原疾患の活動性が亢進しており減量できないときなど，減量しても精神状態が改善しないこともあり，その際には薬物療法が必要となる．状態像に応じて向精神薬を使用するが，エビデンスは不十分である．ステロイドによって生じる抑うつに対して，三環系抗うつ薬や四

環系抗うつ薬を投与すると焦燥感や幻覚・妄想が悪化することが多いため，気分安定薬や SSRI，抗精神病薬を使用するとよい．

　ステロイド精神病は，SLE に伴うループス精神病との鑑別が問題になることが多い．SLE の活動性とステロイド投与の経過を縦断的に検討して判断し，ステロイドを増量して精神症状が改善する場合はループス精神病，悪化する場合はステロイド精神病であると判断できるが，ステロイドの開始あるいは増量後に潜在的なループス精神病が顕在化することもあり，ステロイド増量によって悪化したからといって必ずしもステロイド精神病と断定できない．総合病院の精神科では，神経精神症状を伴う SLE 患者に対してステロイドを投与する際には，内科主治医よりあらかじめ精神症状の評価目的で紹介があることが多い．精神科医が，ステロイド投与前の精神状態を詳細に評価し，継続的にフォローしていくことで鑑別しやすくなり，精神症状の悪化の徴候が生じた際にもすみやかに対応できる．

2 ｜ 性腺刺激ホルモン放出ホルモン誘導体製剤

　性腺刺激ホルモン放出ホルモン（gonadotropin-releasing hormone；GnRH）誘導体製剤[8]は，卵巣機能を抑制し，性ホルモンに依存する子宮内膜症，中枢性思春期早発症，子宮筋腫，閉経前乳がんなどの治療に用いられる．副作用として，更年期障害のような症状が出現し，ほてり，発汗，冷え，肩こり，頭痛，イライラ，不眠，抑うつ気分などが生じ，抗うつ薬による治療を要すほどのうつ病に至る場合もある．その反面，月経前緊張症といった悲しみの感情が生じる疾患の治療に効果があったという報告もある．

　リュープロレリンで治療された 22％ とゴセレリンで治療された 54％ が著明な抑うつ症状を示した．さらに後方視的研究でもリュープロレリンで治療された患者の 80％ が著明な抑うつ症状をきたしている．しかし，前向き研究では，これらの薬剤がうつ病の危険因子であることは証明されていない．クロミフェンは選択的エストロゲン受容体モジュレーターとして排卵誘発に使用されるが，横断面研究では，気分不安定や抑うつ気分と関連しており，クロミフェンで治療された患者の 41％ が気分不安定，45％ が抑うつ気分を経験している．しかし，クロミフェンと精神症状の関連を評価する前向き研究はなされていない．Ben Dor ら[9]は，閉経前の健康な女性に 2～3 か月間リュープロレリンを投与した際に，多くがほてり，睡眠障害，リビドー減退を経験したが，明らかな気分への影響が生じたのは 5.6％ であり臨床的に明らかな抑うつはまれであったと報告した．GnRH 誘導体製剤により生じた性腺機能低下症状態で引き起こされるうつ病は，エストラジオールの離脱や性腺機能低下といった要素以外のうつ病を発症させる要因があるのではないかと考察されている．

第1章　精神症状を呈しやすい薬剤　225

3 ｜ 経口避妊薬

　不妊症の女性はそうでない女性に比してうつ病に2倍罹患しやすく，不妊症では，視床下部-下垂体-卵巣内分泌系，不妊に関連したストレス，不妊治療薬〔プロゲステロンを含有した経口避妊薬[8]，リュープロレリンやクロミフェン〕の使用のすべてが抑うつ症状と関連している[10]．経口避妊薬は，視床下部-下垂体-卵巣内分泌系に作用し，卵胞刺激ホルモンおよび黄体化ホルモンの分泌を減少させ，卵胞の発育および排卵を抑制する薬剤である．従来の卵胞・黄体ホルモン配合薬(ピル)のほかに，少量の卵胞ホルモン薬と黄体ホルモン薬が配合された，低用量ピルがある．経口避妊薬は，エストロゲン依存性，プロゲストーゲン依存性，アンドロゲン依存性とホルモンに依存する副作用を有する．プロゲストーゲン依存性は，倦怠感，抑うつ感，月経前緊張症様症状，性欲低下など精神面へ影響する．

　これまで経口避妊薬と避妊用のデポ剤の使用とうつ病が関連しているとされ，精神科疾患の既往歴，経口避妊薬に関連した気分に関する愁訴の家族歴は，うつ病のリスクを増加させるとも報告されている．しかし，うつ病の病歴のある患者の後方視的研究では，経口避妊薬またはプロゲステロンのみの避妊薬の使用は重篤なうつ病は増やさず，不安障害の合併も少なく，経口避妊薬を服用していない患者よりも身体機能は良好であった[11]．さらに，O'Connellら[12]が行った思春期女性を対象とした前向きの二重盲検無作為化プラセボ対照試験では，経口避妊薬とうつ病の関連は認めなかった．Böttcherら[13]の総説でも，避妊薬の使用とうつ病の関連は明らかではなく一般的な副作用ではないとされている．ただし，抑うつ症状や気分への影響が生じた際には，薬剤の中止や変更を考慮すべきである．

4 ｜ 甲状腺ホルモン製剤

　甲状腺ホルモン製剤は，甲状腺機能低下症，甲状腺腫，粘液水腫などの治療に用いられ，適応外使用ではあるが，うつ病の増強療法にも使用されそのエビデンスも増えてきている．一般的に，甲状腺ホルモン製剤は，基礎疾患に応じて，血中のホルモン量をモニタリングしながら投与している限りは，重篤な精神症状を呈することはまれである．しかし，血中ホルモン量が高まり，甲状腺機能亢進症状態となると，不眠，神経過敏，興奮，不安感，躁状態，うつ状態などの精神症状をきたすことがあるため，減量や休薬などの処置が必要となる．一方で，十分な補充がなされず甲状腺機能低下状態にある場合は，意欲，集中力の低下，無関心，倦怠感など抑うつ状態や認知機能障害がみられることがある．

抗コリン薬

　抗コリン薬[14,15]の作用点はアセチルコリン受容体であり，そのほとんどはムスカリ

ン受容体への阻害作用であるため，一般的に抗コリン薬というとムスカリン受容体阻害薬のことを指す場合が多い．また，抗コリン作用が主作用ではないが，副作用として，ムスカリン受容体阻害作用を有する薬剤も多い．抗コリン作用を有する薬剤には，消化器系薬，縮瞳薬，尿失禁・頻尿治療薬，抗うつ薬，抗精神病薬，抗パーキンソン病薬などがあり，弱い抗コリン作用を有するものを含めると600以上の薬剤がある．身体疾患に使用される抗コリン薬は，主に末梢性の抗コリン作用を期待し投与されているが，血液脳関門を通過して脳内の受容体へ作用し中枢性の副作用が生じることがある．

　この副作用には，急性抗コリン薬中毒や認知機能低下などがある．急性抗コリン薬中毒は，抗コリン薬のほか，三環系抗うつ薬やフェノチアジン系精神病薬などの大量服薬で生じやすい．発汗停止や高体温，瞳孔散大，尿閉，頻脈などの身体症状だけでなく，精神症状として不安，興奮，幻覚，せん妄，失見当識などが生じることもある．重篤な場合は，昏睡や死に至ることさえある．長期的に抗コリン作用を有する薬剤を使用した際にも記憶障害，遂行障害などの認知機能低下やせん妄といった精神症状が生じることがある．抗コリン薬によるせん妄は，注意力低下，認知機能障害とともに興奮や幻覚を伴ういわゆる典型的なせん妄を引き起こす．高齢者では，加齢により薬力学的，薬動態的，脳内の受容体，血液脳関門の機能変化が生じることや，さまざまな薬剤を服用しているためリスクが高い．

　薬剤の有する抗コリン作用は，抗コリン活性を測定することでわかり，血中の抗コリン活性は認知機能低下やせん妄との関連が指摘されている．第一世代抗精神病薬や三環系抗うつ薬などは，強い抗コリン作用をもち，中枢移行し薬理作用を発揮することから，このような副作用を起こしやすい．抗コリン作用をもつ薬剤の強さはさまざまであるため，Anticholinergic Drug Scale（ADS）[16]，Anticholinergic Risk Scale（ARS）[17]，Anticholinergic Cognitive Burden Scale（ACB）[18]という3つの抗コリン活性の評価表が作成されている．

　ADSは，内服薬から血清抗コリン活性を予測する方法として開発され，0〜3のレベルに分類したものである．ARSは米国のVeterans Affair Boston Health Care Systemでの処方頻度上位500薬剤のうちアセチルコリン受容体への親和性や抗コリン作用の発現頻度，副作用などからリスクに応じて1〜3点と分類されている．ACBは各薬剤の血清抗コリン活性の報告や臨床的な抗コリン作用の報告の系統的レビューによりScore 1（mild）〜3（severe）に分類されている．たとえばACBでは，向精神薬の多くやトリヘキシフェニジルはScore 3，アマンタジンはScore 2に分類されているが，身体疾患に使用する薬剤はScore 1のものが多く，アテノロール，カプトプリル，フロセミド，ロペラミド，ニフェジピン，ワーファリンなど，臨床上しばしば使用される薬剤が挙げられている．単剤で使用する際には大きな問題ではないかもしれないが，多剤を併用した場合には，投与されている薬物全体として副作用を生じる水準になりうるため注意が必要である．なお，これら3つの評価表は，記載している薬剤が異なったり，同一の薬剤であっても評価が異なることもあるためあくまでも参考

とすべきである.

H₂阻害薬

H₂阻害薬は，胃潰瘍や十二指腸潰瘍などの消化性潰瘍や胃炎の治療に用いられる薬物である．主に，胃の壁細胞のヒスタミン H₂受容体へ作用し，胃酸分泌を抑制するが，中枢神経系への移行もあり，シメチジンでは，髄液中濃度が血中濃度の約1/4に達すると報告されている．高齢者など肝機能や腎機能の低下が背景にあり，薬剤クリアランスが低下している患者では，血中濃度の上昇に伴い中枢神経系への影響も現れやすい．中枢神経系への副作用は，せん妄をはじめとした急性の意識障害が代表的であり，意欲低下，抑うつ状態，錯乱状態，幻覚妄想状態，失見当識などもある．さらに，H₂阻害薬を2〜5年にわたり長期間服用した際に認知機能が低下することが報告されている[19].

H₂阻害薬がせん妄を誘発する原因として，シメチジンやラニチジンは抗コリン作用を有していることや H₂阻害薬の使用に関連したビタミン B₁₂欠乏症も考えられるが，機序は明らかではない．しかし，大脳皮質，辺縁系などにヒスタミン H₂受容体が広く分布していることから，薬剤の作用が関与する可能性が考えられる．H₂阻害薬による副作用は，投与後2週間以内に発症しやすく，中止後3日以内に消失する．推定発生率は，外来患者では0.2%以下であるが，入院患者では1.6〜80%と多い．H₂阻害薬のなかで，シメチジンが最もせん妄を生じやすい．精神症状出現の危険因子として，大量投与，経静脈投与，重篤な肝障害，高齢者，抗うつ薬との併用などがある．

外科系の診療科では，手術後に非ステロイド性抗炎症薬を使用する際，ルーチンで，H₂阻害薬を投与することが多い．内科系の診療科でもステロイド処方時に，同時に H₂阻害薬を投与することもしばしば見受けられる．せん妄でコンサルトを受けた場合には，H₂阻害薬が処方されていないかを確認し，処方されている場合は，依頼元の担当医に対して，H₂阻害薬の中止または，精神症状を生じにくいプロトンポンプ阻害薬やスクラルファートへの変更を依頼する必要がある．さらに，上記のような精神症状出現リスクの高い患者に関して，コンサルトを受けた場合は，H₂阻害薬の使用を控えるようコメントする．

薬剤性精神障害を防ぐために

本章では薬剤により誘発される精神症状に関して概説した．精神科医は，精神疾患を診断する際には，鑑別診断として薬剤性精神障害を常に念頭におくべきである．薬剤性精神障害を適切に治療するには，処方医が使用中の薬剤によって生じうる精神症状に関しての知識をもち，早期発見，被疑薬の減量や中止，あるいは被疑薬を精神症状が生じにくい薬剤へ変更することが必要である．したがって，リエゾン精神医学の現場では，そうした知識や情報を身体科医へ発信していくことも精神科医の重要な役

割の1つである．ただし，薬剤の有害作用に関する報告は，小規模であったり，バイアスがかかっていたり，後方視的研究であったりすることが多く，前向き研究や大規模な研究は少ないのが現状である．薬剤性精神障害を予防するうえで，まれに生じる副作用を恐れすぎる必要はないが，高齢者，精神障害の既往，肝腎機能障害のある患者など危険因子に該当する際には，可能であればそのような副作用が生じにくい薬剤を選択するなどの対応を行うべきである．薬剤性精神障害と診断した場合においても，その薬剤が身体疾患の治療において不可欠であるために，中止や減量，変更が困難な場合もしばしばある．さらに，ステロイドのように急激な減量，中止により離脱症状が生じる薬剤もある．そのような場合や，精神症状が著しい場合は，対症療法的に状態像に応じて，向精神薬を使用することになるが，薬剤性精神障害を含む症状性精神障害に対しての薬物療法のエビデンスは十分でなく，保険適応を有する薬剤もない．

　精神科医と身体科医が綿密に連携したうえで，患者やその家族へのインフォームド・コンセントも必要となる．薬剤性精神障害を生じるような患者の背景は，原疾患に罹患していることや治療に伴う不安も大きく，身体的にも倦怠感，疲労感，活動性低下，時には発熱や疼痛などつらい状況が生じていることがほとんどであるため，支持的精神療法的な関わりを行っていくことが不可欠である．

● 文献

1) 大坪天平：治療薬による気分障害―インターフェロンを中心として．臨床精神医学 42：1019-1026, 2013
2) 竹内 崇：コンサルテーションリエゾン精神医療とせん妄．臨床精神医学 42：273-277, 2013
3) 前川和範：治療薬による気分障害―ステロイドとインターフェロン．精神科治療学 27：253-257, 2012
4) Udina M, Castellvi P, Moreno-España J, et al：Interferon-induced depression in chronic hepatitis C：a systematic review and meta-analysis. J Clin Psychiatry 73：1128-1138, 2012
5) Fontana RJ, Schwartz SM, Gebremariam A, et al：Emotional distress during interferon-α-2b and ribavirin treatment of chronic hepatitis C. Psychosomatics 43：378-385,2002
6) Sarkar S, Schaefer M：Antidepressant pretreatment for the prevention of interferon alfa-associated depression：a systematic review and meta-analysis. Psychosomatics 55：221-234, 2014
7) Dubovsky AN, Arvikar S, Stern TA, et al：The neuropsychiatric complications of glucocorticoid use：steroid psychosis revisited. Psychosomatics 53：103-115, 2012
8) Celano CM, Freudenreich O, Fernandez-Robles C, et al：Depressogenic effects of medications：a review. Dialogues Clin Neurosci 13：109-125, 2011
9) Ben Dor R, Harsh VL, Fortinsky P, et al：Effects of pharmacologically induced hypogonadism on mood and behavior in healthy young women. Am J Psychiatry 170：426-433, 2013
10) Wilkins KM, Warnock JK, Serrano E：Depressive symptoms related to infertility and infertility treatments. Psychiatr Clin N Am 33：309-321, 2010
11) Young EA, Kornstein SG, Harvey AT, et al：Influences of hormone-based contraception on depressive symptoms in premenopausal women with major depression. Psychoneuroendocrinology 32：843 853, 2007
12) O'Connell K, Davis AR, Kerns J：Oral contraceptives：side effects and depression in adolescent girls. Contraception 75：299-304, 2007
13) Böttcher B, Radenbach K, Wildt L, et al：Hormonal contraception and depression：a survey of the present state of knowledge. Arch Gynecol Obstet 286：231-236, 2012

14) 岩城寛尚, 野元正弘：抗アセチルコリン薬の副作用. BRAIN and NERVE 66：551-560, 2014
15) 仙波純一：向精神薬によるせん妄—中枢性抗コリン作用と悪性症候群・セロトニン症候群との鑑別. 精神科治療学 28：1179-1186, 2013
16) Carnahan RM, Lund BC, Perry PJ, et al：The Anticholinergic Drug Scale as a measure of drug-related anticholinergic burden：associations with serum anticholinergic activity. J Clin Phalmacol 46：1481-1486, 2006
17) Rudolph JL, Salow MJ, Angelini MC, et al：The anticholinergic risk scale and anticholinergic adverse effects in older persons. Arch Intern Med 168：508-513, 2008
18) Boustani M, Campbell N, Munger S, et al：Impact of anticholinergics on the aging brain：A review and practical application. Aging Health 4：311-320, 2008
19) Boustani M, Hall KS, Lane KA, et al：The association between cognition and histamine-2 receptor antagonists in African Americans. J Am Geriatr Soc 55：1248-1253, 2007

（杉田篤子）

第 **2** 章

身体疾患治療薬と向精神薬との薬物相互作用

　日々の臨床では，精神疾患に罹患した患者が身体疾患を合併する場合もあり，また総合病院精神科では，身体疾患に罹患した患者が二次的に精神疾患を生じて，リエゾン・コンサルテーションとして精神科的薬物療法が行われる場合も多い．このような場合，身体疾患治療薬と向精神薬との薬物相互作用を臨床医は考慮する必要がある．

● 薬物相互作用とは

　薬物相互作用とは，複数の薬物を併用した場合に，薬効が減弱あるいは増強されたり，有害作用が起こったりすることである．このような薬物相互作用には薬物動態学的相互作用，薬力学的相互作用の2つがある．薬力学的相互作用の例としては，すべての抗精神病薬では，抗ドパミン作用があるドンペリドン，メトクロプラミドや，作用の拮抗するドパミン作動薬（レボドパ製剤，ブロモクリプチンなど）との併用に注意する必要がある．また，第一世代抗精神病薬のフェノチアジン系（クロルプロマジン，トリフロペラジン，フルフェナジン，プロクロルペラジン，プロペリシアジン，ペルフェナジン，レボメプロマジン），ブチロフェノン系（スピペロン，チミペロン，ハロペリドール，ピパンペロン，ピモジド，ブロムペリドール），イミノジベンジル系（カルピプラミン，クロカプラミン，モサプラミン），ゾテピンはアドレナリンと併用禁忌であり，また第二世代抗精神病薬のすべてが，アドレナリンと併用禁忌である[1]．ベンズアミド系のスルトプリドはアドレナリンと併用注意となっている．また，アトロピンとフェノチアジン系抗精神病薬やオランザピンとの併用は，相互作用により抗コリン作用が増強され，尿閉または緑内障を誘発する可能性があるため，注意が必要である[2]．また，非ステロイド系抗炎症薬（non-sterodial anti-inflammatory drugs；NSAIDs）やアスピリンを選択的セロトニン再取り込み阻害薬（selective serotonin reuptake inhibitors；SSRI）と併用すると，SSRIが血小板へのセロトニン再取り込みを阻害する結果，血小板凝集能を低下させるために出血傾向のリスクが高まる．

　しかし，一般に身体疾患治療薬と向精神薬との薬物相互作用で問題となるのは以下に述べるような薬物動態学的相互作用であり，大半はチトクローム P-450〔cytochrome（CYP）P-450；CYP〕に代表される薬物代謝酵素が関与している．特に，SSRIにはCYP阻害作用が強いものがあり，他剤との併用に注意が必要である．

第 2 章　身体疾患治療薬と向精神薬との薬物相互作用　231

身体疾患治療薬ごとの特徴

1 | 抗不整脈薬

　キニジン（CYP3A4 により代謝），リドカイン（主に CYP1A2，CYP3A4 により代謝），プロプラノロール（主に CYP1A2，CYP2D6，CYP2C19 により代謝），ジルチアゼム（主に CYP3A4 により代謝）は，CYP 阻害作用があるフルボキサミンとの併用により，血中濃度が上昇し，血圧低下や徐脈，不整脈などが起こりうる．また，メキシレチン（主に CYP1A2，CYP2D6 により代謝），プロパフェノン（主に CYP1A2，CYP2D6，CYP3A4 により代謝），フレカイニド（主に CYP2D6 により代謝），プロプラノロール，メトプロロール（主に CYP2D6 により代謝）は，CYP2D6 阻害作用があるパロキセチンとの併用にて血中濃度が上昇し，血圧低下，徐脈，不整脈などが起こりうる．フレカイニドとパロキセチンの相互作用では，フレカイニドのクリアランス（CL）が低下すること[3]や有害事象としての QTc 延長[4]が CYP2D6*10 の影響を受けることが報告されている．

2 | 血液凝固阻止薬

　ワルファリンとフルボキサミン，クエチアピン，バルプロ酸との併用により，ワルファリンの作用が増強する可能性がある[5]．これは，これらの薬物がワルファリンの代謝を阻害するためだと考えられる．一方，トラゾドン，カルバマゼピンとの併用により，ワルファリンの作用が減弱する可能性がある[5]．カルバマゼピンは酵素誘導によりワルファリンの血中濃度を下げるため，特に注意が必要である．

3 | 気管支拡張薬

　フルボキサミンとテオフィリンとの併用により，テオフィリンの血中濃度が上昇し，テオフィリン中毒を呈した症例が報告されている[6]．テオフィリンは主に CYP1A2 により代謝されることから，フルボキサミンの併用により，CYP1A2 を介したテオフィリンの代謝が阻害され，血中濃度が上昇すると考えられる[7]．両者を併用するときには，血中濃度モニタリングによりテオフィリンの用量を調整するなどの対応が求められる．

4 | 抗胃潰瘍薬

　シメチジンは肝臓の薬物代謝酵素 CYP1A2，CYP2C9，CYP2D6，CYP3A4 を阻害して，ベンゾジアゼピン系薬物，抗てんかん薬（フェニトイン，カルバマゼピンなど），三環系抗うつ薬の代謝，排泄を遅延させるので，これらの薬物との併用時には

副作用のリスクが高まるため注意が必要である．CYP1A2阻害作用があるフルボキサミンと併用した場合も注意が必要である．同様にCYP2D6阻害作用があるパロキセチンや，主にCYP3A4にて代謝されるペロスピロンとの併用にも注意が必要である[8]．また，シメチジンのCYP1A2阻害作用により，クロザピンとの併用によりクロザピンの血中濃度が上昇するので注意が必要である．一方，CYP1A2誘導作用を有するプロトンポンプ阻害薬オメプラゾールとオランザピン，クロザピンとの併用により，これらの血中濃度が低下し，薬効が減弱する可能性がある．オメプラゾールにはCYP2C19阻害作用もあり，CYP2C19により代謝されるエスシタロプラムとの併用には注意が必要である．

5 | 免疫抑制薬

シクロスポリンはCYP3A4で代謝され，またCYP3A4およびP糖蛋白の阻害作用を有する．したがってCYP3A4阻害作用があるフルボキサミンと併用した場合，有害事象のリスクが高まるので注意が必要である．また，フェノバルビタール，フェニトイン，カルバマゼピンなどの抗てんかん薬や，セイヨウオトギリソウ(St. John's Wort，セント・ジョーンズ・ワート)の代謝酵素誘導作用によりシクロスポリンの代謝が促進され，血中濃度が低下するおそれがある．

6 | 抗菌薬

マクロライド系抗菌薬がCYP3Aの阻害作用をもつことは広く知られている．たとえばピモジドには心電図上QT延長の副作用が知られているが，その代謝には主にCYP3A4が関与し，一部CYP1A2とCYP2D6が関与する[9]．ピモジドとマクロライド系抗菌薬のクラリスロマイシンを服用した患者において致死的な不整脈に関連したQT延長のリスクが報告されている[10]．ピモジドとCYP3A4を阻害するマクロライド系抗菌薬(エリスロマイシン，クラリスロマイシン)の併用は，ピモジドの血中濃度が上昇し，QT延長や心室性不整脈などの重篤な副作用を起こすおそれがあるため，禁忌とされている．また，ブロナンセリンも代謝にCYP3A4が関与するため，国内での薬物相互作用臨床試験において，エリスロマイシンとの併用によりブロナンセリンの血中濃度-時間曲線下面積(AUC)および最高血中濃度(C_{max})がそれぞれ2.65倍，2.37倍に増加したとの報告があり，両者の併用には注意が必要である[11]．クエチアピンも主にCYP3A4により代謝される．19名の統合失調症患者を対象としたLiらの研究では，クエチアピン単剤投与時(400 mg/日)とエリスロマイシン併用時(1,500 mg/日)との比較において，平均最高クエチアピン血清濃度，その平均AUC曲線と半減期が，それぞれ68％，129％，92％の上昇を示し，クエチアピンのCL，消失速度定数の低下がみられた[12]．クロザピンも代謝にCYP3A4が関与するため，マクロライド系抗菌薬との併用により，血中濃度が上昇する[13]．また，アリピプラゾールと

第2章　身体疾患治療薬と向精神薬との薬物相互作用　　**233**

クラリスロマイシンの併用により横紋筋融解症を呈した症例も報告されている[14].

　抗結核薬のリファンピシンとハロペリドールとの併用が，ハロペリドールの薬物動態に影響を与えるとの報告がある[15]．リファンピシンは CYP3A4 誘導作用を有するため，CYP3A4 の基質であるハロペリドールの血中濃度が低下し，効果が減弱すると考えられる．同じ機序で，併用によりオランザピンやペロスピロンの血中濃度が低下し，効果が減弱する可能性もある．また，リファンピシンはグルクロン酸抱合を促進するために，ラモトリギンの血中濃度を下げて効果を減弱させるおそれがある．

　バルプロ酸は主にグルクロン酸抱合によって代謝されるが，カルバペネム系抗菌薬がグルクロン酸抱合を誘導するために，バルプロ酸とカルバペネム系抗菌薬であるイミペネム，パニペネム，メロペネム，ビアペネム，ドリペネム，およびテビペネムとは併用禁忌，ペネム系抗菌薬であるファロペネムとは併用注意となっている．この薬物間相互作用は併用後すみやかに生じ，回復にはカルバペネム系抗菌薬の投与終了後，数日から数週間を要することが知られている[16].

　CYP1A2 阻害作用を有するニューキノロン系抗菌薬シプロフロキサシンとオランザピンの併用による QT 延長も報告されているため，特に注意を必要とする[9]．同剤とクロザピンとの併用にも注意が必要である[17]．同じくニューキノロン系のモキシフロキサシンにも QT 延長のリスクがあり，抗精神病薬，三環系抗うつ薬など QT 延長を起こしうる薬物との併用する際に注意が必要である．

7 ｜ 抗真菌薬

　アゾール系抗真菌薬のケトコナゾールは CYP3A4 阻害作用を有する．CYP3A4 にて代謝されるペロスピロンとの併用にも注意が必要である[8]．また，ケトコナゾールの4日間の投与を受けた12人の健常者にクエチアピンを投与した結果，クエチアピンの Cmax が上昇し，CL が低下したとの報告[18]があるため，注意が必要である．

　また，ハロペリドールの投与を受けている統合失調症患者に，CYP3A4 阻害作用を有するアゾール系抗真菌薬イトラコナゾールを7日間投与した結果，ハロペリドールおよび還元型ハロペリドールの血中濃度は，イトラコナゾール投与前，または中止1週間後の血中濃度と比較して有意に高かったとの報告があり[19]，イトラコナゾールとの併用には注意が必要である．

　抗真菌薬のテルビナフィンは，CYP2D6 の阻害作用を介して三環系抗うつ薬（イミプラミン，ノルトリプチリン，アミトリプチリンなど）の血漿中濃度を上昇させる[20]．また，ケトコナゾール，イトラコナゾールの CYP3A4 阻害作用により，睡眠薬のトリアゾラムの代謝が阻害され，血中濃度が上昇することが報告されている[21].

8 ｜ HIV プロテアーゼ阻害薬

　HIV プロテアーゼ阻害薬であるリトナビルは，ピモジド，ブロナンセリン，ジア

234 第3部 精神症状・心理的問題が生じやすい身体疾患治療薬

ゼパム，クロラゼプ酸二カリウム，エスタゾラム，フルラゼパム塩酸塩，トリアゾラム，ミダゾラムとの併用が禁忌となっているが，これは，リトナビルの競合的CYP阻害作用により，これらの薬剤の血中濃度が大幅に上昇して，過度の鎮静や呼吸抑制などの重篤な副作用が出現するおそれがあるためである．

また，トラゾドンとリトナビルは併用注意となっているが，これもリトナビルがCYP3Aにおけるトラゾドンの代謝を競合的に阻害するために，トラゾドンの血中濃度が上昇し，悪心，めまい，低血圧，失神といった有害事象を起こす可能性があるためである．同様にクロザピンとCYP3A4阻害作用があるHIVプロテアーゼ阻害薬の併用によっても，クロザピンの血中濃度が上昇し，注意が必要である．

リトナビルはカルバマゼピンとの併用により，カルバマゼピンの血中濃度が上昇するおそれがある．一方，ラモトリギンやバルプロ酸との併用時には，リトナビルがグルクロン酸抱合を促進するために，これらの血中濃度が低下するおそれがある．

ホスアンプレナビルは，活性代謝物であるアンプレナビルがCYP3A4により代謝されると同時にCYP3A4の阻害作用を有するため，治療域が狭くCYP3A4で代謝される薬剤（シサプリド，ミダゾラム，トリアゾラムなど）と併用が禁忌となっており，三環系抗うつ薬，ベンゾジアゼピン系抗不安薬などとの併用が注意となっている．他のHIVプロテアーゼ阻害薬においても，前述のような注意が必要である．

9 | 中枢神経系筋弛緩薬

健常者10例を対象として，フルボキサミンを1回100 mg，1日1回4日間投与し，最終投与の1時間後にチザニジン4 mgを投与したところ，プラセボ投与群と比較してフルボキサミン投与群では，チザニジンのAUCは平均33倍（14〜103倍），最高血中濃度は平均12倍（5〜32倍）に上昇し，著しい血圧低下，傾眠などの副作用が認められた[22]．よって，フルボキサミンとチザニジンとの併用は禁忌となっている．

10 | その他

カルバマゼピンは代謝酵素を誘導するため，薬物血中濃度が低下することから，血管拡張薬のタダラフィルとの併用が禁忌となっている．

過敏性腸症候群の治療薬であるラモセトロンはCYP1A2により代謝され，フルボキサミンとの併用により血中濃度が約3倍に上昇することが報告されている[23]．

5-フルオロウラシルなどのフッ化ピリミジン系抗がん剤は，DNA合成阻害作用やRNAの機能障害により，肝臓の酵素蛋白の合成を減少させるなどのメカニズムによって肝代謝酵素CYP2C9を特異的に阻害する[24]．主に肝代謝酵素CYP2C9で代謝されるフェニトインとの併用により，相互作用を介した有害事象が多数報告されている[24]．このため，両者の併用時には，副作用を防ぐためフェニトイン血中濃度のモニ

タリングが必要である[24].

　乳がんに対する抗がん剤タモキシフェン(非ステロイド性抗エストロゲン剤)はCYP2D6により分解され，高い活性を持つ代謝物エンドキシフェンに変換されるが，パロキセチンのCYP2D6阻害作用により，抗がん剤としての作用が減弱し，これらの併用により，乳がんの死亡リスクが高まるという報告がある[25].

　女性ホルモン剤であるエストラジオール，エチニルエストラジオールはグルクロン酸抱合を促進するために，ラモトリギンやバルプロ酸の血中濃度が低下するおそれがある.

　片頭痛の治療薬であるトリプタン系薬物(スマトリプタン，ナラトリプタンなど)とSSRI，セロトニン・ノルアドレナリン再取り込み阻害薬(serotonin and noradrenaline reuptake inhibitor；SNRI)を併用するとセロトニン症候群のおそれがあり，製品添付文書上，併用注意となっている.

　日常診療においては精神医学的な治療と身体疾患の治療が並行して行われる場合も多い．臨床医は，患者が精神疾患と身体疾患の両方に罹患し，その治療薬を併用する際には，薬物相互作用を常に念頭におき，副作用の発現を未然に防ぐ必要がある.

●文献

1) 林　剛丞，渡邉純蔵，染矢俊幸：抗精神病薬服用中の患者がショックになった際，併用禁忌とされている adrenaline の代わりに使用すべき薬剤は? 臨床精神薬理 14：1521-1522, 2011
2) 青木顕子，渡邊　崇，下田和孝：特に注意すべき抗精神病薬と一般治療薬の薬物相互作用．精神科治療学 29：507-511, 2014
3) Lim KS, Cho JY, Jang IJ, et al：Pharmacokinetic interaction of flecainide and paroxetine in relation to the CYP2D6*10 allele in healthy Korean subjects. Br J Clin Pharmacol 66：660-666, 2008
4) Lim KS, Jang IJ, Kim BH, et al：Changes in the QTc interval after administration of flecainide acetate, with and without coadministered paroxetine, in relation to cytochrome P450 2D6 genotype：data from an open-label, two-period, single-sequence crossover study in healthy Korean male subjects. Clin Ther 32：659-666, 2010
5) Nadkarni A, Oldham MA, Howard M, et al：Drug-drug interactions between warfarin and psychotropics：updated review of the literature. Pharmacotherapy 32：932-942, 2012
6) Paidipaty B, Erickson S：Ciprofloxacin-theophylline drug interaction. Crit Care Med 18：685-686, 1990
7) Yao C, Kunze KL, Kharasch ED, et al：Fluvoxamine-theophylline interaction：gap between *in vitro* and *in vivo* inhibition constants toward cytochrome P4501A2. Clin Pharmacol Ther 70：415-424, 2001
8) 佐藤創一郎，武田俊彦：ペロスピロン(ルーラン)．最新精神医学 13：577-581, 2008
9) 宇野　司，立石智則：薬物相互作用．日本臨床精神神経薬理学会専門医制度委員会(編)：臨床精神神経薬理学テキスト　改訂第 2 版．pp90-99, 星和書店，2008
10) Desta Z, Kerbusch T, Soukhova N, et al：Identification and characterization of human cytochrome P450 isoforms interacting with pimozide. J Pharmacol Exp Ther 285：428-437, 1998
11) 松本和也，安本和善，中村　洋，他：日本人健康成人男子における blonanserin と erythromycin との薬物相互作用の検討．臨床精神薬理 11：891-899, 2008
12) Li KY, Li X, Cheng ZN, et al：Effect of erythromycin on metabolism of quetiapine in Chinese suffering from schizophrenia. Eur J Clin Pharmacol 60：791-795, 2005
13) 澤村一司，染矢俊幸：Clozapine の副作用と薬物相互作用．臨床精神薬理 6：31-37, 2003
14) Ishikawa T, Shinozaki T, Shimoda K, et al：Rhabdomyolysis After the Administration of

Clarithromycin in a Japanese Schizophrenic Patient Receiving Aripiprazole：A Possible Impact of CYP2D6 Genotype. Clin Neuropsychopharmacol Ther 5：18-22, 2014

15）Kudo S, Ishizaki T：Pharmacokinetics of haloperidol：an update. Clin Pharmacokinet 37：435-456, 1999

16）樋坂章博，伊藤晃成：カルバペネム系・ペネム系抗菌薬とバルプロ酸．薬局 61：2822-2828, 2010

17）佐藤宏樹，澤田康文：代謝酵素が関係した相互作用—フルボキサミン，シプロフロキサシンと CYP1A2 代謝薬剤．薬局 61：2797-2802, 2010

18）Grimm SW, Richtand NM, Winter HR, et al：Effects of cytochrome P450 3A modulators ketoconazole and carbamazepine on quetiapine pharmacokinetics. Br J Clin Pharmacol 61：58-69, 2006

19）Yasui N, Kondo T, Otani K, et al：Effects of itraconazole on the steady-state plasma concentrations of haloperidol and its reduced metabolite in schizophrenic patients：*in vivo* evidence of the involvement of CYP3A4 for haloperidol metabolism. J Clin Psychopharmacol 19：149-154, 1999

20）堀 里子，澤田康文：テルビナフィンと CYP2D6 代謝薬剤との相互作用．薬局 61：2816-2820, 2010

21）Varhe A, Olkkola KT, Neuvonen PJ：Oral triazolam is potentially hazardous to patients receiving systemic antimycotics ketoconazole or itraconazole. Clin Pharmacol Ther 56(6 Pt 1)：601-607, 1994

22）Granfors MT, Backman JT, Neuvonen M, et al：Fluvoxamine drastically increases concentrations and effects of tizanidine：a potentially hazardous interaction. Clin Pharmacol Ther 75：331-341, 2004

23）Kadokura T, den Adel M, Krauwinkel WJ, et al：The effect of fluvoxamine on the pharmacokinetics, safety, and tolerability of ramosetron in healthy subjects. Eur J Clin Pharmacol 64：691-695, 2008

24）三木晶子：フッ化ピリミジン系抗がん薬と CYP2C9 で代謝される薬剤との相互作用．薬局 61：2787-2795, 2010

25）Kelly CM, Juurlink DN, Gomes T, et al：Selective serotonin reuptake inhibitors and breast cancer mortality in women receiving tamoxifen：a population based cohort study. BMJ 340：c693, 2010

（渡邊 崇，下田和孝）

■索引

和　文

● あ

アカシジア　55
アキネジア　55
アスピリン，SSRI との併用　230
アディクション，HIV 感染者の
　　　　213
アトロピン，抗精神病薬との併用
　　　　230
アドレナリン，抗精神病薬との併用
　　　　230
アパシー　202
アルコール　173
──，興奮の原因として　60
── の離脱症状　127,129
アルコール依存(症)　126
── のスクリーニング検査　127
アルツハイマー病　108
アンヘドニア　202
悪性症候群　55

● い

インターフェロン　219,221,222
──，抑うつ　41
── による幻覚妄想　47
異痛症　72
意識障害　6
── を伴う興奮　58
── を伴わない興奮　57
怒り　57
痛み　72

● う

ウェルニッケ-コルサコフ症候群
　　　　130
ウェルニッケ脳症　130
うつ病
──，がん患者の　165
──，周産期の　195
──，心疾患との関係　181
──，心不全との関係　184
──，身体症状の原因　89

──，せん妄との鑑別　13
うつ病スクリーニング・プロトコ
　ル，米国心臓協会による　183
植え込み型除細動器，精神疾患との
　関連　185

● え・お

エジンバラ産後うつ病質問票　196

オピオイド，慢性疼痛に対する　80
オランザピン　18

● か

ガバペンチン，慢性疼痛に対する
　　　　78
がん　164
──，自殺のリスク　140,165
がん告知後に生じる精神症状　165
仮面うつ病　38,89
過食性障害　148
過敏性腸症候群治療薬，向精神薬と
　の併用　234
過量服薬　136
外因性精神障害　218
概日リズム睡眠障害　96,99,101
覚醒度維持時間帯　96
覚醒度上昇時間帯　96
隔日法　103,106,125
褐色細胞腫による精神症状　165
活動低下型せん妄　13
看護記録　15
冠動脈疾患，うつ病との関係　181
冠動脈疾患，不安との関係　183
患者・家族への説明
──，幻覚妄想状態に関して　53
──，周産期の精神科治療　199
──，せん妄に関して　20
──，レビー小体型認知症に関して
　　　　110
鑑別診断
──，幻覚妄想状態の　51
──，身体疾患に併発した精神症状
　の　4

──，身体愁訴の　87
──，線維筋痛症と大うつ病の　76
──，せん妄の　13
──，特異的睡眠障害の　100
──，特発性正常圧水頭症の　116
──，パニック症の　30
──，レビー小体型認知症の　110

● き

気管支拡張薬，向精神薬との併用
　　　　231
気分症状，慢性透析患者の　172
気分変調症　39
危険ドラッグ　60
希死念慮，高齢者の　37
起立性低血圧　55
機能的身体症候群　75
急性抗コリン薬中毒　226
急性ジストニア　55

● く

クエチアピン　19
クロミフェン，抑うつとの関連
　　　　224
久里浜式アルコール症スクリーニン
　グテスト　128

● け

経口避妊薬，うつ病との関連　225
警告うつ病　165
血液凝固阻止薬，向精神薬との併用
　　　　231
血管拡張薬，向精神薬との併用
　　　　234
血管性認知症　108
月経前不快気分障害　40
幻覚妄想状態
──，身体疾患に伴う　44
── の鑑別診断　51
── の薬物療法　54
── をきたす薬剤　49
── を呈する疾患　50

索引

限局性恐怖症　31-33

● こ

コルサコフ症候群　131
戸籍の性別変更，性別違和による
　　　　158,160
呼吸関連睡眠障害群，慢性透析患者
　の　172
誤嚥性肺炎，抗精神病薬の副作用
　　　　55
甲状腺ホルモン製剤による精神症状
　　　　225
向精神薬の使用，腎疾患患者への
　　　　173
向精神薬服用中の授乳　198
抗HIV薬　211,213
抗胃潰瘍薬，向精神薬との併用
　　　　231
抗ウイルス療法　211
抗うつ薬
　──，抗がん剤との併用　166
　──，腎機能への影響　177
　──，心疾患への影響　187
　──，パーキンソン病への使用
　　　　202
　──，慢性疼痛に対する　78
　── の影響，周産期における
　　　　196
抗がん剤，抗うつ薬との併用　166
抗がん剤，向精神薬との併用　234
抗菌薬，向精神薬との併用　232
抗コリン作用　55,166,230
抗コリン薬　225,226
抗真菌薬，向精神薬との併用　233
抗精神病薬
　──，心疾患への影響　189
　──，腎機能への影響　177
　──，せん妄の治療　16
　──，薬物相互作用　230
　──，レビー小体型認知症への使用
　　　　111
　── の影響，周産期における
　　　　194
　── の使い分け，せん妄治療での
　　　　18
　── の副作用　55
　── のリスク，せん妄に対する
　　　　16
抗てんかん薬，腎機能への影響
　　　　178
抗パーキンソン病薬
　── による幻覚妄想　45
　── の強迫的使用　203
抗不整脈薬，向精神薬との併用
　　　　231
攻撃行動の神経回路　61
攻撃性仮説　61

後期離脱症状，アルコールの　130
後天性免疫不全症候群　208
　── に伴う不安　35
高齢者
　── のうつ病　37,41
　── への薬剤選択，せん妄に関し
　て　19
興奮　57
　──，意識障害を伴う　58
　──，意識障害を伴わない　57
　── をきたす精神疾患　57,58
興奮・錯乱状態の薬物治療　61

● さ

催奇形性，向精神薬の　194,195
錯乱　58
三環系抗うつ薬　166,188
産科合併症，統合失調症患者の
　　　　193

● し

シメチジン　231
　── によるせん妄　227
シャント術　118
ジアゼパム，腎機能への影響　179
死別反応　36
刺激制御療法，入眠困難に対する
　　　　96,102
歯科恐怖　32
自己切傷　136
自殺
　──，全身性エリテマトーデスによ
　る　205
　──，多発性硬化症による　204
自殺の危険因子　37
自殺の定義　135
自殺企図
　── の危険因子　136
　── の危険因子，疾患別の　139
　── の原因の把握　141
　── の手段と重症度　138
自殺企図者の家族への対応　142
自殺未遂者へのケース・マネジメン
　トの効果　145
自殺予告　136
自殺率の高い身体疾患　139
自傷の定義　135
持続性抑うつ障害　39
疾病恐怖　32
授乳，向精神薬服用中の　198
周期性四肢運動障害　101
周産期
　── における抗うつ薬の影響
　　　　196
　── における抗精神病薬の影響
　　　　194

　── における未治療のうつ病患者
　　　　197
　── のうつ病　195
終夜睡眠ポリグラフ検査　101
術後せん妄　12
循環器薬
　──，せん妄をきたす　187
　──，抑うつをきたす　187
　── による精神症状　186
初診，せん妄の　15
小細胞肺がんによる精神症状　164
症状性精神障害　3
　──，興奮の原因として　60
食行動異常　148
心奇形，選択的セロトニン再取り込
　み阻害薬による　196
心気症　33
心筋梗塞とうつ病との合併　181
心室性不整脈　188,233
心身相関の確認，身体的愁訴の診療
　　　　87
心臓手術後のせん妄　185
心臓リハビリテーション　189
心不全，精神症状と　184,185
心理教育，パニック症の　31
心理テストの実施，身体的愁訴の診
　療　87
身体科との連携
　──，H₂阻害薬に関して　227
　──，アルコール依存に関して
　　　　132
　──，インターフェロンに関して
　　　　222
　──，幻覚妄想状態に関して　52
　──，自殺企図に関して　142
　──，周産期うつ病に関して　196
　──，身体愁訴に関して　90
　──，摂食障害に関して　151,153
　──，せん妄に関して　14,20
　──，特発性正常圧水頭症に関して
　　　　118
　──，不安に関して　28
　──，慢性疼痛に関して　81
　──，抑うつや不安に関して　41
身体化をきたしやすい性格　87
身体感覚の増幅，身体症状症におけ
　る　89
身体疾患，精神疾患と　2
身体愁訴，うつ病の　37,38
　── の鑑別診断　87
　── を示す疾患の鑑別　88
身体症状症　89
神経疾患，自殺のリスク　140
神経障害性疼痛　72
神経性過食症　148
神経性やせ症　148,173
振戦　55
振戦せん妄　130

新生児遷延性肺高血圧症　196
新生児不適応症候群　196
人工透析，自殺のリスク　140
腎機能低下による精神症状　170
腎疾患　170

● す

スティグマ，HIV 感染者の　212
ステロイド精神病　60,223
　——，NPSLE との鑑別　206
睡眠維持困難，中途覚醒　94
睡眠維持困難，不安との関連　98
睡眠衛生教育　102
睡眠時間制限療法　95,103
睡眠時無呼吸症候群　100
睡眠障害，パーキンソン病に伴う　203
睡眠相後退症候群　101
睡眠相前進症候群　101
睡眠日誌　103
睡眠薬
　—— の減量　103,106
　—— の多剤併用　101
　—— の長期使用　106
　—— 投与の原則　103
　—— の副作用　104
　—— の併用　105
　—— の離脱　106
膵臓がんによる精神症状　164
髄液検査と髄液排除試験　118

● せ

セロトニン症候群　235
セロトニン・ノルアドレナリン再取り込み阻害薬　166,188
せん妄
　——，がん患者の　168
　——，シメチジンによる　227
　——，心臓手術後の　185
　——，心不全との関係　185
　——，尿毒症による　170
　——，慢性透析患者の　172
　——，薬物による　219
　—— とうつ病の鑑別　13
　—— と認知症の鑑別　14
　—— の鑑別診断　13
　—— の初診　15
　—— の（再発）予防　21
　—— の薬物療法　18
　—— をきたす循環器薬　187
　—— を惹起する薬物　168
せん妄治療研究　16
せん妄発生予測のバイオマーカー　12
せん妄予防の非薬物療法　21
せん妄予防の薬物療法　21

性腺刺激ホルモン放出ホルモン誘導体製剤　224
性別違和　156
　——，同性愛との違い　157
　—— と発達障害の鑑別　157,160
　—— の診断　156,159
性別適合手術　158,160
精神疾患と身体疾患　2
精神症状
　——，HIV の薬物治療による　213
　——，インターフェロンによる　221
　——，がん告知後に生じる　165
　——，甲状腺ホルモン製剤による　225
　——，循環器薬による　186
　——，腎機能低下による　170
　——，全身性エリテマトーデスに伴う　206
　——，多発性硬化症に伴う　204
　——，パーキンソン病に伴う　201
精神遅滞，興奮の原因　60
精神病症状
　——，全身性エリテマトーデスに伴う　206
　——，多発性硬化症に伴う　205
　——，パーキンソン病に伴う　203
精神療法，がん患者への　167
摂食障害　148
　—— の心理　149
　—— の入院治療　152
　—— の背景要因　149
　—— への精神科治療　150
線維筋痛症　74
　—— と大うつ病の鑑別診断　76
　—— に合併する精神科疾患　76
遷延性離脱症状，アルコールの　130
選択的セロトニン再取り込み阻害薬　166,187,196
　—— による心奇形　196
全身性エリテマトーデス　60,205,223
　—— に伴う精神症状　206
　—— に伴う精神病症状　206
　—— に伴う不安　35
　—— に伴う抑うつ　206
漸減法　106,125
　——，睡眠薬の減量　103

● そ

早期離脱症状，アルコールの　130
早朝覚醒　94,97
　——，不安との関連　98
躁状態，興奮の原因として　59

● た

タモキシフェン　166
多剤併用療法　51
多発性硬化症　204,205
　—— に伴う精神症状　204
炭酸リチウムの催奇形性　195

● ち

チトクローム（CYP）P-450　166,213,230
知覚の過敏受性　124
置換法　126
中枢神経系筋弛緩薬，向精神薬との併用　234
中途覚醒，睡眠維持困難　94
中毒性精神病，興奮の原因として　60

● つ

通過症候群　14,218
痛覚過敏　72

● て

てんかん，興奮の原因として　59
低用量ピル　225
適応障害，がん患者の　37,165
適応障害，抑うつの原因として　36
電気けいれん療法　172

● と

トラマドール，慢性疼痛に対する　79
トリプタン系薬物，向精神薬との併用　235
ドクターショッピング
　——，病気不安による　34
　——，慢性疼痛による　81
ドパミン作動薬，抗精神病薬との併用　230
倒錯性心室頻拍　188
疼痛　72,73
統合失調症，興奮の原因として　58
統合失調症患者と妊娠　193
統合失調症患者の産科合併症　193
動機付け面接法，摂食障害に対する　151
特異的睡眠障害の鑑別診断　100
特発性正常圧水頭症　108
　—— による認知障害　116
　—— による排尿障害　116
　—— による歩行障害　116
　—— の3徴　116
　—— の鑑別診断　116

● な

ナルフラフィン　171
内的スティグマ，HIV 感染者の
　　　　　　　　　　　　212
内分泌精神症候群　223
治る認知症　108

● に

入眠困難　94,98
尿毒症性精神障害　170
尿毒性脳症　171
妊娠と統合失調症　193
認知機能障害
　——，パーキンソン病に伴う　203
　——，特発性正常圧水頭症による
　　　　　　　　　　　　116
認知機能低下，慢性透析患者の
　　　　　　　　　　　　173
認知行動療法
　——，限局性恐怖症への　33
　——，パニック症への　32
　——，不眠症に対する　102
認知症，せん妄との鑑別　14

● の

ノルアドレナリン作動性・特異的セ
　ロトニン作動性抗うつ薬
　　　　　　　　　　　166,187
脳器質性疾患，興奮の原因　60
脳室・腹腔短絡術　118

● は

ハロペリドールの催奇形性　194
バイオマーカー，せん妄発生予測の
　　　　　　　　　　　　12
バルプロ酸 Na の催奇形性　195
バンディング　203
パーキンソン病　201
　—— に伴う睡眠障害　203
　—— に伴う精神症状　201
　—— に伴う精神病症状　203
　—— に伴う認知機能障害　203
　—— に伴う不安　35
　—— に伴う抑うつ　201
パニック症　29
　——，身体症状の原因　88
　—— の鑑別診断　30
　—— の心理教育　31
　—— の薬物療法　31
パニック発作　29,35
肺がんによる精神症状　164
排尿障害，特発性正常圧水頭症によ
　る　116

● ひ

発達障害と性別違和の鑑別
　　　　　　　　　157,160
反跳現象，ベンゾジアゼピン系薬物
　の中止による　123

ヒト免疫不全ウイルス　208
ピル　225
非ステロイド系抗炎症薬，SSRI と
　の併用　230
非薬物療法，せん妄予防の　21
悲嘆反応　36
病気不安症　33,34
広場恐怖症の診断　31

● ふ

ブプレノルフィン経皮吸収型製剤，
　慢性疼痛に対する　79
プレガバリン，慢性疼痛に対する
　　　　　　　　　　　　78
不安
　——，心疾患との関係　183,185
　——，身体疾患に由来する　35
　——，精神障害に基づく　29,35
　—— と身体疾患の関係　26
　—— の定義　27
不安症，がん患者の　167
不安症傾向，うつ病における　39
不安症状，慢性透析患者の　172
不顕性誤嚥　55
不眠
　——，透析患者の　171
　—— と生活習慣との関わり　99
　—— の疫学　94
　—— の初回面接　98
不眠症
　—— 治療の目標睡眠時間　95
　—— に対する抗うつ薬　105
　—— の薬物療法　103
不眠治療のゴール　95,106
服薬アドヒアランス
　——，HIV 感染症の　211
　—— の低下，妊娠中の　195
副作用，抗精神病薬の　55
副作用，睡眠薬の　104
副腎皮質ステロイド　223

物質・医薬品誘発性，あるいは他の
　医学的疾患による抑うつ障害　40

● へ

ベンゾジアゼピン系薬物　120
　——，睡眠時無呼吸症候群　100
　——，心疾患への影響　188
　——，多剤・大量投与　101

　—— の置換療法　130
　—— の中止時の症状　123
　—— の中止法　124
　—— の投与法　103
　—— の副作用　105
　—— への依存　120
ペロスピロン　19
扁桃体，不安の発生機序　167

● ほ

ホルモン剤，向精神薬との併用
　　　　　　　　　　　　235
ホルモン療法，性別違和への
　　　　　　　　　　158,160
歩行障害，特発性正常圧水頭症によ
　る　116

● ま

マクロライド系抗菌薬　230
麻酔薬の急激な離脱，せん妄　186
慢性腎臓病　170
慢性腎不全，自殺のリスク　140
慢性透析療法　171
慢性疼痛　72
　—— の薬物療法　78

● み・め

ミダゾラム，腎機能への影響　179

メディカル・クリアランス　142
メラトニン　22
メラトニン受容体作動薬　104
免疫抑制薬，向精神薬との併用
　　　　　　　　　　　　232

● や

薬剤性精神障害　218
　—— の防止　227
薬剤抵抗性不眠　101
薬物使用，HIV 感染者の　213
薬物相互作用　166,230
　——，抗 HIV 薬との　213
薬物治療
　——，興奮・錯乱状態の　61
　—— の判断基準，周産期のうつ病
　　　　　　　　　　　198
薬物動態学的相互作用　230
薬物療法
　——，幻覚妄想状態の　54
　——，せん妄の　18
　——，せん妄予防の　21
　——，パニック症の　31
　——，不眠症の　103
　——，慢性疼痛の　78

索引　241

薬力学的相互作用　230

● ゆ・よ

有酸素運動　189

抑うつ
　――，インターフェロンによる
　　　　　　　　　　　　221
　――，うつ病による　38
　――，身体疾患に由来する　41
　――，全身性エリテマトーデスに伴
　　う　206
　――，双極性障害による　39
　――，多発性硬化症に伴う　204
　――，適応障害による　36
　――，パーキンソン病に伴う　201
　――，薬物による　219
　―― と身体疾患の関係　26

　―― と病的不安の併存　27
　―― をきたす循環器薬　187
抑うつ障害群の特定用語，DSM-5
　における　38
四環系抗うつ薬　166

● ら・り

ラメルテオン　22,168

リエゾン精神医学　2
リスペリドン　18
リチウム　173
　――，腎機能への影響　178
リトナビル　213,234
リューブロレリン，抑うつとの関連
　　　　　　　　　　　224
離床困難，うつ病による　99
離脱症状，アルコールの　127,129

離脱症状，ベンゾジアゼピン系薬物
　の中止による　123
離脱せん妄，ICU/CCU における
　　　　　　　　　　　186
臨床用量依存　120

● る

ループス精神病　205
　――，ステロイド精神病との鑑別
　　　　　　　　　　　223

● れ

レストレスレッグス症候群　101
　――，末期腎不全患者の　171
レビー小体型認知症　108,203
　―― の鑑別診断　110

欧 文

数字

2項目質問法，うつ病の診断　166

A

acquired immunedeficiency syndrome(AIDS)　208
　── に伴う不安　35
agoraphobia　31
AIDS 診療拠点病院　210
alcohol use disorders identification test(AUDIT)　128
allodynia　72
Alzheimer's disease(AD)　108
anorexia nervosa(AN)　148
Anticholinergic Cognitive Burden Scale(ACB)　226
Anticholinergic Drug Scale(ADS)　226
Anticholinergic Risk Scale(ARS)　226

B

benzodiazepine(BZD)　120
binge-eating disorder(BED)　148
bulimia nervosa(BN)　148

C

CAGE 質問表　128
chronic kidney disease(CKD)　170
cognitive behavioral therapy(CBT)
　──，限局性恐怖への　33
　──，パニック症への　32
　──，不眠症に対する　102
CYP　213
Cytochrome(CYP)P-450　166,213,230

D

dementia with Lewy bodies(DLB)　108,203
　── の鑑別診断　110
dopamine dysregulation syndrome (DDS)　203
DSM-5　148,198
　──，限局性恐怖症　32
　──，身体症状症　77,89
　──，せん妄の診断基準　13
　──，パニック発作の特定用語　29
　── のうつ病の定義　38
　── の性同一性障害　156
　── の不眠症の定義　94
　── の抑うつ障害群の分類　39

E

Edinburgh postnatal depression scale(EPDS)　196
electroconvulsive therapy(ECT)　172

F

female to male(FTM)　156
fibromyalgia(FM)　74
　── と大うつ病の鑑別診断　76
　── に合併する精神科疾患　76

G

gonadotropin-releasing hormone (GnRH)　224
grief reaction　36

H

H₂ 阻害薬　224
　── の副作用　227
highly active anti-retroviral therapy(HAART)　211
human immunodeficiency virus (HIV)　208
HIV-associated neurocognitive disorders(HAND)　214
HIV 感染者の治療への導入　210
HIV 感染症，自殺のリスク　140
HIV 感染症患者への精神医学的介入　209
HIV 関連神経認知障害　214
HIV プロテアーゼ阻害薬　213
　──，向精神薬との併用　234
hyperalgesia　72
hypochondriasis　34

I

idiopathic normal pressure hydrocephalus(iNPH)　108
　── による認知障害　116
　── による排尿障害　116
　── による歩行障害　116
illness anxiety disorder　33
implantable cardioverter defibrillator，(ICD)　185

interferon(IFN)　219,221,222
　──，抑うつ　41
　── による幻覚妄想　47

K

KAST　128
Korsakoff syndrome　131

M

male to female(MTF)　156,159
melatonin　22
multiple sclerosis(MS)　204
　── に伴う精神症状　204

N

neuropathic pain　72
neuropsychiatric systemic lupus erythematosus(NPSLE)　205
noradrenergic and specific serotonergic antidepressant(NaSSA)　166,187

P・Q

painful-depression　75
Parkinson disease(PD)　201
　── に伴う睡眠障害　203
　── に伴う精神症状　201
　── に伴う精神病症状　203
　── に伴う認知機能障害　203
　── に伴う不安　35
　── に伴う抑うつ　201
persistent pulmonary hypertention of the newborn(PPHN)　196
postnatal adaptation syndrome (PNAS)　196

QT 延長　188,189,233

S

SAD PERSONS scale　137
scheduled drug　106
selective serotonin reuptake inhibitors(SSRI)　166,187,196
serotonin and noradrenaline(norepinephrine)reuptake inhibitors (SNRI)　166,188
somatosensory amplification　89
specific phobia　32
systemic lupus erythematosus (SLE)　60,205,223

——に伴う精神症状　206
——に伴う精神病症状　206
——に伴う不安　35
——に伴う抑うつ　206

 T

Torsade de Pointes(TdP)　188,189
tricyclic antidepressants(TCA)
　　　　　　　　　166,188

 U

untreated/unmedicated prenatal
　depression　197

● V

vascular dementia(VaD)　108
ventriculo-peritoneal(VP)シャント
　術　118

● W

wake-up zone　96
wakefulness maintenance zone　96
Wernicke encephalopathy　130
Wernicke-Korsakoff syndrome　130

● X・Z

Xジェンダー　157,160

Zung うつ病自己評価尺度　38